I0762471

Equilibra tu cortisol

Equilibra tu cortisol

EL PLAN DE CINCO PASOS
PARA REDUCIR EL ESTRÉS,
PERDER PESO Y RECUPERAR LA ENERGÍA

MARINA WRIGHT
@MARINAWRIGHTWELLNESS

AGUILAR

El papel utilizado para la impresión de este libro ha sido fabricado a partir de madera
procedente de bosques y plantaciones gestionadas con los más altos estándares ambientales,
garantizando una explotación de los recursos sostenible con el medio ambiente y beneficiosa para las personas.

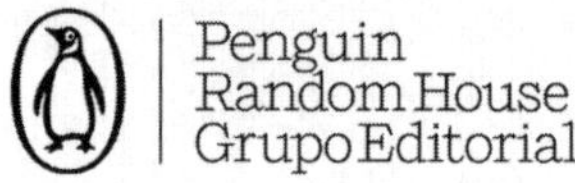

Equilibra tu cortisol
El plan de cinco pasos para reducir el estrés, perder peso y recuperar la energía

Título original: *The Cortisol Reset Plan. Five steps to reduce stress, lose weight and reclaim your energy*

Primera edición: enero, 2026

First published as *The Cortisol Reset Plan* in 2025 by Vermilion, an imprint of Ebury.
Ebury is part of the Penguin Random House group of companies.

penguinlibros.com

Ilustraciones de Vyki Hendy

ISBN: 978-607-386-878-5

Impreso en México – *Printed in Mexico*

A mi madre: valiente, bondadosa
y siempre presente en mi corazón

ÍNDICE

INTRODUCCIÓN

No temo a las tormentas pues estoy
aprendiendo a navegar mi barco.
Louisa May Alcott

Si el título de este libro te llama la atención, es probable que te encuentres en un viaje personal hacia lo que denomino *la salud óptima: un cuerpo fuerte y una mente tranquila*. Un cuerpo que se siente bien habitar: sin dolor, que se mueve con soltura, con un peso saludable, con energía que te permite disfrutar una vida activa. Y, al mismo tiempo, una mente resiliente y en paz, libre del peso de la ansiedad crónica, de sobrepensar las cosas o de la aflicción emocional, que te permite hacerle frente a tu día a día con seguridad y con la sensación de que tienes el control.

Quizás esto parezca demasiado bueno para ser cierto, pero en el fondo creo que ya presientes que este estado no solo es posible, ¡sino que es un derecho natural! Lo presientes porque albergas una sabiduría innata, así como una capacidad natural para sanar y prosperar. No obstante, como muchos en este viaje, tal vez sientas agobio, poco ánimo e inseguridad y no sabes cómo acceder a tu potencial interior.

Pese a todo tu esfuerzo, persisten tus síntomas: ansiedad, fatiga y dolor crónicos, desequilibrios hormonales, padecimientos autoinmunes, aumento de peso, niebla mental, problemas digestivos —como el síndrome del intestino irritable (SII)— o una sensación generalizada de que algo "no está bien".

Es probable que a estas alturas hayas probado "casi todo", desde métodos convencionales, como consultas médicas, psicoterapia, medicamentos, dietas y el consejo general de "comer mejor y hacer más ejercicio", hasta enfoques más "alternativos", como la naturopatía, hierbas y suplementos, programas de desintoxicación, acupuntura y más. Si bien estos remedios pueden ser paliativos temporales, me imagino que no han sido una cura *duradera* ni te han proporcionado el estado de salud y bienestar óptimos. Sé perfectamente cómo te sientes porque yo he estado en tu lugar. He experimentado el dolor físico y emocional que te hace sentir desesperado por curarte.

Mi historia

En mis veintes, cuando me titulé de Derecho en España, me mudé a Londres para empezar un trabajo corporativo muy emocionante. Conocí a mi pareja, con quien me casé más adelante, hice un maravilloso grupo de amigos y dedicaba mis fines de semana a explorar la ciudad, conocer nuevos lugares y tener nuevas experiencias. Desde fuera, quizá proyectaba una imagen de éxito, salud, tranquilidad y felicidad. No obstante, debajo de la superficie no estaba ni sana ni era feliz, sino todo lo contrario.

En mi trabajo, durante mis descansos, era común que me encerrara en los baños a llorar por la agobiante presión laboral. Tenía una relación complicada con la comida y con el ejercicio y batallaba mucho para mantener el cuerpo con el que creía que me querrían y me aceptarían. En el plano emocional seguía sufriendo por haber perdido a mi madre luego de una batalla muy larga y traumática contra el cáncer, una batalla que empezó cuando yo era niña. Mentalmente, siempre me preocupaba el futuro o examinaba el pasado de forma obsesiva, me obligaba a hacer más cosas porque creía, con toda seguridad, que no me estaba esforzando lo suficiente para superarme. En el fondo, creía que estaba rota.

Con el tiempo, mi ansiedad de alto funcionamiento fue empeorando; cada vez podía enfrentar menos las cosas y tenía ataques de pánico en situaciones completamente normales y seguras, como en el metro de Londres, en una reunión de trabajo o incluso intentando quedarme dormida en la noche. Si has tenido ataques de pánico, sabes lo debilitantes y aterradores que pueden ser y la capacidad que tienen de ir reduciendo tu vida a medida que intentas evitar cualquier situación que pueda desencadenarlos.

Ya te diste cuenta de que mi mente estaba intranquila. Por otra parte, mi cuerpo siempre había sido fuerte y sano… antes de mudarme a Londres.

Mi salud física empezó a empeorar y no entendía por qué. Todo comenzó con acné y erupciones en la piel, pero fue empeorando poco a poco con una numerosa lista de síntomas: inflamación constante, problemas digestivos, fatiga y ciclos menstruales irregulares, y con el tiempo dejé de menstruar meses seguidos. Las múltiples consultas médicas resultaron en múltiples recetas: antibióticos para mis problemas cutáneos y digestivos, inhibidores selectivos de la recaptación de serotonina (ISRS) para gestionar la ansiedad y anticonceptivos para regular mis ciclos. Aunque sí mejoraron mis síntomas, nunca se resolvieron por completo.

Un par de años después mi esposo y yo decidimos intentar tener un bebé y emprendí una ardua batalla contra la infertilidad, por lo cual tuvimos que recurrir a algunos tratamientos. Tuve la enorme fortuna de concebir y dar a luz a un hermoso niño. Sin embargo, y sin previo aviso, me sumergí en las profundidades de la depresión posparto días después de su nacimiento.

Al mismo tiempo que batallaba con la agobiante responsabilidad de cuidar a un recién nacido, mi ansiedad regresó peor que nunca. En ese entonces teníamos poco tiempo de habernos mudado a Nueva York. Mi esposo tenía un trabajo muy exigente que requería mucho tiempo y viajes recurrentes. En uno de los veranos más calurosos que había vivido la ciudad en años era frecuente que me dejara sola en nuestro departamentito.

Día tras día me sentía aislada en ese departamento; el aire acondicionado me brindaba el único alivio frente al calor. Me sentía sola y sin apoyo; peor aún, culpable y completamente incompetente. Estaba 100 % convencida de que tenía algo malo y no merecía ser feliz. En retrospectiva, me doy cuenta de que toqué fondo.

Estaba desesperada, así que acudí a mi obstetra, pero no me regresó la llamada. En cambio, me dejó una receta en la recepción, me recetó Xanax (un medicamento para reducir la ansiedad) y me dijo que me lo tomara cuando me sintiera agobiada. Cuando regresé seis semanas después a mi revisión, realizó todas las pruebas físicas necesarias, pero nunca me preguntó sobre mi estado emocional, mi ansiedad y mi salud mental.

Pese a todos estos desafíos, me considero afortunada porque haber tocado fondo fue el catalizador para una verdadera transformación. Me gustaría poder decir que tuve una epifanía o una crisis espiritual que me "iluminó" y que cambió todo de la noche a la mañana, pero la realidad es que tardé mucho tiempo.

Tras el nacimiento de mi hijo, dediqué los primeros meses a cuidar mi cuerpo y a adoptar algunos hábitos *sencillos* que podía llevar a cabo fácilmente mientras lo cuidaba. Gracias a estas rutinas sentí que recuperaba el control de mi vida y, poco a poco, me empecé a sentir mejor todos los días; en sentido físico y mental.

Sin embargo, la verdadera transformación ocurrió durante los meses y los años subsecuentes. Dejé el mundo corporativo para dedicarme a estudiar la conexión mente-cuerpo, me sumergí en el estudio de la nutrición, la psicología, la biología, la neurociencia y el complejo funcionamiento del sistema nervioso. Entender que el sistema nervioso influye en la respuesta al estrés y a la salud en general fue clave para mi sanación; me ayudó a atar los cabos entre el bienestar mental y el físico. Poco a poco adopté un nuevo enfoque ante la alimentación y el estilo de vida que me dio los resultados que parecían eludirme al principio de mi viaje de sanación.

Se regularizaron mis ciclos menstruales, se resolvieron poco a poco mis padecimientos intestinales, se me limpió la piel, me podía quedar dormida con facilidad, dormía de corrido toda la noche y disminuyeron mis ataques de pánico, que se volvieron menos frecuentes, hasta que desaparecieron. Dejé de obsesionarme con la comida y con el ejercicio porque seguía una alimentación nutritiva que me mantenía satisfecha y me ayudaba a conservar mi peso ideal sin intentarlo. Concebí a mi segundo hijo y, en esa ocasión, disfruté los primeros meses sin el peso de la depresión posparto. Experimenté una tranquilidad y una seguridad como madre que desconocía hasta entonces.

Fundé mi consultorio como especialista en nutrición funcional y *coach* de salud, trabajando cara a cara con mis clientes, y más adelante desarrollé e impartí programas en línea que me permitieron asesorar a otras personas que padecían síntomas similares. En el curso de años de práctica clínica y experiencia personal, perfeccioné un método progresivo y una serie de pasos que comprende los cimientos del libro que tienes en tus manos.

Mi historia y mis desafíos, así como las personas con quienes he trabajado, me han dado algunas lecciones fundamentales que espero te ayuden en tu propio camino de recuperar tu salud y tu vitalidad.

- *No estás descompuesto*: tu cuerpo quiere sanar y tiene la capacidad natural de hacerlo en cuanto aproveches la poderosa conexión mente-cuerpo.

- *En tu viaje de sanación vas en el asiento del conductor,* lo que quiere decir que el único responsable de tu bienestar eres tú. Aunque parezca intimidante, también es muy liberador y empoderador porque eres la única persona que tiene el poder de cambiar. Esto no quiere decir que lo tengas que hacer a solas; el papel de los profesionales de la salud, tu familia y tus amigos es guiarte y apoyarte. Pero, en última instancia, solo tú tienes el poder de hacerte cargo de sanar.
- *Los hábitos pequeños podrán parecer insignificantes, pero dan resultados asombrosos* si los realizas a largo plazo.

Acerca de este libro

Equilibra tu cortisol es tu mapa de ruta para desbloquear la conexión mente-cuerpo y así obtener salud duradera y enfrentar tus días con la energía que mereces tener. El libro está lleno de herramientas prácticas que te guiarán para reconectar con tu cuerpo, reconfigurar tu cerebro y desarrollar la resiliencia que necesitas para prosperar.

Este libro es para ti, si:

- padeces síntomas persistentes o recurrentes como fatiga constante, sueño inadecuado, aumento de peso, niebla mental, síndrome premenstrual, desequilibrios hormonales, dolor crónico, padecimientos autoinmunes o digestivos como SII;
- tienes altibajos emocionales, ansiedad o depresión o no te sientes "normal";
- estás estresada o sospechas que la "hormona del estrés" o cortisol puede estar provocando tus síntomas;
- has intentado abordar tus síntomas, pero no has encontrado alivio que perdure, y
- quieres una guía paso a paso con herramientas sencillas y factibles no solo para sanar, sino para tener una salud óptima, un cuerpo fuerte y una mente tranquila.

El libro se divide en tres secciones. La primera parte, "La conexión mente-cuerpo", explora los "porqués" y los "cómos". Es más científica, pero me aseguré de presentar la información útil y necesaria de forma accesible y fácil de seguir. Entender qué pasa y por qué tu mente y tu cuerpo actúan de forma determinada te permitirá tener más autocompasión. Asimismo, con este nuevo conocimiento será mucho más efectivo poner en práctica los cinco pasos del "Plan para equilibrar el cortisol". Esta parte te ayudará a atar cabos. Te prometo que será superesclarecedora.

En esta sección también encontrarás dos cuestionarios diseñados para ayudarte a evaluar dónde te encuentras, y será un punto de referencia para monitorear tu progreso durante el plan.

La segunda parte, "Plan para equilibrar el cortisol", presenta un sistema de cinco pasos para desarrollar resiliencia frente al estrés, revertir tus síntomas y llegar a un estado de salud óptima: ese cuerpo fuerte y mente tranquila de los que hemos estado hablando. Los cinco pasos son:

1. Consume alimentos nutritivos.
2. Equilibra la glucosa.
3. Regula el ritmo circadiano.
4. Haz ejercicio para tener salud mental y física.
5. Desarrolla resiliencia y bienestar psicológicos.

El objetivo de cada uno de estos pasos es expandir la capacidad de tu "cubeta del estrés", o sea, tu capacidad para tolerar y recuperarte del estrés. Lo vamos a conseguir de la siguiente forma:

- *Reducir los estresores físicos* que con frecuencia pasan inadvertidos, pero agobian el organismo, como desequilibrios en la glucosa o inflamación crónica.
- *Reducir los estresores "defectuosos" percibidos* mejorando cómo interpreta el cerebro las señales del entorno y del organismo.
- *Mejorar la conexión mente-cuerpo* mediante el sistema nervioso, empleando prácticas somáticas (basadas en el cuerpo, como conciencia corporal, movimiento consciente y ejercicios de respiración) para ayudarte a regular las respuestas emocionales y físicas.
- *Restablecer las respuestas cerebrales* creando reacciones más flexibles frente al estrés.
- *Construyendo reservas metabólicas y energía* que mejoran la capacidad del organismo de sortear los estresores y con el tiempo mejoran la resiliencia.

La tercera parte, "Recetas para equilibrar el cortisol", proporciona ideas de platillos para el desayuno, la comida, refrigerios y la cena, así como recetas para sanar el intestino, todas diseñadas para ayudarte a poner en práctica sin complicaciones todo lo aprendido en el primer (consume alimentos nutritivos) y segundo (equilibra la glucosa) pasos. Diseñé estas recetas poniendo en práctica los lineamientos de estos dos pasos y los transformé en platillos sencillos y fáciles de preparar.

Al final del libro encontrarás algunos apéndices que brindan recursos adicionales para acompañarte en tu viaje de sanación, como opciones para estudios de laboratorio caseros, estrategias sencillas para reducir la exposición a las toxinas e información sobre adaptógenos y otros suplementos alimenticios que pueden mejorar tu resiliencia al estrés.

Si bien esta obra se fundamenta en investigación científica, sin duda no es una publicación académica. Está diseñada para ser una lectura accesible que ofrece *tips* prácticos que puedes empezar a implementar enseguida. Recomiendo leer la primera parte para comprender la conexión mente-cuerpo y después centrarse en cada paso de la segunda durante *una o dos semanas* antes de pasar a la siguiente. Quizá te parecerá más fácil llevar a cabo algunos hábitos que otros, o quizá conozcas algunas prácticas o hábitos de un paso en particular, por lo que podrás ocuparte de ese paso más rápido. Y a lo mejor vas a necesitar más tiempo para otro apartado, o la vida se complique y disminuyas el ritmo, y está bien. Ten la libertad de modificar la cronología para que se adapte a tu estilo de vida y de aprendizaje. Es tu viaje de sanación.

Si integras poco a poco los hábitos de cada paso y los practicas con constancia, vas a ver beneficios a largo plazo en vez de agobiarte con demasiados pasos a la vez. Para ayudarte a monitorear tu avance, incluí una lista de los hábitos más importantes. Cuando sientas que estos hábitos ya son naturales y casi automáticos, entonces sigue adelante con el siguiente paso.

También recomiendo volver a contestar los cuestionarios de la primera parte al final de cada paso. Es una forma muy útil para reflexionar sobre tu avance e identificar cambios físicos, mentales o emocionales.

Espero que este libro se vuelva tu guía preferida, un recurso que puedas consultar muchas veces para apoyarte en tu viaje personal hacia la salud y el bienestar duraderos.

¡Empecemos!

PRIMERA PARTE

La conexión mente-cuerpo

1

Para entender el sistema nervioso

A menudo sufrimos más en nuestra
imaginación que en la realidad.
Séneca

Antes que nada, gracias por leer este capítulo. Entiendo que es tentador irse directamente al plan en la segunda parte, pero, como ya mencioné, será mucho más efectivo integrar los cinco pasos si primero entendemos la conexión mente-cuerpo. A fin de cuentas, la sanación a largo plazo comienza cuando entendemos el sistema nervioso, porque es lo que conecta la mente (los pensamientos, las emociones y la cognición) con el cuerpo (que incluye procesos fisiológicos clave, como la regulación hormonal, la digestión, la respuesta inmune, la frecuencia cardiaca, el metabolismo, la respiración, el movimiento muscular y más). Mediante esta conexión, el sistema nervioso juega un papel fundamental en la salud física y mental. Es el pilar de la conexión mente-cuerpo.

Para entender el sistema nervioso es necesario recordar en todo momento que su principal motivación para hacer lo que hace es mantenerte *seguro.*

Cómo funciona el sistema nervioso

El sistema nervioso se compone tanto del sistema nervioso central (el cerebro y la médula espinal) como del sistema nervioso periférico (la red de nervios fuera del cerebro y la médula espinal). Imagínatelo como el sistema de vigilancia del organismo que envía, recibe e interpreta información constantemente con la finalidad de responder la pregunta: "¿Esto es seguro?".

El sistema nervioso central (SNC) es el centro de control y procesamiento, mientras que el sistema nervioso periférico (SNP) conecta el SNC con el resto del organismo, transmitiendo mensajes en ambas direcciones.

El SNP se distribuye en dos divisiones principales de acuerdo con la dirección hacia donde fluye la información:

1. División sensorial (aferente)

Esta división transmite información del organismo al cerebro y le ayuda a entender qué pasa dentro y fuera del organismo. Reúne información mediante:

- Exterocepción, a través de los cinco sentidos —vista, oído, gusto, olfato y tacto— para detectar el mundo exterior.
- Interocepción, que monitorea señales del interior del cuerpo, como hambre, sed, temperatura corporal, dolor, inflamación, niveles de glucosa o ganas de ir al baño.
- Propiocepción y datos vestibulares, que en conjunto transmiten información sobre la postura, el movimiento y el equilibrio del cuerpo, lo que ayuda al cerebro a ubicarse en el espacio y a saber cómo te estás moviendo.

2. División motora (eferente)

Esta división transmite órdenes del cerebro al organismo y le dice qué hacer a los músculos, a los órganos y a las glándulas. Tiene dos redes principales:

- Sistema somatomotor: controla los movimientos *voluntarios*, como recoger algo, caminar o sonreír.
- Sistema nervioso autónomo (SNA): controla los movimientos *involuntarios* en los que no pensamos de forma consciente, como el latido del corazón, la digestión, la respiración y la presión arterial. El SNA se divide en dos partes:

- El sistema nervioso simpático: activa la respuesta de "pelea o huida", una parte central de la respuesta del organismo frente al estrés que te prepara para reaccionar rápido a amenazas que este percibe.
- El sistema nervioso parasimpático: promueve las funciones de "descanso y digestión" y contribuye a que el organismo se relaje y se recupere después de estresarse.

De esta forma, el cerebro recibe información sensorial tanto del exterior como del interior del organismo. Si interpreta que algún fragmento de esta información es una amenaza, activa las divisiones motoras para que respondan. Si bien algunas respuestas son voluntarias —como escapar del peligro—, muchas son involuntarias y las controla el SNA. Una de ellas es la respuesta al estrés, de la cual hablaremos en breve.[1]

Estas respuestas son mensajes de salida o los cambios que contribuyen a que el cuerpo se adapte a lo que percibe, como una amenaza, con el fin de mantenerte protegido.

> Mensajes de entrada (señales del entorno e internas) → el cerebro interpreta estas señales → mensajes de salida (respuestas para propiciar la adaptación)

Parece que el sistema nervioso debería ser nuestro mejor aliado y, en muchos sentidos, lo es. A fin de cuentas, su principal objetivo es mantenernos vivos. Sin embargo, en ocasiones puede ser un lastre cuando se torna hiperactivo o hiperatento, o cuando los mensajes que se envían al cerebro se malinterpretan o son muy complejos, lo que provoca que este identifique amenazas en todas partes y active la respuesta al estrés una y otra vez. Esta desregulación es agobiante tanto para la mente como para el cuerpo y ocasiona el "desgaste por uso", que se acumula en el organismo cuando este está expuesto al estrés constante o crónico, un concepto denominado "carga alostática", del que hablaremos con detalle en breve.

Entonces, ¿por qué se desregula el sistema nervioso? En esencia, nuestro sistema nervioso es el mismo ahora que el de nuestros ancestros hace cientos de miles de años. Sin embargo, la cantidad y el tipo de amenazas que enfrentamos hoy en día son distintas a las que enfrentaban nuestros ancestros. En aquel entonces nuestros organismos estaban diseñados para responder a peligros *ocasionales*, como depredadores o riesgos ambientales. Hoy día, *cada hora* estamos bombardeados con una cantidad agobiante de estresores modernos, desde presión laboral, hipotecas, tránsito y una sobrecarga de información (noticias agobiantes, personas enojadas en las redes sociales), hasta toxinas ambientales, alimentos ultraprocesados, falta de sueño y más. El sistema nervioso se diseñó para un mundo distinto y más sencillo, que ya no existe para la mayoría de los seres humanos, y se le dificulta distinguir entre estos estresores modernos y las verdaderas amenazas de vida o muerte.

> El sistema nervioso está diseñado para un mundo distinto, sin la carga constante de los estresores modernos.

¿Qué son los estresores?

Al pensar en el estrés probablemente se te ocurran las causas más comunes, como las presiones laborales, la pérdida de un ser querido, los desafíos en una relación personal o las dificultades financieras. Sin embargo, el estrés es un concepto mucho más complejo y, en gran medida, está oculto y no somos conscientes de él.

Considéralo: el estrés está presente en una mamá o un papá primerizos que no han dormido, en el oficinista que tiene que hacer una entrega importante, en la pareja que se quiere casar, en la persona saludable que hace inmersiones en agua fría, en el individuo que come alimentos ultraprocesados, en aquel que sigue una alimentación superrestrictiva, en el estudiante que se está preparando para sus exámenes, en el adolescente que tiene su primera cita, en el maratonista, en la persona a la que le toca tráfico en sus traslados diarios o en quien padece una infección.

El estrés posee distintas manifestaciones y es un elemento intrínseco de la experiencia humana. Es inevitable y, de hecho, algunos estresores son positivos porque nos ayudan a crecer, a adaptarnos, a desarrollar resiliencia e incluso a promover la salud (me refiero al ejercicio, a la exposición al frío, al ayuno o a actividades desafiantes para la mente, como aprender nuevas aptitudes, por ejemplo). No obstante, también es cierto que algunos estresores crean cambios fisiológicos, conductuales, emocionales y cognitivos que pueden deteriorar la salud física y mental.

Un estresor puede ser "bueno" o "tóxico", según cuánto lo controlemos, así como los recursos (*energía*) y la capacidad (*resiliencia*) de los que dispongamos para hacerle frente.[2] En este libro te vas a encontrar con las palabras "energía" y "resiliencia" muy seguido porque ambas tienen la clave para tu sanación.

Si bien las personas que describí en párrafos anteriores se enfrentan a distintos sucesos o estresores, todas responden con el mismo conjunto de cambios fisiológicos, denominado *respuesta al estrés*. Desde la perspectiva del estresor, no importa si el suceso es "bueno" (matrimonio, cita, ascenso) o "tóxico" (enfermedad, pelea, fecha de entrega). No obstante, el grado de la amenaza determinará la magnitud de la respuesta.

El estrés no es exclusivo de los seres humanos. Es una experiencia universal que comparten los animales y las plantas. A fin de cuentas, las exigencias de la supervivencia afectan a todos los seres vivos. Cuando un animal se enfrenta a un depredador podría experimentar estrés, lo mismo que una planta ante factores como condiciones climáticas extremas o deficiencias nutricionales. Lo que distingue a los humanos de los animales y las plantas es su capacidad única de percibir y anticipar los estresores que no existen en la realidad, pero que imaginamos, esto es, que "residen en nuestras mentes". Esta naturaleza subjetiva del estrés añade una capa de complejidad a la experiencia humana.

¿Te suena? Considera cuando le pides a tu pareja o a tus hijos que te avisen cuando lleguen a su destino, pero pasan las horas y no sabes nada de ellos. Pasa el tiempo y tu cerebro empieza a anticipar, a sobrepensar y a prepararse para afrontar el peor escenario posible. Tu cerebro lo hace porque detesta la incertidumbre, pero al hacerlo, está preparando a tu cuerpo, sin necesidad, para enfrentar una amenaza que solo existe en tu imaginación. Más tarde, cuando por fin tu ser querido se comunica, te enteras de que su teléfono se quedó sin batería y te sientes aliviado y un poco absurdo por preocuparte sin necesidad. Aunque imaginaste toda esta narrativa inventada, tu organismo reaccionó como si hubiera sido 100 % real. Se podría decir que la mente humana es el detonante más potente de las respuestas más innecesarias ante el estrés.

En el próximo capítulo vamos a hablar de los estresores con detalle, pero estos se pueden clasificar en dos grupos: percibidos y físicos.

- *Estresores percibidos (psicológicos)*: pueden ser reales, pero, como ya vimos, también imaginarios. Y cada individuo los percibe de forma distinta de acuerdo con sus experiencias previas, su composición genética y sus niveles actuales de estrés. Los estresores percibidos son psicológicos y emocionales, y se podría decir que son los más dañinos para nuestra salud a largo plazo. Algunos ejemplos incluyen problemas relacionales, dificultades financieras, presiones laborales, traumas de la infancia no resueltos e inseguridad laboral. Asimismo, los estresores sociopolíticos, como la discriminación y la desigualdad, también tienen un papel fundamental.
- *Estresores físicos*: se trata de amenazas reales para nuestra supervivencia; no son "imaginados". Algunos ejemplos son la falta de sueño, la inflamación crónica, las deficiencias de nutrientes, las heridas físicas, la exposición prolongada a toxinas ambientales, enfermedades crónicas, constante trabajo excesivo, desequilibrios en la glucosa, entre otros.

Cada uno reaccionamos a los estímulos de acuerdo con nuestros genes, experiencias previas, traumas de la infancia y nuestra salud física y mental actuales.

En cuanto el cerebro *identifica* una amenaza (real o imaginada), activa la respuesta al estrés para adaptarse, sortearla o enfrentarla.

La respuesta al estrés

Para prosperar, los seres humanos y todos los seres vivos debemos mantener un entorno interno estable en el que las células del organismo vivan y sobrevivan.[3] Esto implica mantener aspectos como la temperatura, el pH, el oxígeno, el dióxido de carbono, la glucosa y los niveles hormonales en regla. A este entorno estable se le conoce como *homeostasis*, un estado constantemente desafiado por amenazas o estresores internos y externos.

Cuando este equilibrio se ve amenazado, el organismo activa una serie de respuestas adaptativas para restaurar la homeostasis. Estas respuestas se denominan *respuestas alostáticas.* En breve vamos a detallar el proceso de alostasis. Por ahora concentrémonos en una respuesta alostática clave: la *respuesta al estrés.*

La respuesta al estrés involucra al SNA (recordemos que este sistema controla las funciones corporales involuntarias, como la frecuencia cardiaca, la presión arterial y el sistema digestivo) y al eje hipotálamo-hipofisario-suprarrenal (HHS). Este eje es el sistema que conecta el cerebro con las glándulas suprarrenales (las cuales se ubican sobre los riñones) y controla la segregación del cortisol o "la hormona del estrés".

Como ya mencionamos, el SNA tiene dos ramas: el sistema nervioso simpático (SNS), que activa la respuesta de "pelea o huida", y el sistema nervioso parasimpático (SNP), que ayuda al cuerpo a "descansar y digerir" cuando pasa la amenaza. Es decir, "encienden" y "apagan" las reacciones frente al estresor.

Vamos a trazar un escenario que muestre el cuerpo y la respuesta al estrés en acción. Imagina que estás practicando senderismo en el bosque cuando, de repente, crees vislumbrar a un oso entre los árboles. Al instante, tras percibir la amenaza de un depredador, se activa la primera fase de la respuesta al estrés (que también se denomina respuesta a corto plazo al estrés) con la liberación de adrenalina y noradrenalina (en Estados Unidos se les conoce como epinefrina y norepinefrina) de las glándulas suprarrenales. Se trata de neurotransmisores hormonales que inundan el cerebro y los tejidos periféricos para activar la respuesta de pelea o huida y prepararte para actuar *de inmediato.* La frecuencia cardiaca, la presión arterial y la respiración aumentan para llevar más oxígeno a los músculos y al cerebro, y ayudarte a correr o pensar cómo escapar del oso. Además, se segrega glucosa al flujo sanguíneo para brindar energía que sustente una posible respuesta ante el estresor.

Si no se resuelve la amenaza (te acercas y confirmas que, sin duda, es un oso) y persiste el estresor, se activa la segunda fase de la respuesta al estrés y apremia al eje HHS, que se intensifica a los pocos minutos para mantener el estado de alerta del organismo tras la respuesta inmediata de "pelea o huida". A esto se le llama respuesta a largo plazo al estrés e implica la liberación de cortisol, el cual ayuda al organismo a *prolongar* la respuesta al estrés. El cortisol tiene muchos efectos superpuestos con la adrenalina y la noradrenalina, sobre todo porque comparten el objetivo de incrementar la energía movilizando la glucosa, las grasas y los aminoácidos. Sin embargo, la diferencia es que los efectos del cortisol duran mucho más tiempo (la adrenalina podrá durar segundos, pero el cortisol, minutos o hasta horas).

En el curso de este proceso notarás que pasan varias cosas en tu cuerpo. Quizá sientes el corazón acelerado, la respiración agitada y superficial. Los músculos tensos y las manos sudorosas. El estómago revuelto y la boca seca.

Ahora bien, conoces todas estas sensaciones, aunque es probable que nunca te haya perseguido un oso. Esto se debe a que la respuesta al estrés es una reacción genérica frente a cualquier amenaza que tu cerebro identifique, ya sea un animal salvaje, tu hijo haciendo un berrinche o cuando te estás preparando para hablar en público.

Cuando el oso se va o ya estás protegido, el SNP entra en acción, serena las cosas y poco a poco devuelve al cuerpo a su estado natural. Disminuye la frecuencia cardiaca y la presión arterial y el organismo regresa a un estado más equilibrado; por eso se le conoce como "descanso y digestión".

Si bien la respuesta al estrés es muy importante para adaptarse a los desafíos internos y externos, es igual de importante la capacidad del cuerpo de *recuperarse* y regresar a la homeostasis cuando pasa la amenaza. Sin esta recuperación, la activación recurrente o crónica de la respuesta al estrés puede cambiarla de adaptativa a desadaptativa, lo que con el tiempo tiene consecuencias negativas para la salud. (Enseguida vamos a detallar estos efectos negativos.)

Esta es la paradoja de la respuesta al estrés: la propia respuesta podría ser más perjudicial que los estresores de los que quiere protegerte.

Recuerda: la eficacia de la respuesta al estrés no solo se reduce a lo bien que el cuerpo se adapta a los retos, sino también a la velocidad con la que puede restablecer y recobrar el equilibrio. Balancear estos dos procesos es esencial para la resiliencia y la salud a largo plazo.

Carga alostática

Para comprender cómo la exposición a largo plazo al estrés puede conllevar efectos negativos para nuestra salud física y mental, vamos a recurrir al modelo de carga alostática que concibieron Bruce McEwen y Eliot Stellar a principios de 1990.[4]

La *alostasis* se refiere a la capacidad del cuerpo de adaptarse y cambiar sus sistemas para operar por encima o por debajo del rango homeostático normal y así adaptarse a los estresores. Por ejemplo, recordemos que, como parte de la respuesta al estrés, el cortisol rebasa los niveles normales de forma temporal para ayudar al cuerpo a sobrellevar el estresor: esta es la alostasis en acción.

A corto plazo, la alostasis es adaptativa. No obstante, cuando las amenazas son demasiado frecuentes o cuando la respuesta al estrés se mantiene activa a pesar de que ya no es necesaria, las piezas clave que participan en la alostasis, como el cortisol, la adrenalina, la noradrenalina, las hormonas metabólicas y las citocinas (proteínas que contribuyen a controlar el sistema inmune) pueden producir "desgaste por uso" en el cuerpo o "carga alostática".[5]

La *carga alostática* se refiere a la *carga acumulada* que el estrés crónico y agudo pone en el cuerpo, y se le ha vinculado con efectos perjudiciales para la salud física y psicológica. No se entiende del todo cómo el estrés puede producir efectos nocivos para la salud, pero se cree que es una combinación de los efectos a largo plazo del uso excesivo de esos factores clave que mencionamos que están involucrados en la alostasis, el "costo energético" de mantener activa la respuesta al estrés de forma permanente[6] y cambios en la plasticidad del cerebro.[7]

Veamos cuál es el costo energético del estrés. El cuerpo no tiene recursos energéticos ilimitados; posee una reserva *limitada*, como un "presupuesto" que debe distribuirse para cumplir distintas demandas. Cuando agotamos esta reserva gastando de más en los procesos alostáticos, el organismo debe redirigir energía de otra parte. La progresión entre la alostasis y la carga alostática ocurre cuando el organismo gasta tanta energía gestionando el estrés que no le queda suficiente para otras funciones importantes, como el crecimiento, el mantenimiento y la reparación, necesarios para la salud a largo plazo y la longevidad.[8] Tiene sentido que el cuerpo ponga en pausa procesos como la inmunovigilancia, la digestión, la sanación de las heridas, la eliminación de residuos, la reproducción o la reparación de ADN, para poder redirigir los recursos energéticos hacia las necesidades inmediatas de supervivencia. Sin embargo, a largo plazo, la limitación de energía y de recursos para el crecimiento vital, el mantenimiento y los procesos de reparación aceleran la descomposición gradual y el deterioro de células, tejidos y órganos en el cuerpo, lo que culmina con la aparición y la progresión de las enfermedades.

Para utilizar la analogía de un banco, es como pedir préstamos y seguir gastando dinero (energía/recursos) para la supervivencia a corto plazo, en lugar de invertir en un fondo a largo plazo en beneficio de la salud y el bienestar.

Recuerda: la carga alostática ocurre cuando las exigencias de los estresores cotidianos (emocionales y físicos) superan la capacidad de un individuo de sortearlos, por lo que la alostasis pasa de adaptativa a desadaptativa. Esto se debe tanto a los efectos del uso excesivo de los componentes alostáticos (por ejemplo, el cortisol) como a la redistribución de recursos de funciones para la salud a largo plazo y la supervivencia a corto plazo.

Investigaciones han demostrado un vínculo claro entre la carga alostática y los efectos perjudiciales para la salud. De acuerdo con una revisión sistemática de 267 estudios, la carga alostática se asocia con consecuencias negativas para la salud, así como con:[9]

- hipertensión (presión arterial elevada)
- enfermedades cardiovasculares
- diabetes
- síndrome de fatiga crónica (SFC)
- fibromialgia
- migrañas crónicas
- problemas reproductivos
- enfermedad periodontal
- cáncer

- deterioro de los marcadores de la salud física, como mayor inflamación, aumento en el índice de masa corporal (IMC), deficientes niveles de colesterol, baja densidad mineral ósea y carencia de nutrientes
- problemas neurológicos, como deterioro de la función cognitiva
- padecimientos de la salud mental, como depresión, ansiedad, trastorno de estrés postraumático y trastornos psicóticos

La revisión también menciona que los niveles elevados de carga alostática se asocian con hábitos nocivos para la salud, como sueño insuficiente, falta de ejercicio, mala alimentación, consumo y dependencia de alcohol y tabaquismo. Estos hábitos implican una carga adicional en el organismo, lo que incrementa la carga alostática. Asimismo, se ha asociado enfáticamente el estrés con problemas intestinales, como SII, enfermedad inflamatoria intestinal (EII) y enfermedad por reflujo gastroesofágico (ERGE).[10]

Homeostasis (normal) → alostasis (adaptación a los estresores) → carga alostática (consecuencias nocivas para la salud)

Quizás empiezas a darte cuenta de por qué abordar tus síntomas aislados, ya sea fatiga, aumento de peso, ansiedad, problemas para dormir, padecimientos autoinmunes, problemas digestivos o desequilibrios hormonales, puede ser corto de miras. Se trata de resultados o manifestaciones de un problema más grande que lleva años acumulándose.

La verdadera sanación comienza desde la raíz, abordando la conexión mente-cuerpo para desarrollar *resiliencia*, o la capacidad de hacerle frente a los estresores cotidianos, ya sea emocionales o físicos, y precisamente los cinco pasos del "Plan para equilibrar el cortisol" te ayudarán a lograrlo. De esta forma, de la carga alostática pasarás a la alostasis adaptativa y a la homeostasis, eliminarás los síntomas del estrés crónico, sin importar cómo se manifiesten, mientras disminuyes el riesgo de desarrollar enfermedades y el envejecimiento prematuro al dirigir la energía hacia el crecimiento, la reparación y el mantenimiento.

Vamos a sumergirnos en uno de los elementos clave de la alostasis, la hormona del cortisol, ¡y el motivo por el cual estás leyendo este libro!

Aprenderemos qué es, qué hace y su papel doble, pues protege y daña el cuerpo.

El papel del cortisol

El cortisol es una hormona glucocorticoide que producen las glándulas suprarrenales. Como ya vimos, el cortisol, junto con la adrenalina y la noradrenalina, se aseguran de que el organismo tenga los recursos necesarios para hacer frente a una amenaza o a un estresor de manera eficiente. Lo hacen primordialmente incrementando el suministro energético (aumentando la glucosa y los ácidos grasos en el flujo sanguíneo) y regulando las células inmunitarias y la producción de citocina. Sin embargo, el cortisol tiene muchas funciones importantes además de la respuesta al estrés: regula la presión arterial, el equilibrio de los electrolitos (minerales como sodio y potasio, que sustentan los niveles de líquidos, los impulsos nerviosos y la función muscular), el sistema metabólico e inmunológico y mucho más. Así que, aunque el cortisol tenga mala reputación, lo necesitamos, pero en la cantidad adecuada.

Es útil entender que el organismo produce esta hormona de dos formas clave: siguiendo un patrón diario y a la medida como respuesta al estrés. En un individuo sano, de acuerdo con el patrón diario, los niveles de cortisol se incrementan cuando despierta y va disminuyendo de forma continua en el transcurso del día, mientras que en la noche se registran los niveles más bajos:

- *Mañana.* En general, los niveles de cortisol empiezan a aumentar a primera hora de la mañana y llegan a su punto máximo poco después de despertar, entre 6:00 y 9:00 a. m. A este punto se le conoce como "respuesta del cortisol al despertar" (CAR, por sus siglas en inglés) y contribuye a brindar la energía necesaria para comenzar el día.
- *Día.* En el transcurso del día, los niveles de cortisol disminuyen poco a poco, aunque podría hacer falta que se libere una cantidad extra a la medida (en respuesta al estrés) para mantener la homeostasis.
- *Tarde.* A medida que transcurre el día, los niveles de cortisol siguen disminuyendo y llegan a su punto más bajo en la noche. Es

importante para permitir que el organismo libere melatonina y se prepare para dormir.

Este patrón se repite cada 24 horas y se adapta al reloj interior del organismo, conocido como "ritmo circadiano". Por ello, la exposición a la luz solar y la regulación del ritmo circadiano serán clave para promover la producción óptima de cortisol. Sobre esto aprenderemos más en el "Paso 3. Regula el ritmo circadiano".

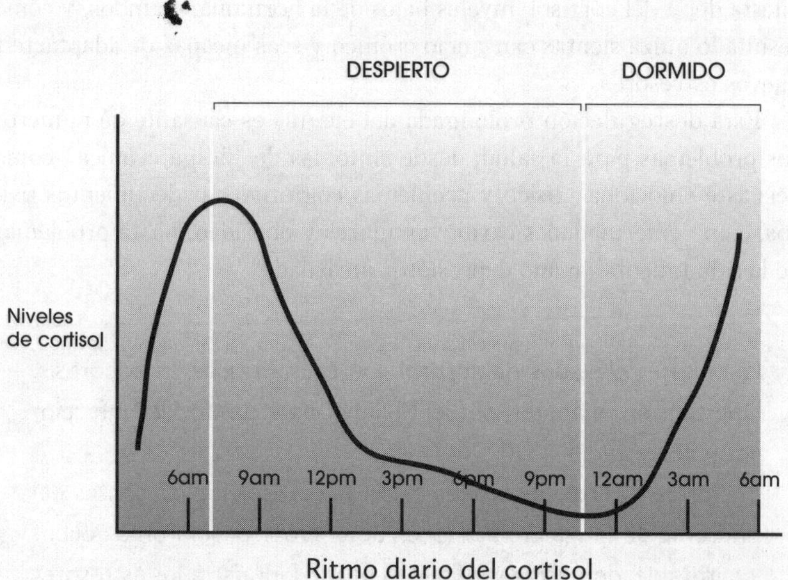

Ritmo diario del cortisol

Además de seguir este patrón cotidiano, el organismo también libera cortisol a la medida en respuesta a amenazas y estresores. Cuando estos estresores son crónicos o prolongados, el cortisol puede permanecer elevado de manera constante, todo el día. Si esto persiste, el organismo empieza a *adaptarse* para protegerse del deterioro que podría resultar de la exposición prolongada a altos niveles de esta hormona tan potente. Lo hace reduciendo su sensibilidad frente al cortisol o cambiando los circuitos de retroalimentación que controlan cuánto cortisol se produce. El objetivo es mitigar el daño de tanto cortisol. No obstante, con el tiempo estas adaptaciones podrían producir disfunción en el eje HHS y trastornar el patrón de producción de cortisol óptimo que se muestra arriba, lo que provoca diversos síntomas relacionados con el cortisol.[11]

Por ejemplo, al principio, el cortisol podría permanecer elevado todo el día, lo que te hace sentir tenso, nervioso, siempre corriendo de una tarea a otra e incapaz de relajarte durante la noche. Esto puede progresar y producir adaptaciones en el eje HHS, es decir, la producción de cortisol es mayor o menor de lo normal en momentos puntuales; tal vez te sientas lleno de energía antes de acostarte, cuando deberías sentir sueño, y despiertes agotado y sin energía para empezar el día. Tarde o temprano, esta desregulación en el sistema podría provocar una respuesta débil del cortisol, niveles bajos de la hormona, o ambos, y como resultado quizá sientas cansancio crónico y seas incapaz de adaptarte a nuevos estresores.

Esta desregulación prolongada del eje HHS es causante de numerosos problemas para la salud, desde síntomas de "fatiga crónica", como desgaste emocional, físico y problemas cognitivos, padecimientos físicos, como enfermedades cardiovasculares y obesidad, hasta problemas de la salud mental, como depresión y ansiedad.[12]

Los niveles elevados de cortisol son causantes de osteoporosis, hipertensión, diabetes, susceptibilidad para desarrollar infecciones y depresión.[13]

Por otra parte, los niveles bajos de cortisol son causantes del síndrome de fatiga crónica (SFC), dolor crónico, síndrome del colon irritable, depresión y dificultad para adaptarse a los estresores físicos y emocionales.[14] Esto se debe a que el cortisol tiene un papel fundamental en la regulación de la energía, la inflamación y las respuestas inmunes.

Una pregunta obvia es si es posible hacerse un estudio para detectar la disfunción en el eje HHS que produce el estrés. Lo mejor es revisar la producción de cortisol de la glándula suprarrenal y la hormona deshidroepiandrosterona (DHEA). Las glándulas suprarrenales producen la DHEA y el equilibrio entre el cortisol y la DHEA es importante para la salud suprarrenal general. Sin embargo, no es frecuente que los médicos ordenen estudios de rutina de las glándulas suprarrenales, a menos que sospechen que el paciente padece alguna afección suprarrenal, como la enfermedad de Addison o el síndrome de Cushing (más adelante ahondamos en este tema). Los médicos funcionales *sí* recurren a los estudios de las glándulas suprarrenales y en Estados Unidos es posible comprar kits directamente de los laboratorios. Si te interesa, en el "Apéndice A" (página 263) incluyo un listado de laboratorios. Sin embargo, es importante mencionar que estos estudios son costosos y posiblemente no estén disponibles en todo el mundo.

Por eso en el capítulo 3 incluyo dos cuestionarios (véase página 47) para ayudarte a evaluar tus síntomas y detectar si estás manifestando señales de cortisol elevado, que comúnmente se asocia con las primeras etapas de estrés crónico, o bien cortisol bajo, que se asocia con el estrés crónico prolongado y disfunción del eje HHS. Si bien estos cuestionarios no tienen el rigor de un estudio de laboratorio, a mis clientes les han beneficiado. Creo que también te brindarán información valiosa. Saber si tus niveles de cortisol son altos o bajos te permitirá aprovechar los consejos específicos de los cinco pasos de la segunda parte del libro.

Quiero mencionar que la disfunción del eje HHS que causa el estrés no es lo mismo que trastornos raros como el síndrome de Cushing (cortisol elevado) o la enfermedad de Addison (cortisol bajo). El síndrome de Cushing se manifiesta cuando un tumor en la glándula pituitaria (o adenoma pituitario) produce demasiada hormona adrenocorticotrópica (ACTH). Las glándulas suprarrenales responden produciendo demasiado cortisol. En el caso del síndrome de Cushing, el exceso de cortisol puede provenir de fuera o de dentro del organismo. Por ejemplo, a raíz de tomar medicamentos corticosteroides o de un tumor pituitario o suprarrenal que provoca que el organismo produzca demasiado cortisol. En el caso de la enfermedad de Addison (también conocida como "insuficiencia suprarrenal primaria"), las glándulas suprarrenales son incapaces de producir suficiente cortisol. Las causas de esta enfermedad son variadas, pero la más frecuente es una afección autoinmune. Estas enfermedades son relativamente inusuales, pero tan graves que exigen atención médica de por vida.

Espero que para este punto tengas conocimientos sólidos sobre qué hace el sistema nervioso para protegerte y mantenerte vivo, cómo el cerebro se dedica a evaluar información del entorno interior y exterior para prepararte con el objetivo de que te adaptes a posibles amenazas, así como los cambios que realiza el organismo (la respuesta al estrés) cuando identifica una amenaza (real o imaginaria) mediante la alostasis. Ahora ya sabes que estos cambios hacen maravillas para responder a estresores agudos y a corto plazo, pero que pueden ser dañinos si se utilizan con mucha frecuencia y provocar carga alostática, o la carga que le pone el estrés al cuerpo y a la mente y que tiene consecuencias negativas para la salud física y mental. Cuando el estrés no se resuelve, el cuerpo se adapta y, como consecuencia, distintos sistemas se pueden desregular.

¡Gracias por llegar hasta aquí! El próximo capítulo es el último en el que exploramos la explicación científica de qué le pasa a tu cuerpo. Después vamos a pasar a los cuestionarios y al programa paso por paso para revertir los efectos del estrés crónico.

2

Los cuatro tipos de estresores

En medio de la dificultad reside la oportunidad.
Albert Einstein

En el capítulo anterior aprendimos que, en términos generales, los estresores se pueden dividir en dos grupos: percibidos (psicológicos) y físicos. Ahora, vamos a ver eso con más detalle.

En su libro *The Role of Stress and the HPA Axis in Chronic Disease Management*, el doctor Thomas Guilliams explica que, si bien hay muchas amenazas internas y externas que alteran el eje HHS, la mayoría se puede agrupar en cuatro categorías principales:[1]

1. Estrés percibido (emocional y psicológico)
2. Trastorno del ritmo circadiano
3. Desequilibrios en la glucosa (desregulación glucémica)
4. Inflamación (síntomas inflamatorios)

Uno de los principales objetivos del "Plan para equilibrar el cortisol" es abordar y limitar cada una de estas categorías de estresores para que dejes de desperdiciar recursos limitados al gestionar las amenazas *innecesarias.* Cuando reduzcas las amenazas innecesarias, dejarás de gastar de más para ahorrar reservas de energía, una especie de "presupuesto". Esto te permitirá ejecutar tus funciones cotidianas, aquellas de mantenimiento a largo plazo y reparadoras, así como gestionar la respuesta al estrés con eficacia para mantener la homeostasis, sin caer en estados desadaptativos. Como resultado, tus células, tus órganos y tus sistemas funcionarán a sus niveles óptimos, lo cual, en última instancia, desarrollará la resiliencia necesaria para prosperar y prevenir el envejecimiento prematuro y las enfermedades.

El objetivo no es eliminar *todo* el estrés, sino eliminar el estrés *innecesario* para que puedas acumular reservas energéticas y volverte resiliente al estrés.

Ahora exploremos con detalle las cuatro categorías del estrés.

Estrés percibido

Como ya vimos, el estrés percibido es el tipo de estrés más "tradicional" y conocido. Lo causan los estresores psicológicos o emocionales, que son *anticipatorios* y que pueden ser reales o *imaginados.* En este tipo de estresores entran la preocupación, la ansiedad, el sobrepensar, el miedo, el pánico, la desesperanza o la falta de control.

Vamos a poner un ejemplo: imagina que estás a punto de dar una presentación frente a 15 colegas. Tu cerebro evaluará la situación y la comparará con experiencias pasadas para predecir y buscar una posible amenaza. Si nunca has tenido dificultades al hablar en público, entonces la situación no representará ninguna amenaza. Pero si en tu infancia se rieron de ti por tartamudear cuando hablabas en público, entonces el cerebro asociará situaciones similares (como dar una presentación) con la vergüenza y el fracaso que sentiste entonces. De esta forma, tu cerebro percibirá la presentación de hoy como una amenaza. Como resultado, se te acelerará la frecuencia cardiaca, tendrás dificultad para respirar, empezarás a sudar y querrás salir corriendo lo más rápido posible (pelea o huida). Tu mente habrá activado la respuesta al estrés.

¿Pero acaso hay una amenaza real? Tal vez, pero es probable que tus colegas sean adultos maduros que no se reirían ni se burlarían de ti si tartamudeas mientras das una presentación. Como puedes ver, en este caso la activación del eje HHS y la respuesta al estrés fue un "desperdicio" porque la amenaza nunca se materializó.

Por desgracia, los estresores psicológicos son una de las causas fundamentales (si no la más importante) del estrés crónico o la desregulación del cortisol. Esto se debe a que los seres humanos tenemos capacidades cognitivas muy agudas y somos muy buenos para imaginar, con detalles increíbles, situaciones hipotéticas futuras, y somos todavía mejores para imaginar las peores situaciones posibles. Lo hacemos porque nuestro cerebro detesta la incertidumbre y necesita tener cierta sensación de control de lo que va a pasar, por eso nos prepara para lo peor. Sin embargo, nuestros organismos reaccionan igual ante lo que nos imaginamos y lo que sucede en la realidad; preocuparnos porque se nos vaya el avión es igual de estresante que el hecho de que se vaya el avión.

Es común que las interacciones sociales causen estresores percibidos, pero también las dificultades financieras, el trabajo, las fobias, una sobrecarga de información y traumas no resueltos. Todos reaccionamos de forma distinta a estos estresores; sin embargo, la respuesta del cerebro depende mucho de factores como las experiencias del pasado (sobre todo durante el desarrollo infantil), los traumas, la constitución genética, el equilibrio de neurotransmisores en el cerebro (los mensajeros químicos que regulan el estado de ánimo y la cognición), los niveles de estrés y el grado en el que se percibe que un estresor es "controlable".[2]

Ahora vamos a explicar cómo el trauma y el estrés crónico —en particular en la etapa fundamental del desarrollo infantil— pueden cambiar la "programación" del sistema nervioso y hacernos más reactivos, hiperatentos, vulnerables y más susceptibles a la carga alostática en la adultez.

Trauma y estrés crónico

Algunos estudios demuestran que el estrés crónico favorece alteraciones en las estructuras cerebrales como el hipocampo, la amígdala y la corteza prefrontal, importantes para procesar los recuerdos, regular las emociones y tomar decisiones.[3] Estos cambios pueden ocasionar pérdida de la memoria, mayores miedos y ansiedades, incapacidad para regular las emociones y menor capacidad para tomar decisiones sensatas.

Sin embargo, no solo el cerebro puede padecer cambios estructurales, también el estrés crónico y el trauma pueden alterar la función y la actividad del nervio vago. Además, existe una relación consistente entre la exposición a los traumas prolongados y la disminución de la actividad vaga.[4] El nervio vago desempeña un papel fundamental a la hora de regular el sistema nervioso parasimpático, se comporta como una especie de "freno" que desacelera la frecuencia cardiaca y contribuye a equilibrar los sistemas simpático (pelea-huida) y parasimpático ("descansar y digerir").

El tono vagal se refiere a la actividad del nervio vago y se evalúa midiendo la variabilidad de la frecuencia cardiaca (VFC). La VCF elevada indica mayor flexibilidad y adaptabilidad, en tanto que la baja indica menor capacidad para gestionar los estresores, lo que a su vez se asocia con el riesgo de padecer enfermedades cardiovasculares, ansiedad, depresión, síndrome del intestino irritable (SII) e inflamación sistémica.[5]

El aspecto positivo de todo esto es que tanto el cerebro como el nervio vago tienen *plasticidad*, es decir, cambian y se adaptan de acuerdo con las experiencias nuevas. Esto quiere decir que, sin importar tus experiencias del pasado, no está todo perdido, tienes la capacidad de cambiar y volverte más resiliente para prosperar. En el curso de la segunda parte vas a aprender esas habilidades, en particular en el paso 5, que desarrolla resiliencia y bienestar psicológicos.

Sin importar que tus experiencias del pasado, acontecimientos de la infancia o traumas hayan constituido tu sistema nervioso, no todo está perdido. Tienes el poder de cambiar, sanar y desarrollar resiliencia.

Trastorno del ritmo circadiano

El trastorno del ritmo circadiano es un tipo de estrés físico. Es una amenaza real (no imaginada) para la homeostasis. Aunque no siempre se le percibe de forma consciente, en todo caso sigue causando disrupciones importantes en muchos sistemas, lo que contribuye a la carga alostática.

No quiero dejar de subrayar la importancia que tiene el sistema circadiano para mantener la homeostasis y la salud óptima. Cuando este sistema sufre alteraciones debido a los patrones de sueño irregulares, los trabajos por turnos o la falta de exposición al sol, contribuye a trastornos metabólicos, debilidad del sistema inmune, envejecimiento acelerado y otros padecimientos.[6]

Por eso se le considera uno de los estresores más agudos del organismo. Cuando el trastorno del ritmo circadiano es crónico puede producir carga y sobrecarga alostática, así como disfunción del eje HHS.

Existen estrategias prácticas y sencillas para reequilibrar el ritmo circadiano, que las vamos a revisar en el "Paso 3. Regula el ritmo circadiano". Integrar estos hábitos en este paso optimizará la operación del organismo, y, a su vez, potenciará tu capacidad y tus recursos (energía), reduciendo la carga alostática.

Desequilibrios en la glucosa

¿Recuerdas que en el capítulo anterior mencionamos que el organismo siempre está buscando el equilibrio homeostático? Cuando se trata de la glucosa (azúcar en la sangre), el cuerpo siempre está monitoreando que los niveles no sean ni muy altos ni muy bajos, porque ambos escenarios pueden ser peligrosos.

Para entender la cercana relación entre el eje HHS y la regulación de la glucosa hay que tener en cuenta que el cortisol es un glucocorticoide. Como sugiere su nombre ("gluco" se refiere a glucosa o azúcar), una de las funciones fundamentales del cortisol es *incrementar* los niveles de glucosa tanto para las necesidades metabólicas cotidianas como durante episodios de estrés. ¿Por qué? Porque la glucosa es la principal fuente de energía para la mayoría de las células del organismo, entre ellas las del cerebro.

El hipotálamo, el principal participante en la respuesta al estrés, también tiene una función para regular la glucosa y es muy sensible ante los cambios en los niveles de esta. Cuando la concentración de glucosa se desploma (a esto se le conoce como hipoglucemia), se activa el eje HHS para restaurar el equilibrio, por lo cual la hipoglucemia es un claro detonante para la segregación de cortisol.

La baja concentración de la glucosa puede ocurrir cuando ayunas o dejas pasar mucho tiempo entre comidas, pero también cuando consumes muchos carbohidratos o azúcar al mismo tiempo, lo que puede activar un aumento de insulina seguido de una caída estrepitosa de la glucosa. Sucede de esta forma: cuando comemos, el organismo descompone la comida en glucosa, que después se libera al flujo sanguíneo. Cuando la glucosa se eleva, el páncreas segrega insulina para disminuirla, ayudando a las células a absorber glucosa para usarla como energía o almacenarla. Cuando consumimos alimentos con demasiada azúcar o carbohidratos en un periodo breve, experimentamos aumentos rápidos de glucosa y el organismo libera altas concentraciones de insulina. Esta sobrecarga de insulina puede provocar un desplome de glucosa, fenómeno conocido como "hipoglucemia reactiva". Tal vez te suenen los síntomas: ansiedad o malhumor, nerviosismo, sentirte aturdido o tener antojos intensos. Esto activa el eje HHS y la respuesta al estrés.

glucosa elevada → insulina elevada → glucosa baja → respuesta al estrés

Con el tiempo, las concentraciones altas de insulina que son consistentes pueden reducir la sensibilidad de las células frente a la insulina (fenómeno conocido como resistencia a la insulina). Cuando las células se vuelven menos receptivas, la concentración de glucosa permanece elevada, lo que provoca que el organismo produzca aún más insulina para gestionar el exceso de glucosa. Este ciclo incrementa el riesgo de desarrollar diabetes tipo 2 y contribuye a la inflamación crónica.

Resulta interesante que la glucosa también incremente la producción de cortisol porque la concentración elevada de glucosa puede causar inflamación. Debido a que uno de los papeles del cortisol es regular la inflamación, la inflamación crónica podría favorecer que el organismo produzca más cortisol para gestionarla.

Ahora vamos a evaluar un día típico de alimentarse para provocar una "montaña rusa de glucosa" y la activación persistente de la respuesta al estrés. Imagina que empiezas el día con una taza de café y un pan tostado. Los niveles de glucosa se incrementan muy rápido y sientes un subidón de energía que no dura mucho. El organismo intenta gestionar ese ascenso repentino de la glucosa y segrega una cantidad abundante de insulina, por lo que te desplomas (concentración baja de la glucosa). Te quedas con el antojo de alimentos abundantes en carbohidratos y, de pronto, las galletas en la oficina se ven deliciosas...

Para el almuerzo de mediodía escoges lo que parece un platillo sano: una ensalada y fruta. Sin embargo, debido a la falta de proteína sustanciosa y grasas saludables, no quedas satisfecho, te quedas con hambre, sientes letargo y en la tarde no te puedes concentrar. Para contrarrestar el temible desplome vespertino, te comes una barra energética y tal vez otro café, esperando una solución rápida. Aunque sientas un breve brote de energía, enseguida te vuelves a desplomar, perpetuando así el ciclo de altibajos.

A medida que se acerca la tarde, por fin te sientas a disfrutar una comida en forma, pero tienes tanta hambre que no puedes evitar comer rápido y quizá más de lo que necesitas. Incluso se te antoja cerrar con algo dulce, lo que sigue desestabilizando los niveles de glucosa y te lleva a otro paseo en la montaña rusa. Los altibajos alteran el sueño y al día siguiente despiertas cansado.

Espero que ahora veas que las concentraciones tanto altas como bajas de glucosa son una amenaza para la homeostasis e incrementan tu "cubeta de estrés". Pero vamos a dar un paso más: el estrés crónico incrementa los niveles de cortisol y, debido a que el cortisol es un glucocorticoide, provoca altas concentraciones de glucosa. Esto quiere decir que puedes tener altas concentraciones de glucosa sin que eso tenga nada que ver con tu alimentación.

Cuando el cortisol elevado es crónico, la glucosa también se mantiene elevada de forma persistente, lo que a su vez provoca niveles de insulina elevados. Lo anterior incrementa la probabilidad de desarrollar padecimientos metabólicos, como obesidad, resistencia a la insulina y diabetes. Estos padecimientos se caracterizan por ser altamente inflamatorios, y esta inflamación crónica exacerba aún más el estrés y altera el eje HHS. (La inflamación es otro tipo de estresor que vamos a detallar a continuación.) La interacción entre el estrés crónico, el cortisol, la disfunción metabólica y la inflamación crea un círculo vicioso, lo que dificulta determinar qué fue primero: el huevo o la gallina.

Entiendo que esto podrá parecer complejo; sin embargo, aprender a manejar la glucosa mediante cambios sencillos en la alimentación y en el estilo de vida, como harás en el paso 2, "Equilibra la glucosa", mejorará tu salud metabólica y promoverá la función adecuada de las mitocondrias (las diminutas plantas eléctricas en las células) para aumentar los niveles de energía, disminuir la inflamación y contribuir a regular los niveles de cortisol, reduciendo la carga de las glándulas suprarrenales.

Inflamación

¿Qué es la inflamación? Es posible que reconozcas la inflamación aguda y sepas identificarla. Se trata de una respuesta breve del sistema inmune ante una lesión o una infección. Los síntomas pueden ser enrojecimiento, inflamación, calor y dolor, ya que el organismo envía glóbulos blancos a la región de la lesión para destruir a los invasores y restaurar el tejido. De esta forma, el organismo entra en modalidad de defensa para responder ante el peligro. Sin embargo, no todos los tipos de inflamación son útiles ni identificables.

A diferencia de la inflamación aguda, la inflamación crónica puede afectar a distintos órganos del cuerpo. Puede durar semanas, meses o incluso años, y a este estado inflamatorio sostenido se le vincula con muchas enfermedades crónicas y padecimientos.[7] El cortisol es una de las hormonas antiinflamatorias más potentes del cuerpo, por lo que la inflamación crónica aumenta la demanda de cortisol para regular la respuesta inmune. Esto le pone una carga adicional al eje HHS. Con el tiempo, puede contribuir a la carga alostática y adaptaciones que mitigan la respuesta del cortisol o reducen su producción, lo que a su vez disminuye sus efectos antiinflamatorios, contribuyendo al ciclo vicioso de la inflamación y la disfunción del eje HHS.

Muchos factores causan la inflamación crónica:

- *Alimentación*: consumir alimentos ultraprocesados, azúcares refinados, grasas nocivas, aditivos artificiales y alimentos a los que eres alérgico o sensible (aunque se les considere "sanos") puede exacerbar la inflamación.[8] Asimismo, las dietas bajas en alimentos de origen vegetal y en grasas sanas (como ácidos grasos omega-3) podrían tener carencias de nutrientes antiinflamatorios.

- *Glucosa elevada*: cuando la glucosa es elevada, ejerce presión sobre las mitocondrias —las productoras de energía de las células— para procesar el exceso. Esto puede provocar una sobreproducción de especies reactivas de oxígeno (ERO) o moléculas inestables que, en exceso, causan estrés oxidativo y dañan las células. Este estrés celular envía señales de alarma al sistema inmune, provocando la liberación de citoquinas proinflamatorias. La glucosa elevada también ocasiona que la glucosa se adhiera a las proteínas y a las grasas del organismo, un proceso denominado glicación. El resultado de esto son compuestos dañinos denominados productos de la glicación avanzada (PGA) que estimulan aún más la inflamación.[9]
- *Salud intestinal deficiente*: los desequilibrios en la microbiota intestinal (disbiosis), en que las bacterias dañinas superan en número a las bacterias beneficiosas en el intestino,[10] la permeabilidad intestinal (síndrome del intestino permeable) e infecciones intestinales, como parásitos o cándida, pueden activar una respuesta inmune que deriva en inflamación.
- *Trastornos autoinmunes* (como la artritis reumatoide, el lupus, la enfermedad de Hashimoto y la enfermedad celiaca) causan inflamación porque el sistema inmune se vuelve hiperactivo y ataca por error los tejidos del cuerpo como si fueran invasores extraños.
- *Obesidad y trastornos metabólicos*: el exceso de grasa corporal, en especial la grasa visceral (que rodea los órganos internos), se comporta como un tejido activo que segrega citoquinas y adipoquinas. Las citoquinas son pequeñas proteínas que ayudan a regular la respuesta inmune, pero en exceso pueden provocar inflamación. Las adipoquinas también son proteínas que segregan las células grasas, algunas de la cuales tienen efectos inflamatorios. Cuando estas moléculas se segregan en grandes cantidades, activan un estado de inflamación crónica de bajo grado en el organismo.[11]
- *Estilo de vida sedentario*: la falta de actividad física regular o los periodos prolongados de permanecer sentados pueden producir inflamación. El ejercicio tiene efectos antiinflamatorios y ayuda a regular la función inmune.

- *Falta de sueño*: el sueño de mala calidad puede alterar la función inmune e incrementar la inflamación.[12] Durante el sueño, el cuerpo repara tejidos y regula las respuestas inflamatorias.
- *Toxinas ambientales*: la exposición a los contaminantes ambientales, metales pesados, pesticidas y otras toxinas puede activar la inflamación y el estrés oxidativo.[13] Incluí un apéndice B (página 265) para que puedas identificar las fuentes comunes de estas toxinas, así como sustituciones sencillas para reducir la exposición de manera considerable. Revísalo, no hace falta implementar cambios drásticos. Los pasos pequeños y graduales pueden marcar la diferencia con el tiempo.
- *Tabaquismo y consumo de alcohol*: tanto el tabaquismo como el consumo excesivo de alcohol se relacionan con marcadores inflamatorios elevados.[14]

Todas las estrategias en el "Plan para equilibrar el cortisol", como minimizar el consumo de alimentos inflamatorios, aumentar el consumo de compuestos antiinflamatorios, equilibrar la glucosa, fortalecer el sistema intestinal (microbioma), reparar el revestimiento del estómago o la mucosa gástrica y minimizar la exposición a toxinas ambientales te ayudará a enfrentar la inflamación crónica para disminuir la carga alostática y mejorar el funcionamiento del eje HHS y todos los demás sistemas del organismo.

¡Fiu! Entiendo que estos primeros dos capítulos tienen muchísima información, pero ahora comprendes la profunda conexión entre la mente y el cuerpo, y que probablemente el estrés crónico, proveniente tanto de estresores físicos como emocionales, sea el origen de tus síntomas. Así, la estructura del plan tendrá mucho más sentido y dejarás de abordar tus síntomas de forma aislada y podrás tener un panorama completo.

Ahora vamos a evaluar tus síntomas para revertir el "desgaste" que ha causado el estrés crónico con el plan de cinco pasos.

3

Los beneficios del "Plan para equilibrar el cortisol"

> Nadie decide su futuro, decide sus hábitos
> y sus hábitos deciden su futuro.
> F.M. Alexander

Ya vimos la cantidad de problemas de salud —ansiedad, depresión, trastornos metabólicos, sobrepeso, padecimientos intestinales como síndrome de intestino irritable (SII), enfermedades autoinmunes, síndrome de fatiga crónica (SFC), dolor crónico y muchas otras afecciones persistentes— que están vinculados con la carga acumulativa que el estrés crónico supone para la mente y el cuerpo. Antes de proseguir en cómo revertir el "desgaste" que ha causado este estrés crónico vamos a identificar tus síntomas y evaluar si tienes una concentración alta o baja de cortisol. Esto te permitirá diseñar el plan de acuerdo con tus necesidades específicas, así como monitorear tu progreso a medida que llevas a cabo cada paso del plan.

Identifica tus síntomas

En las primeras etapas del estrés crónico solemos experimentar concentraciones altas de cortisol que están vinculadas con síntomas como el nerviosismo, el insomnio y el aumento de peso. Si el estrés continúa y la carga alostática persiste, con el tiempo los cambios y las adaptaciones en el eje HHS pueden disminuir los niveles de cortisol. Las concentraciones bajas de cortisol están vinculadas con síntomas como fatiga, falta de motivación, presión arterial baja y mareos.

Si bien la mayoría de los síntomas son frustrantes, también son mensajes valiosos del cuerpo. Las estrategias que vas a aprender en la segunda parte —desde retirar las fuentes más comunes del estrés hasta mejorar tu capacidad y tus reservas metabólicas para volverte más resiliente— te ayudarán a aliviar tus síntomas sin importar los niveles de cortisol que tengas. También incluí algunas recomendaciones específicas a lo largo del libro para abordar el cortisol elevado o bajo. Así podrás ir más rápido y aprovechar al máximo los beneficios y la efectividad del plan.

Antes de empezar, quiero resaltar que algunos podrían no estar experimentando ningún síntoma, o muy pocos. Sin embargo, quieren optimizar su salud o desarrollar resiliencia. Incluso si no tienen síntomas, completar los cuestionarios puede ser útil. Este libro está diseñado para acompañarte a conseguir salud óptima y resiliencia frente al estrés, sin importar dónde empieces.

A continuación vas a encontrar dos cuestionarios, uno para identificar síntomas de cortisol elevado y otro para hacer lo propio con síntomas de cortisol bajo. Cada uno incluye varias columnas: llena una *antes* de empezar el "Plan para equilibrar el cortisol", y las demás, *después*: en las semanas 2, 4, 6, 8 y 10. Completar los cuestionarios ahora, antes de iniciar el plan, te ayuda a evaluar tus síntomas actuales y a tener claridad antes de empezar. Repetirlos cada dos semanas te permitirá monitorear tu progreso. Los pasos pequeños también suman. Y revisar tus resultados de las semanas previas puede revelar lo mucho que has avanzado. Intenta no obsesionarte con el puntaje, pues lo que importa es la dirección general. Una tendencia a la baja en tu puntaje total sugiere que tus síntomas son menos frecuentes o intensos, y es justo lo que queremos.

Para facilitarlo, también puedes descargar una versión de los cuestionarios para imprimir (https://www.marinawright.com/s/Questionnaires-Cortisol-Symptom-Tracker.pdf), así como el buscador de síntomas de cortisol, que te permite trazar tu progreso cada dos semanas. No importa si llenas los cuestionarios en el libro o en la versión impresa, el proceso es el mismo.

- Para cada síntoma, califica con qué frecuencia lo experimentas con la siguiente escala:
  0 = nunca | 1 = a veces | 2 = con frecuencia | 3 = casi siempre
- Anota el número (0-3) junto al síntoma.
- Suma todos los números en la columna para obtener el puntaje total de cada cuestionario.

Estos cuestionarios se inspiran en los que forman parte de *Cura autoinmune*, de la doctora Sara Gottfried,[1] y los he adaptado a partir de mis experiencias y mi conocimiento después de trabajar con clientes y realizar pruebas funcionales en el curso de mi carrera.

Cuestionario 1: cortisol elevado

Síntomas Califica con qué frecuencia experimentas cada síntoma 0 = nunca 1 = a veces 2 = con frecuencia 3 = casi siempre	**Antes del "Plan para equilibrar el cortisol"**	**Después de la semana 2**	**Después de la semana 4**	**Después de la semana 6**	**Después de la semana 8**	**Después de la semana 10**
Siento ansias o nervios						
Se me dificulta relajarme antes de acostarme y me desvelo porque me da un segundo aire						
Despierto en la madrugada						
Estoy muy irritable						
Se me antojan alimentos con muchos carbohidratos y dulces						
Pienso en demasiadas cosas al mismo tiempo y me cuesta trabajo concentrarme						
Se me olvidan las cosas						
Estoy subiendo de peso en la zona abdominal						
Me asusto con facilidad						

Pierdo la paciencia con facilidad						
Siento que me la paso corriendo de una actividad a otra						
Me relajo comiendo alimentos reconfortantes						
Tengo problemas en la piel, como eczema o acné						
Mi periodo menstrual es irregular						
Tengo la cara hinchada						
Tengo inflamación						
Me presiono para hacer más						
Cuando no me ocupo en algo siento inquietud						
Tengo la glucosa elevada						
Tengo la presión arterial elevada						
Tengo SII, gastritis, úlceras o reflujo gastroesofágico						
Puntaje total						

Cuestionario 2: cortisol bajo

Síntomas Califica con qué frecuencia experimentas cada síntoma 0 = nunca 1 = a veces 2 = con frecuencia 3 = casi siempre	**Antes del "Plan para equilibrar el cortisol"**	**Después de la semana 2**	**Después de la semana 4**	**Después de la semana 6**	**Después de la semana 8**	**Después de la semana 10**
Siento un completo agotamiento						
Me cuesta trabajo que algo me emocione o me motive						
Despierto con cansancio incluso si dormí bien						
Siento tristeza y melancolía						
Hasta lo más mínimo me agobia						
Tengo debilidad muscular						
Tengo la presión arterial baja						
Cuando me pongo de pie me mareo o siento aturdimiento						
Me cuesta trabajo recuperarme de enfermedades o lesiones						

Se me antojan alimentos salados						
Enfermo con frecuencia						
Después de hacer ejercicio siento un agotamiento excesivo						
Tengo dolor crónico						
Tengo alergias y sensibilidades						
He notado que mi agilidad cognitiva ha disminuido						
Soy incapaz de tomar decisiones						
Tengo la presión arterial baja						
Tengo menos apetito que antes						
Bajé de peso o no puedo subir						
Acostumbro tener una actitud negativa ante la vida						
Tengo digestión lenta, inflamación o infecciones intestinales						
Puntaje total						

Cómo interpretar tus resultados

- Suma el puntaje total de cada cuestionario.
- Compara los puntajes de los cuestionarios para cortisol elevado y bajo. El puntaje más alto muestra el patrón dominante —cortisol elevado o bajo— en tu caso en este momento. Recuerda, no te preocupes por la cifra exacta; lo importante es que, con el tiempo, el puntaje disminuya y se mitiguen tus síntomas.

Asimismo, a lo mejor descubres que obtienes puntajes altos en los dos cuestionarios, lo que no es infrecuente; sugiere que tu ritmo del cortisol en un ciclo de 24 horas está desequilibrado (dirígete a la página 33, donde abordamos el patrón óptimo del cortisol en un ciclo de 24 horas). En otras palabras, el cortisol se eleva cuando debería disminuir o disminuye cuando debería elevarse. Por ejemplo, que el cortisol se eleve en la noche —por eso te cuesta trabajo quedarte dormido— y disminuya en la mañana es una razón para que te sientas agotado y no puedas levantarte. Espero que estos cuestionarios te hayan ayudado a descifrar algunos de los mensajes y la información que te está enviando tu cuerpo. Sin importar cuál haya sido tu puntaje en este primer momento, recuerda que puedes reconstruir la capacidad de gestionar el estrés, recuperarte más rápido y reducir o eliminar los síntomas que este causa. A medida que tus síntomas se vuelvan menos frecuentes o intensos tu puntaje irá disminuyendo, señal de que estás recuperando el equilibrio.

Quiero destacar que el objetivo no es *eliminar* el estrés por completo, porque eso sería poco realista. De hecho, como ya mencionamos, es necesario y provechoso cierto nivel de estrés. El objetivo es mejorar tu capacidad para hacerle frente y adaptarte a los retos, así como restaurar y restablecer el equilibrio. Lo denomino *resiliencia frente al estrés.*

Desarrollar resiliencia frente al estrés

Vamos a emplear la analogía de la "cubeta del estrés" para comprender mejor este concepto.

La concentración del estrés es el agua que llena la cubeta del estrés. Cada estresor que exploramos en el capítulo 2 —percibido o físico— agrega un poco más de agua a la cubeta. Con el tiempo, si la cubeta se llena y no la vaciamos, se desborda, lo que ocasiona síntomas y consecuencias nocivas para la salud (la carga/sobrecarga alostática que vimos en el capítulo 1).

El objetivo de la resiliencia frente al estrés no es evitar que le entre agua a la cubeta, sino mejorar la capacidad y la velocidad con la que se vacía (lo bien que se adapta a cada estresor y lo rápido que restaura el equilibrio).

Lo vamos a hacer de dos maneras:

1. *Mejorar la capacidad de la cubeta.* Para conseguirlo vamos a reducir los estresores innecesarios que están ocupando demasiado espacio en la cubeta. Podemos eliminar los estresores físicos en la medida de lo posible (inflamación crónica, interrupciones en el sueño o desequilibrios en la glucosa), así como minimizar las amenazas percibidas mejorando cómo interpreta el cerebro la información ambiental. Así dejarás de desperdiciar recursos o respuestas innecesarias frente al estrés. La regulación del sistema nervioso mediante prácticas somáticas y la reconfiguración del cerebro serán fundamentales para disminuir los estresores percibidos.
2. *Incrementar los recursos para vaciar la cubeta.* Recuerda que, de acuerdo con una de las teorías que explica cómo el estrés provoca enfermedades, redirigir recursos de funciones para la salud a largo plazo, como la reparación y el mantenimiento, hacia necesidades de supervivencia a corto plazo (dirígete a la página 30 si necesitas un recordatorio) supone un costo energético. El organismo no tiene energía ilimitada, pero puedes reconstruir y mantener las reservas e incrementar tu "presupuesto" energético con el objetivo de tener suficientes recursos para ambas cosas. Esto aumentará tu capacidad de gestionar los estresores y potenciará tu resiliencia ante las enfermedades que provoca el estrés. Lo vamos a conseguir mejorando la nutrición, optimizando las funciones metabólicas, mejorando la calidad de sueño e incorporando ejercicio con regularidad.

La resiliencia ante el estrés radica en la efectividad con la que el cuerpo se adapta a los estresores y la velocidad con la que recupere el equilibrio.

Un hábito a la vez

Ahora vamos a hablar acerca de *cómo* desarrollaremos y mantendremos la resiliencia frente al estrés. En el plan de cinco pasos vamos a realizar cambios sencillos y realistas tanto en tu alimentación como en tu estilo de vida. Al principio estos cambios van a requerir un poco de esfuerzo y empeño, pero se volverán automáticos poco a poco mediante la práctica, la repetición y el refuerzo (es la esencia de la neuroplasticidad, la capacidad del cerebro de cambiar y adaptarse en respuesta a nuevas experiencias), hasta que se conviertan en *hábitos*, clave para el cambio conductual a largo plazo.

Adoptar hábitos se sustenta en la idea de que las conductas se vuelven automáticas mediante la práctica, la repetición y el refuerzo. En su libro *El poder de los hábitos*, Charles Duhigg popularizó el modelo del "circuito de los hábitos", que explica cómo estos se crean y se mantienen.[2] Comprende tres aspectos:

1. La *señal* (detonante)
2. La *rutina* (conducta)
3. La *recompensa*

Adoptar un hábito comienza estableciendo una nueva conducta en respuesta a una señal específica (como la hora del día, un lugar o un sentimiento o emoción). Con el tiempo, cuando hacemos algo repetidas veces en respuesta a estas señales, nuestro cerebro las relaciona, y así la conducta se vuelve automática. Esto quiere decir que, una vez que se consolida el hábito, lo hacemos sin pensarlo, incluso si no "tenemos ganas" de hacerlo.

La otra cara de la moneda es que dejar los hábitos nocivos es difícil porque, al igual que los hábitos positivos, se vuelven automáticos. Esto no quiere decir que sea imposible, pero con repetición consistente se pueden sustituir conductas viejas con nuevas.[3] Con los pasos en el "Plan para equilibrar el cortisol" vas a adquirir consciencia de cualquier hábito que no sea favorable para ti, pues te guiarán para que puedas intercambiarlos por los que sí sustenten tu salud a largo plazo.

Cuando intentas adoptar un nuevo hábito, la idea es que le saques algo positivo, de lo contrario lo dejas de hacer. Esto se debe a que, cuando anticipas obtener una recompensa (como sentirte contento), al adoptar determinada conducta, el cerebro segrega dopamina, un neurotransmisor vinculado a la motivación. Gracias a este circuito de retroalimentación positiva es más probable que repitas la conducta en el futuro.

Vamos a ilustrarlo con un ejemplo. Supongamos que, en cuanto despiertas, siempre te tomas un café. Despertar en la mañana es la señal, tomar el café es la conducta y ese agradable aumento de energía que te da el café es la recompensa. Si mantienes este hábito se debe a este circuito.

Vamos a sustituirlo. Conservemos la misma señal —despertar en la mañana—, pero cambiemos la conducta: sal al exterior para que te dé la luz natural unos minutos. La recompensa será aumentar los niveles de energía y mejorar tu estado de ánimo. Este nuevo hábito exigirá más tiempo y esfuerzo que tomarte una taza de café a primera hora de la mañana porque, en sentido literal, vas a tener que reconfigurar tu cerebro para relacionar la señal con la nueva conducta. Sin embargo, la recompensa te animará a repetirlo. La belleza de la neuroplasticidad es que, cuanto más repitas la nueva conducta, se reforzarán las conexiones neuronales en el cerebro y, con el tiempo, este nuevo hábito se volverá automático, sin ningún esfuerzo.

El aspecto más desafiante de adoptar nuevos hábitos es superar la resistencia inicial del cerebro. El cerebro prefiere lo conocido y lo familiar por encima de lo desconocido y resistirá todo esfuerzo de tu parte por cambiar. Por eso insisto en la importancia de adoptar cambios sencillos y razonables. Evita cambios monumentales con la promesa de una transformación de la noche a la mañana: nunca funcionan y lo único que auguran es el fracaso. Mejor concéntrate en cambios pequeños y manejables que se vayan acumulando con el tiempo.

James Clear[4] popularizó el concepto "apilar hábitos", que tiene su origen en el método de B. J. Fogg, "anclaje",[5] estupendo para mantener un nuevo hábito. La idea es conectar el hábito con una conducta existente. Por ejemplo, después de lavarte los dientes en la mañana (un hábito establecido), podrías apilar un nuevo hábito, como llevar a cabo una breve meditación para ver cómo te sientes (el hábito nuevo). Esta técnica funciona porque el cerebro relaciona conductas con señales y, en este caso, la señal es una rutina que ya forma parte de tu día. Otros ejemplos podrían ser respirar profundo un par de veces después de tomar agua, estirar después de ejercitar, establecer una intención diaria antes de bañarte o leer algunas páginas de un libro antes de acostarte.

Cinco pasos sencillos para recuperar la salud

Diseñé el "Plan para equilibrar el cortisol" teniendo en mente la teoría de la adopción de hábitos. Sinteticé todo mi conocimiento acerca de la resiliencia frente al estrés en los cambios más sencillos y efectivos que van a fomentar tu salud a largo plazo sin agobiarte. Para hacerlo, voy a presentar los hábitos y las rutinas gradualmente, en el curso de los cinco pasos del plan. Cada uno está pensado para progresar al siguiente. Esto garantiza que los cambios que realizarás en cada paso son manejables y sustentables, y que se volverán hábitos sin tener que enfrentarse a demasiada resistencia del cerebro.

El "Plan para equilibrar el cortisol" se fundamenta en el principio de que, sin importar tus síntomas ni tus padecimientos, la sanación verdadera ocurrirá progresivamente a medida que adoptas hábitos sencillos y sustentables que, con el tiempo, se combinarán para producir grandes cambios.

Recuerda, el objetivo primordial de estos hábitos es volver a desarrollar y mantener la resiliencia frente al estrés. Como ya lo comentamos, esto implicará reducir los estresores innecesarios (físicos y percibidos) en la medida de lo posible, así como aumentar los recursos (energéticos) para ayudar al organismo a superar y adaptarse, rápido y con efectividad, a los estresores, sin activar respuestas desadaptativas ni desviar energía de las funciones para la salud a largo plazo, como la reparación y el mantenimiento.

Los primeros cuatro pasos se centrarán en reducir los estresores físicos, así como en aumentar las reservas de energía. Comenzamos así porque los hábitos en los primeros cuatro pasos son los más fáciles de ejecutar y rinden frutos casi de manera inmediata. El último paso abordará los estresores percibidos. Este paso es el más complejo de todos porque, como exploramos en el capítulo previo, las experiencias de la infancia, los traumas y los niveles actuales de estrés influyen considerablemente en la forma en que interpreta el cerebro la información que le llega. Es probable que en este punto encuentres más resistencia al cambio, por eso lo dejé para el final. Cuando llegues a este último paso, podrás abordarlo con más habilidad una vez que hayas atendido los estresores físicos y las reservas energéticas —o tu "presupuesto"— estén llenas.

Empezaremos reduciendo los estresores físicos y reconstruyendo las reservas de energía, preparándote para que cuando sea hora de abordar los estresores psicológicos y emocionales, lo hagas con éxito.

Cambia la mentalidad para que la transformación perdure

Antes de adentrarnos en el "Plan para equilibrar el cortisol" quiero terminar este capítulo con tres cambios de mentalidad que harán mucho más disfrutable el trayecto y te darán más posibilidades de éxito.

Consistencia por encima de perfección

Lo primero, no permitas que el temor a equivocarte o buscar la perfección sea un lastre. Intentar hacer demasiado o hacerlo perfecto te puede paralizar, así que acabas no haciendo nada.

Mejor comprométete con hacer *algo* todos los días. Algunos días se sentirá fácil y avanzarás mucho, pero otros será más difícil y tal vez termines haciendo algo pequeño, y con eso es suficiente. Comprométete con hacer por lo menos *una cosa*, llueve o truene. Podría ser algo mínimo, como salir a darle una vuelta a la cuadra caminando después de comer o respirar profundo entre reuniones. El progreso consistente y gradual tiene resultados sustanciales a largo plazo.

El cambio se da un pasito a la vez

Es muy fácil centrarse en cambios monumentales y dar por sentado el valor de las mejoras diarias, pequeñas y casi imperceptibles. Sin embargo, los hábitos pequeños son potentes porque operan con el mismo principio de lo "compuesto"; igual que el interés compuesto en una cuenta de ahorros, el progreso gradual tiene resultados sustanciales a largo plazo. El segundo cambio de mentalidad es medir el progreso en semanas, no en días. Por eso es tan importante llevar rastro del progreso con los cuestionarios al empezar el "Plan para equilibrar el cortisol". Te permitirá identificar los cambios pequeños en tus síntomas que, de otro modo, no hubieras notado.

Eres tu mejor porrista

Por último, y tal vez esto es lo más importante, háblate con compasión y bondad. En este viaje de sanación sé tu propio aliado. Celebra cada triunfo, por pequeño que sea, y reconoce lo lejos que has llegado. Al mismo tiempo, sé honesto contigo mismo sobre puntos en los que podrías mejorar y establece metas realistas. Esta mentalidad estimulará tu autoestima. Ten confianza en tu capacidad para moldear tu futuro.

> **Recuerda:** recomiendo que te concentres en cada paso una semana o dos antes de pasar al siguiente. Tu viaje de sanación no es una carrera; tómate tu tiempo y confía en el proceso. Olvídate de los resultados inmediatos, concéntrate en un día a la vez.
>
> También evita compararte con los viajes de sanación de los demás, ni te dejes llevar por demasiadas opiniones de las redes sociales o los pódcast; eso podría sumar presión y confusión innecesarias. Confía en que tienes un plan que te dará los resultados que quieres con el tiempo.

Tienes todo para embarcarte en el primer paso del "Plan para equilibrar el cortisol" y empezar el viaje que terminará transformando tu salud.

¡Tú puedes!

SEGUNDA PARTE

Plan para equilibrar el cortisol

4
Paso 1. Consume alimentos nutritivos

Comer es una necesidad,
pero comer con inteligencia es un arte.
François de La Rochefoucauld

¡Bienvenido al primer paso del "Plan para equilibrar el cortisol"!

Es probable que sepas que la nutrición es la clave para gestionar la energía y el peso, pero tal vez te sorprenda saber que también es el cimiento de la resiliencia ante el estrés. Los alimentos que consumes en cada comida le proporcionan al organismo los nutrientes que necesita para producir y almacenar energía. Sin embargo, la comida no es solo combustible, también es información: envía señales bioquímicas al cuerpo que determinan cómo funciona en el nivel celular. Si piensas en todo lo que hace la comida por el cuerpo, nunca volverás a verla igual. Es así de influyente.

Lo que comes influye en aspectos como los niveles hormonales, la inflamación, la función inmunológica, el metabolismo y mucho más. Lo más importante, lo que comes influye en la forma en que el organismo gestiona el estrés, cómo se sana y se repara.

En el mundo de la salud y el bienestar pocos temas generan tanto debate y tanta confusión como la nutrición. Desde estudios epidemiológicos que se contradicen hasta historias sensacionalistas en los medios y la influencia de las grandes empresas alimentarias, decidir qué comer puede ser muy confuso. En este paso quiero simplificar la nutrición para que puedas tomar decisiones informadas que favorezcan la salud óptima.

Desmitifiquemos la nutrición

Primero lo primero, la comida no es "buena" ni "mala" por naturaleza. Por lo menos a mí no me gusta desdeñar la comida en general, sobre todo porque hacerlo puede crear una relación nociva con ella, trastornos alimentarios y más estrés. Dicho esto, la comida envía señales potentes al cuerpo, algunas de las cuales ayudan a regular el cortisol y otras que lo desequilibran. Ciertos alimentos aportan los nutrientes esenciales que benefician a la mitocondria —componentes esenciales de la célula a cargo de producir energía con eficiencia— para desarrollar resiliencia ante el estrés, mientras que otros hacen lo contrario. Algunos ayudan a disminuir la inflamación y el estrés oxidativo, ambos regulan el cortisol, mientras que otros los incrementan, lo que le dificulta al organismo recuperarse del estrés.

Por eso es importantísimo hablar de la comida en primer lugar en el "Plan para equilibrar el cortisol". Comemos varias veces al día, por lo que tenemos muchas oportunidades para reducir los estresores alimenticios que contribuyen a desequilibrar el cortisol (como los alimentos que aumentan la inflamación) y, al mismo tiempo, mejoran las reservas metabólicas y energéticas para agudizar la resiliencia ante el estrés.

Además, la nutrición no solo se trata de los alimentos en sí mismos. Debemos tomar en cuenta que todos somos diferentes y factores como la genética, el metabolismo, el estilo de vida y el entorno influyen en la respuesta del organismo a lo que comemos.

Vamos a ilustrarlo con un ejemplo: ¿los lácteos son "sanos"? Es una pregunta compleja. Los productos lácteos como la leche, el yogurt y el queso pueden ser supernutritivos. Sin embargo, lo saludable de los lácteos depende de distintos factores. Primero, la calidad es importante. La leche de vacas alimentadas con pasturas naturales puede contener más nutrientes que la leche de vacas alimentadas con granos. Del mismo modo, los métodos para procesar la leche, como la homogeneización, también pueden alterar su contenido nutricional. Pero lo más importante es la individualidad. Algunas personas padecen intolerancia a la lactosa o alergias, por lo que consumir productos lácteos es problemático y perjudicial para su salud.

Mi enfoque de la nutrición es el siguiente: primero, la evidencia es importante, por eso recurro a investigaciones evaluadas por expertos;

entre ellas, revisiones sistemáticas, metaanálisis, ensayos aleatorios controlados y numerosos estudios observacionales. Todos estos representan el fundamento sólido de mis recomendaciones. Sin embargo, también observo cómo han evolucionado los seres humanos en el curso de milenios para consumir ciertos alimentos y los priorizo en mis recomendaciones. Por último, tengo en cuenta la individualidad: si algunos alimentos no te caen bien, no importa que el estudio más prestigioso diga que es saludable.

En este primer paso, las recomendaciones nutricionales se basan en dos principios:

1. Primero, nos vamos a centrar en alimentos nutritivos que proporcionan los nutrientes esenciales para tener una salud óptima. Cuando el organismo los recibe, es más fácil mantener un peso saludable, pues se optimiza el metabolismo y de manera natural se reducen los antojos. También incluyo nutrientes específicos y fuentes alimenticias que, se ha demostrado, respaldan el eje HHS y la respuesta al estrés.
2. En segundo lugar, abordaremos la inflamación mediante los cambios en la dieta. La inflamación crónica es un estresor físico vinculado al aumento de peso. Una alimentación que abusa de los alimentos procesados, los azúcares refinados, las grasas nocivas, los aditivos artificiales y los alimentos a los que eres sensible (incluso si se les considera "sanos") puede exacerbar la inflamación.

En última instancia, abrirse paso entre las complejidades de la nutrición exige ignorar el ruido y descubrir qué te funciona.

Espero que este capítulo te brinde toda la información necesaria para navegar en el mundo de la nutrición con seguridad y asegurarte de que cada decisión que tomes representa un paso hacia el cuerpo fuerte y la mente tranquila que estás buscando tener.

Antes de sumergirnos en la nutrición, vamos a detenernos para hablar de un hábito sencillo y gratuito con la capacidad de transformar la digestión y la absorción de nutrientes...

Vive en el presente

En muchas culturas, la hora de la comida es una oportunidad para *desacelerar* y conectar con nuestra gente querida. Si bien en la vida moderna es más difícil encontrar estos momentos, aun así podemos conectar y estar presentes durante nuestras comidas, incluso con detalles.

Podría ser sentándonos a comer en lugar de comer sobre la marcha, o sencillamente respirar profundamente antes del primer bocado y comer con calma. Estos sencillos hábitos fomentan una mejor digestión y te permiten disfrutar más tu comida.

Ahora exploremos por qué *cómo* comemos es igual de importante que *qué* comemos. Quizá cuando comes no acostumbres estar en el momento presente, pero puedes cultivarlo e incorporarlo a tu rutina diaria. Lo anterior implica poner atención al acto de comer: ver tu comida, olerla, probarla, percatarte de sus texturas en la boca y, en última instancia, disminuir la velocidad y disfrutar cada bocado. Vamos a hacer un ejercicio breve para ilustrarlo. A lo mejor te suena si alguna vez has tomado un curso de atención plena o *mindfulness.* Lo hice hace muchos años y me pareció tan transformador que, desde entonces, se lo he enseñado a mis clientes y alumnos.

Busca un refrigerio pequeño, como una pasa, y toma solo una. Agárrala en la mano y mírala de cerca. ¿Cómo es? ¿De qué color es? ¿Qué textura tiene? Ahora, métetela a la boca y muévela con la lengua. Percibe su textura: ¿está arrugada o suave? ¿Está esponjosa o seca? Después, mastícala despacio: ¿se te pega a los dientes? ¿A qué sabe? ¿Es dulce? Por último, trágatela y observa cómo te sientes después. ¿Disfrutaste la experiencia?

No sugiero que consumas cada comida con esta atención tan meticulosa, pero sí te animo a reflexionar acerca de cómo te sentiste durante ese ejercicio, porque captura la esencia de lo que implica estar en el presente. Tal vez descubriste que, mientras te comías la pasa, el tiempo corría más lento y te metiste de lleno en la experiencia. Este cambio de atención, lejos de las preocupaciones pasadas y futuras, para enfocarte en el momento presente, fomenta la relajación y activa el SNP, al que, como vimos en el capítulo 1, también se le conoce como "descansar y digerir", lo cual mejora la digestión y la función gastrointestinal.[1]

Ahora compara la forma en la que comiste esa pasa con tu enfoque habitual en tus comidas. Te apuesto a que con frecuencia realizas varias cosas a la vez: cuidando que tus hijos coman, trabajando y comiendo, viendo la televisión o revisando el teléfono. Estas actividades mantienen activados el SNS y la respuesta al estrés.

En ese estado, el organismo pone en pausa la digestión porque necesita gestionar necesidades más apremiantes. Esto suele interrumpir las contracciones musculares regulares en el tracto digestivo y reduce la secreción de enzimas digestivas esenciales. Por ejemplo, ¿alguna vez has leído un mensaje urgente mientras estás comiendo o has tenido que intervenir en una pelea entre tus hijos? Te apuesto a que comiste rápido para acabar lo más rápido posible, pero después seguramente te sentiste inflamado e incómodo.

Si bien no tenemos control directo sobre nuestra digestión, sí poseemos la capacidad de activar nuestro SNP antes de las comidas para influir en nuestra digestión de forma *indirecta*. Esto responde a que el SNP también juega un papel fundamental a la hora de regular la producción de saliva y jugos gástricos y pancreáticos para descomponer la comida, así como promover el movimiento de la comida por los intestinos y favorecer la absorción de nutrientes.[2]

Otro beneficio de comer con plena conciencia es que mejora la interocepción, esto es, la capacidad de percibir señales del interior del cuerpo. De esta manera puedes reconocer si ya te llenaste y evitar comer en exceso.

Las siguientes cuatro estrategias te pueden ayudar a estar más presente cuando comas:

1. *Siéntate y minimiza las distracciones.* Que la hora de la comida sea intencionada; siéntate y crea un entorno sereno para comer. Apaga la televisión y retira el teléfono de la mesa.
2. *Cultiva la gratitud.* Antes de comer, dedica un momento para expresar gratitud por tu comida. Puedes hacerlo rezando o simplemente reconociendo los esfuerzos de las personas que contribuyeron a llevar tus alimentos a la mesa.
3. *Respira profundamente.* Antes de ingerir el primer bocado, inhala y exhala de manera profunda.
4. *Come despacio.* Disminuye el ritmo de tu comida masticando despacio cada bocado. Permite que la saliva se mezcle con los

alimentos para descomponerlos de forma mecánica y química, facilitando de ese modo la digestión. Comer despacio también le da tiempo al sistema digestivo de activar enzimas y liberar hormonas que preparan el intestino para digerir y absorber nutrientes.

Para que este hábito (estar presente al comer) persista, concéntrate en estas cuatro prácticas clave durante *una sola* comida al día. Así vas a relacionar la conducta de estar presente con una comida puntual, lo que con el tiempo te permitirá desarrollar el hábito con la repetición. Por ejemplo, practica estas cuatro estrategias en la comida (la señal) y con la repetición se volverán automáticas. Después, puedes hacer lo mismo en el desayuno y en la cena.

Recuerda el circuito de los hábitos del capítulo 3:

señal (comida) → conducta (estar presente) → recompensa (mejor digestión)

Al poner atención al momento presente cuando comes, puedes estimular la digestión, mejorar tu relación con la comida y sintonizar con las señales de tu cuerpo.

Ahora que ya aprendiste algunos hábitos para mejorar *cómo* comes vamos a concentrarnos en *qué* comer para disminuir el estrés y optimizar la salud.

Elige el mejor combustible para tu cuerpo

Crecí en una región de España célebre por su amor a la comida y a los productos de suma calidad. Tuve la fortuna de estar rodeada de una alimentación diversa y saludable desde temprana edad. Nuestra mesa siempre estaba llena de muchos alimentos de origen vegetal (frutas, verduras, granos integrales, nueces y legumbres) y mucho aceite de oliva (¡mucho!), quesos sin pasteurizar, yogurt, carne, pescado y otros ingredientes cultivados en la región mínimamente procesados.

Mi herencia española influye mucho en las recomendaciones alimentarias en este paso, sin embargo, también se sustentan en la ciencia, pues esta dieta, la mediterránea, ha sido estudiada ampliamente desde hace décadas por su capacidad de reducir el riesgo de padecer enfermedades crónicas —sobre todo enfermedades cardiovasculares, padecimientos metabólicos y cáncer—, debido a sus propiedades antiinflamatorias y antioxidantes.[3]

Esto quiere decir que nos vamos a centrar en una colorida variedad de alimentos frescos y no procesados que le brindarán al organismo macronutrientes (proteínas, grasas y carbohidratos), micronutrientes (vitaminas y minerales) y suplementos beneficiosos como antioxidantes, polifenoles, prebióticos y probióticos. Todo esto mejorará la salud mitocondrial y la producción de energía, reducirá la inflamación y favorecerá la salud intestinal. (No te preocupes, enseguida vamos a entrar en detalle.)

También voy a explicar cómo minimizar el consumo de alimentos inflamatorios. Sin embargo, como ya mencioné, no quiero promover la cultura de demonizar la comida: estos alimentos no son "malos" y no hacen daño si los comemos de vez en cuando, pero sí tienen efectos nocivos a largo plazo y hay que limitarlos lo más posible.

Mi objetivo es que comer sea disfrutable y saciante, y que al mismo tiempo favorezca tu peso óptimo de forma natural. En cuanto empieces a sentir estos beneficios no querrás hacerlo de otra forma. Vas a encontrar muchas recetas para el desayuno, la comida y la cena en la tercera parte (página 229) de este libro.

Ahora sí, vamos a sumergirnos en esta forma de comer. Para facilitar la lectura agrupé todos los alimentos en tres macronutrientes principales: proteínas, carbohidratos y grasas. Es importante incluir alimentos de estas tres categorías en cada comida porque cada uno estimula la salud y la energía del cuerpo. Cada alimento contiene por lo menos uno de estos macronutrientes, aunque muchos incluyen una combinación de los tres, aunque, en general, uno es el dominante. Por ejemplo, una manzana es primordialmente un carbohidrato, el aceite de oliva es pura grasa y la leche contiene una mezcla de proteínas, carbohidratos y grasas.

Además de macronutrientes, los alimentos naturales contienen micronutrientes esenciales y otros compuestos saludables. Iré explicando esto sobre la marcha para enseñarte cómo encajan en esta forma de comer.

Proteína

La palabra "proteína" proviene del griego *proteios*, que significa "primario". Esto te da una clave de la importancia de comer suficiente proteína. La proteína es el material en crudo que se requiere para reparar células, producir músculo y crear compuestos esenciales, como hormonas y neurotransmisores.

La proteína es esencial para aumentar y reparar tejidos, como músculos, articulaciones, piel, pelo y uñas. También juega un papel clave en beneficio del sistema inmune, los procesos de desintoxicación y la salud digestiva. Además, la proteína es importante para la salud mental, pues ayuda al cuerpo a producir neurotransmisores, mensajeros químicos que contribuyen a regular el estado de ánimo, favoreciendo el bienestar mental.

Las proteínas están compuestas por 20 aminoácidos, que son como ladrillos. Algunos aminoácidos son esenciales; es decir, el organismo no los puede producir y debemos obtenerlos de los alimentos. Los demás no son esenciales: el organismo los produce.

Los alimentos ricos en proteína pueden provenir de fuentes animales o vegetales. Si bien las dos contienen aminoácidos esenciales, hay algunas diferencias. En general, las proteínas animales brindan todos los aminoácidos esenciales en las proporciones adecuadas y son más "biodisponibles"; es decir, es más fácil que el organismo las absorba y las aproveche. Si bien las proteínas vegetales son valiosas, carecen de uno o más aminoácidos esenciales y son menos biodisponibles porque no es tan fácil absorberlas y aprovecharlas. Esto no quiere decir que las proteínas vegetales no sean efectivas, aunque necesitan más variedad y combinarlas con distintas fuentes de proteínas de origen vegetal para consumir todos los aminoácidos esenciales que el organismo necesita.

El otro beneficio de las proteínas animales es que contienen algunos micronutrientes importantes que es difícil obtener de las fuentes de origen vegetal, como vitamina B12, vitamina A (retinol), hierro hemo (de productos animales), ácidos grasos omega-3 (en particular el ácido eicosapentaenoico [EPA] y el ácido docosahexaenoico [DHA]), zinc y creatina.

Así que, en términos generales, lo mejor es combinar las proteínas de origen animal y vegetal. Si eres vegetariano, puedes consumir proteína de buena calidad si comes lácteos y huevos. Si sigues una estricta dieta vegana, puede ser más desafiante, ¡mas no imposible! Si eres vegano, recurre a los suplementos para evitar deficiencias.

Quizá te preguntes cuánta proteína debes consumir al día. Por desgracia, como ocurre con la mayoría de los temas relativos a la nutrición, la respuesta no es sencilla. Tu ingesta óptima de proteína depende de tu género, tu edad, tu peso y tu actividad física. A continuación ofrezco algunos lineamientos, pero es necesario experimentar un poco hasta dar con la cifra que te funcione mejor.

Indicadores de que estás consumiendo la cantidad adecuada de proteína son experimentar la sensación de saciedad después de comer, tener energía constante y capacidad de desarrollar y mantener músculo si te ejercitas. Si siempre tienes hambre, te cuesta desarrollar músculo o te sientes aletargado, tal vez necesites más proteína. Por otra parte, demasiada proteína puede provocar problemas digestivos como estreñimiento, sobre todo si no consumes suficientes alimentos de origen vegetal abundantes en fibra. Es frecuente entre quienes se centran tanto en consumir proteína animal que olvidan incluir alimentos de origen vegetal. El exceso de proteína también puede contribuir al aumento de peso si es parte de un superávit calórico, así que ten en cuenta que más no siempre es mejor. La clave es encontrar el equilibrio adecuado para tu cuerpo.

Es aconsejable que los adultos consuman entre 0.75 y 0.8 g de proteína por kilogramo de peso corporal al día, de acuerdo con lineamientos alimentarios como la Ingesta de Nutrientes de Referencia en el Reino Unido (RNI, por sus siglas en inglés), las Ingestas Dietéticas Recomendadas en Estados Unidos (RDA, por sus siglas en inglés) y los Valores de Nutrientes de Referencia en Australia (NRV, por sus siglas en inglés). Sin embargo, investigaciones recientes sugieren que las ingestas más altas de proteína, entre 1.2 a 1.6 g por kilogramo de peso corporal al día, podría suponer ventajas para la salud, sobre todo para abordar la pérdida muscular, la gestión del peso y el rendimiento atlético relacionados con la edad.[4]

Cuando calcules cuánta proteína estás consumiendo, tal vez descubras que estás llegando a tu objetivo diario. No obstante, es muy común que la gente consuma proteína de forma desigual en el curso del día: se la salta en la mañana y la come toda en la noche. Para una absorción y un aprovechamiento óptimos, es mejor espaciar la ingesta de proteína para favorecer el crecimiento y la reparación muscular.[5]

Además de todo, la proteína sacia, te mantiene lleno, lo que ayuda a controlar el apetito, evita que comas de más y favorece la gestión del peso. Si extiendes el consumo de proteína en partes iguales en todas tus comidas podrás gestionar el hambre mucho mejor y estabilizar los niveles de glucosa, lo que te dará energía sostenida y concentración mental todo el día.

Así que, por ejemplo, si eres una mujer que pesa 65 kg, tu consumo óptimo de proteína oscilará entre 78 y 104 g al día (1.2-1.6 g por kilogramo de peso corporal). Para distribuirla en partes iguales en tus tres comidas, el objetivo son 26-35 g de proteína en cada comida. Este es un ejemplo de la distribución:

- *Desayuno (≈ 28 g de proteína):* yogurt griego (200 g = 20 g) con semillas de cáñamo (1 cucharada = 3 g) y un puñado de almendras (25 g = 5 g), acompañado con moras.
- *Comida (≈ 32 g de proteína):* pechuga de pollo asada (85 g = 27 g) con quinoa (100 g cocida = 4 g) y verduras asadas con aderezo de tahini (1 cucharada de tahini = 1 g).
- *Cena (≈ 31 g de proteína):* salmón al horno (120 g = 26 g) con puré de camote, ensalada de verduras de hoja verde con semillas de calabaza (1 cucharada = 5 g).

A continuación ofrecemos una lista de excelentes fuentes de proteína. Calculé el contenido proteico con ayuda de la Base de Datos de Alimentos del Departamento de Agricultura de Estados Unidos (USDA, por sus siglas en inglés).[6] En caso de ser relevante, se expresan los alimentos cocidos (por ejemplo, carne, pescado y legumbres).

Fuente de proteína animal	Porción	Contenido aproximado de proteína
Pechuga de pollo	100 g	31 g
Pechuga de pavo	100 g	29 g
Filete de res	100 g	26 g
Sardinas	100 g	25 g
Camarones	100 g	24 g

Hígado de res	100 g	26 g
Búfalo	100 g	28 g
Cordero	100 g	25 g
Huachinango	100 g	25 g
Atún	100 g	29 g
Pierna/muslo de pollo	100 g	24 g
Cerdo	100 g	27 g
Salmón	100 g	25 g
Bacalao	100 g	20 g
Cangrejo	100 g	19 g
Queso cottage	160 g	19 g
Yogurt griego	160 g	16 g
Huevos	2 grandes	12 g
Leche	240 ml	8 g
Queso halloumi	28 g	6 g
Aislado de proteína de carne de res en polvo	*30 g (1 medida)*	*25 g*
Aislado de proteína de suero de leche en polvo	*30 g (1 medida)*	*25 g*

Fuente de proteína vegetal	**Porción**	**Contenido aproximado de proteína**
Tempeh	100 g	19 g
Tofu (firme)	100 g	17 g
Edamame (soya)	100 g	12 g
Semillas de cáñamo	30 g	10 g
Frijoles negros	100 g	9 g
Frijoles sangre de toro	100 g	9 g

Lentejas	100 g	9 g
Garbanzos	100 g	8 g
Cacahuates	30 g	8 g
Semillas de calabaza	30 g	8 g
Frijol azuki	100 g	7 g
Frijol mantequilla	100 g	7 g
Almendras	30 g	6 g
Semillas de girasol	30 g	6 g
Semillas de chía	30 g	5 g
Chícharos	100 g	5 g
Amaranto	100 g	4 g
Mijo	100 g	4 g
Quinoa	100 g	4 g
Proteína de arroz en polvo	*30g (1 medida)*	*24 g*
Proteína de chícharo en polvo	*30g (1 medida)*	*22 g*

En el caso de las proteínas animales, prioriza productos de la máxima calidad de acuerdo con tu presupuesto:

- En lo que se refiere a la res y otro ganado que pasta, si es posible elige carne alimentada con pasto. Esto quiere decir que los animales fueron alimentados en pasturas al aire libre, por lo que han comido pasto (y no granos) toda su vida. La carne de los animales que tienen esta dieta posee más nutrientes que la de los que comen granos.
- Si no es posible conseguir carne de reses alimentadas con pasto, entonces elige carnes orgánicas. Estas provienen de animales criados sin antibióticos ni hormonas y su alimento no tiene organismos modificados genéticamente (OMG).

- En el caso de pollo y huevos, en la medida de lo posible elige los que han sido criados con pastura. Estos pollos deambulan al aire libre y se alimentan de pasto e insectos, lo que produce huevos y carne con más nutrientes.
- En relación con el pescado y los mariscos, siempre que puedas compra variedades salvajes, no de granja. El pescado salvaje proviene de entornos marinos naturales y tiene más nutrientes, como ácidos omega 3, a diferencia del pescado de granja. Busca las etiquetas que indiquen que son especímenes salvajes y prioriza las opciones sustentables certificadas por organismos como el Marine Stewardship Council (MSC).
- Considera comprar pescado bajo en mercurio y en otros contaminantes, como salmón, sardina, fletán, trucha, tilapia, bacalao o lenguado. Evita los pescados más grandes como el tiburón, el pez espada y el marlín, que acumulan concentraciones más altas de mercurio.
- En lo que se refiere a productos lácteos, elige opciones orgánicas y de animales que se alimentan con pasto, sin antibióticos ni hormonas, que se alimentaron con pasturas naturales.
- Las alternativas no homogeneizadas (como la leche con una capa de crema) están menos procesadas y son mejores para la salud.
- En el caso de la proteína en polvo, siempre revisa que la lista de ingredientes no contenga aditivos, sabores artificiales o endulzantes. Una proteína en polvo de buena calidad es una gran alternativa para incrementar la ingesta proteica, pero sugiero usarlo como suplemento, no como sustituto de alimentos naturales. El objetivo es obtener la mayoría de la proteína de fuentes naturales y recurrir a la proteína en polvo para un empujón extra cuando sea necesario. Por ejemplo, agrega una o dos cucharadas al yogurt o avena en la mañana para llegar a tu meta proteica diaria.
- Aunque en años recientes perdió popularidad, también te animo a incorporar hígado en tu dieta. Este corte subestimado es barato y brinda muchos nutrientes (es una de las fuentes más ricas de micronutrientes, como vitaminas A y B12, hierro, folato y cobre). Una forma sencilla de agregarlo a tu dieta es picarlo o molerlo y mezclarlo con carne molida para hacer salsa boloñesa o albóndigas. Una buena ración es una porción de hígado por cuatro de molida de res, para que el sabor no sea tan fuerte. Puedes ir

ajustando la proporción a tu gusto, pero esta es una buena forma de empezar.

El segundo hábito (después de comer estando presentes) es asegurarnos de incluir una fuente de proteína en cada comida. Consulta la lista previa y elige una o dos fuentes de proteína para cumplir ese objetivo. O bien revisa las recetas de la tercera parte (página 229), en la que incluí opciones, por lo menos, con 25 g por porción. Por ejemplo, prueba el tazón de quinoa y yogurt de frambuesa remojado toda la noche (página 236) en el desayuno, la ensalada de tempeh y aguacate con aderezo de tahini en la comida (página 241) y el pollo rostizado a las hierbas con verduras (página 246).

Carbohidratos

Los carbohidratos suelen ser incomprendidos y se les culpa por el aumento de peso. ¡Pero no son malvados! Si la proteína es buena para los músculos, los carbohidratos lo son para la energía. De hecho, son la fuente de energía preferida del cuerpo.

Cuando los carbohidratos están disponibles, el cuerpo los prioriza y los utiliza como combustible para después convertirlos en grasas o proteínas. Son vitales para la función cerebral, para fomentar la salud de la tiroides y para el metabolismo, y esenciales para el funcionamiento adecuado de los músculos. Además, los carbohidratos representan una excelente fuente de fibra dietética, promueven la salud digestiva y mantienen un microbioma intestinal saludable. Además de sus beneficios físicos, los carbohidratos también influyen en los niveles de serotonina, contribuyendo a estabilizar el estado de ánimo y al bienestar general.

Cuando consumimos carbohidratos, se descomponen en glucosa, que las células consumen para crear energía. El exceso de glucosa se almacena en el hígado o en los músculos (en forma de glucógeno) y se libera según sea necesario o se dirige al tejido adiposo (células grasas) en forma de grasa.

La glucosa es tan vital para la salud que si no consumimos la necesaria mediante los alimentos, o cuando los almacenes de glucógeno están vacíos (lo que sucede luego de periodos de ayuno o ejercicio intenso), el cuerpo puede producirla de fuentes que no contienen carbohidratos, primordialmente mediante un proceso denominado glucogénesis. (Hormonas como el cortisol, el glucagón y la adrenalina [epinefrina] estimulan la glucogénesis, proceso que exploraremos en el paso 2, para explicar, entre otras cosas, por qué los niveles bajos de glucosa activan la respuesta al estrés.)

Cuando hay un déficit de carbohidratos por un periodo prolongado, el organismo empieza a quemar grasa (en vez de glucosa) como su principal fuente de energía. Este cambio se conoce como cetosis, una adaptación metabólica que contribuye a conservar los niveles de energía cuando la glucosa está escasa, lo que le permite al cuerpo funcionar sin carbohidratos. Quizá hayas escuchado hablar de la dieta cetogénica, o keto, diseñada para fomentar este cambio metabólico con el fin de perder grasa restringiendo considerablemente la ingesta de carbohidratos. Aunque la dieta keto puede ser efectiva para bajar de peso a corto plazo, la realidad es que mantener la cetosis implica reducir la ingesta de carbohidratos al punto de que cumplir los requerimientos diarios de fibra y nutrientes se vuelve muy desafiante. Los efectos a largo plazo de la cetosis aún no son claros, pero para muchos esta dieta restrictiva puede generar deficiencias nutricionales y problemas digestivos como estreñimiento y fatiga.

Si bien los carbohidratos no son necesarios biológicamente, son una fuente rápida de energía, y muchos tienen micronutrientes y fibras. Y, desde luego, no olvidemos que son deliciosos. Me refiero a las frutas, las verduras, los granos, los lácteos y la miel.

Por suerte, no es necesario eliminarlos de la dieta, aunque es cierto que muchos alimentos abundantes en carbohidratos no son buenos para nosotros. Por eso es importante pensar en la *calidad* de los carbohidratos que consumimos a diario para tomar las mejores decisiones con el objetivo de desarrollar la resiliencia frente al estrés.

Estas son las tres principales categorías de carbohidratos:[7]

1. *Azúcar.* El azúcar es la forma más simple de carbohidrato. Está presente de manera natural en algunos alimentos, como las frutas y los lácteos. Entre algunos tipos de azúcar figuran el azúcar de la fruta (fructosa), el azúcar de mesa (sacarosa) y el azúcar de la leche (lactosa). Alimentos como las galletas, el pastel, el helado, las bebidas azucaradas y los dulces contienen azúcares añadidos.

2. *Almidón.* Los almidones son carbohidratos complejos compuestos por largas cadenas de moléculas de azúcar. A diferencia de los azúcares, tardamos más en digerirlos y aportan una liberación más sostenida de energía. Los almidones se encuentran en alimentos como granos (trigo, arroz, avena), legumbres (frijoles, lentejas, garbanzos) y verduras almidonadas (papas, calabaza, calabacita).
3. *Fibra.* Las fibras alimenticias son carbohidratos no digeribles presentes en los alimentos de origen vegetal. Pasan por el sistema digestivo prácticamente intactos y aportan numerosos beneficios para la salud, como fomentar la salud digestiva y la gestión del peso y controlar los niveles de glucosa. Los alimentos con mucha fibra incluyen granos integrales (arroz integral, pan integral y avena), fruta, verdura, nueces, semillas y legumbres.

El almidón y la fibra son carbohidratos complejos, y el azúcar es un carbohidrato simple. Los carbohidratos complejos se digieren más lentamente, por lo que liberan glucosa al flujo sanguíneo poco a poco. En cambio, los carbohidratos simples se digieren con celeridad, lo que provoca que la glucosa se eleve más rápido y más alto y después se desplome.

La calidad nutricional de un alimento depende de cuántos de estos componentes incluye. Por ejemplo, la fruta contiene carbohidratos tanto simples como complejos. El principal carbohidrato en la fruta es el azúcar (fructosa), un carbohidrato simple. Sin embargo, las frutas también contienen fibra, un carbohidrato complejo. Debido a la combinación de estos dos componentes, las frutas son carbohidratos tanto simples como complejos. Los jugos de frutas, por otra parte, son una fuente de carbohidratos simples, no complejos, porque se les quita la fibra.

El "Plan para equilibrar el cortisol" pone énfasis en los carbohidratos complejos presentes en las verduras, las piezas de fruta, los granos integrales y las legumbres. Estas fuentes fomentan la liberación constante de energía y son abundantes en nutrientes esenciales y fibra. Hay que priorizar el consumo de estos alimentos naturales en nuestra dieta.

En lo que se refiere a los carbohidratos simples, vamos a limitar algunos, como el azúcar de mesa, el pan blanco, la harina blanca, el pan dulce, el jugo de fruta, los dulces y las bebidas azucaradas. Si bien la fruta deshidratada, la miel, la melaza, el piloncillo y la miel de maple son carbohidratos simples con más nutrientes, pueden elevar la glucosa, así que su consumo debe ser moderado. Si en tu dieta actual incluyes muchos de estos azúcares simples, por favor no te preocupes. Este cambio no sucede de la noche a la mañana. Se trata de ir quitando poco a poco los alimentos menos nutritivos y sustituirlos con mejores alternativas. Este proceso es gradual y, como siempre, quiero que lo tomes paso a paso.

Petra, por ejemplo, una de mis clientes, acostumbraba comerse un KitKat después de comer, lo cual se volvió una parte reconfortante de su rutina diaria. En lugar de simplemente eliminar este hábito y sentir que le faltaba algo, Petra cambió su KitKat por un trozo de chocolate amargo y un dátil. Luego de unos días, sustituyó el dátil con un puñado de almendras. Su nueva rutina de comer un trozo de chocolate amargo y un puñado de almendras le proporcionó la sensación similar de confort y satisfacción; además, se dio cuenta de que se empezó a sentir mejor en las tardes. Luego de unos días dejó de tener antojo de dulces. Al igual que Petra, puedes empezar realizando sustituciones sencillas en tu dieta, un paso a la vez.

¿Acaso esto quiere decir que no deberías volver a comer azúcar? Para nada. La vida no sería divertida sin un dulce o un pastelito de vez en cuando. Sin embargo, te vas a dar cuenta de que, conforme vayas haciendo la transición hacia una dieta rica en nutrientes, irán disminuyendo los antojos de galletas, pasteles, donas, papitas y botanas similares. Esto se debe a que tu cuerpo se empieza a sentir más satisfecho y nutrido por los alimentos que necesita, lo que reducirá las ganas de consumir alimentos menos nutritivos.

No te estreses por tener antojos ocasionales

Recuerda, ningún alimento es inherentemente "bueno" o "malo". El objetivo es desplazar las opciones menos nutritivas e intercambiarlas por aquellas que favorecerán tu salud a largo plazo. Lo más importante es la comida que eliges de forma consistente día tras día. Así que, si te quieres comer un cupcake porque es tu cumpleaños, ¡adelante y disfrútalo!

Para reducir los picos de glucosa cuando consumas carbohidratos, aquí vamos a decirte cómo equilibrar la ingesta combinándolos con proteína y grasas saludables; de esta forma se estabilizan las concentraciones de glucosa y se fomenta la saciedad. También voy a compartir estrategias para prevenir los picos de glucosa inducidos por la ingesta de carbohidratos en el próximo paso del plan: "Equilibra la glucosa".

A continuación incluyo dos listas: qué carbohidratos se deben priorizar y cuáles hay que limitar o evitar. En la lista de los prioritarios encontrarás algunas verduras que a lo mejor no consideras carbohidratos. Por ejemplo, las verduras de hoja verde tienen mucha fibra y micronutrientes. Si bien son bajos en carbohidratos netos, aportan fibra, vitaminas y minerales esenciales, y otros compuestos buenos para la salud.

QUÉ CARBOHIDRATOS PRIORIZAR

Tipo de carbohidrato	Fuente alimenticia
Fruta *Ricos en azúcares simples (fructosa) y fibra. También tienen muchos micronutrientes y otros compuestos saludables.* Ración diaria: 1-2 porciones. Por ejemplo: 1 manzana, pera o naranja (~ 1 porción) 2 chabacanos pequeños o ciruelas (~ 1 porción) 100 g de moras frescas (~ 1 porción)	• Manzana • Chabacano • Zarzamora • Mora azul • Melón • Cereza • Arándano • Uva • Guayaba • Melón chino • Kiwi • Limón amarillo • Limón • Mango • Naranja • Papaya • Durazno • Pera • Piña • Ciruela • Granada • Frambuesas • Riubarbo • Fresa • Sandía

Verduras con alto contenido de almidón *Ricas en almidón y fibra, micronutrientes y otros compuestos beneficiosos.* Ración diaria: 1-2 porciones. Por ejemplo: 100 g de camote o calabaza cocidos o puré de papa (~ 1 porción) 1 papa o zanahoria blanca mediana al horno (~ 1 porción)	• Calabaza bellota • Betabel • Calabaza moscada • Zanahoria • Elote • Calabaza delicata • Calabaza kabocha • Zanahoria blanca • Papa • Calabaza naranja • Calabaza espagueti • Colinabo • Camote • Nabo
Verduras con bajo contenido de almidón *Ricas en fibra y micronutrientes, como vitaminas y minerales, además de otros compuestos, como fitonutrientes.* Ración diaria: porciones ilimitadas (se recomiendan por lo menos 4-5 porciones). Por ejemplo: 75 g de verduras de hoja verde, crudas (espinaca, kale, etc.) (~ 1 porción) 75 g de verduras cocidas, como brócoli o coliflor (~ 1 porción)	• Espárrago • Berenjena • Hojas de betabel • Brócoli • Col de Bruselas • Col (verde, morada) • Coliflor • Apio • Pepino • Hoja de diente de león • Endivia • Ajo • Ejotes • Kale • Canónigo • Poro • Lechuga (romana, iceberg, francesa) • Hongo (shiitake, portobello) • Mostaza china • Cebolla • Bok choy • Pimiento (chile, morrón) • Radicchio • Rábano • Arúgula • Alga (nori, kombu) • Chalote • Acedera • Espinaca • Berza • Cebollín • Brote (alfalfa, brócoli) • Acelga • Jitomate • Berro

Granos *Ricos en almidón y fibra.* Ración diaria: 1 porción. Por ejemplo: 75-120 g de quinoa, avena o arroz integral cocido (~ 1 porción) 1 rebanada o 40 g de pan integral (~ 1 porción)	• Amaranto • Cebada • Arroz integral • Trigo sarraceno • Bulgur • Maíz • Harina de maíz (polenta) • Farro • Kamut (trigo de Jorasán) • Mijo • Avena (hojuela e irlandesa) • Centeno • Sorgo • Tef • Quinoa • Trigo (integral, durum, espelta) • Arroz salvaje
Legumbres *Ricas en almidón y fibra, micronutrientes y otros compuestos beneficiosos.* Ración semanal: 2-3 porciones semanales. Por ejemplo: 100 g de lentejas, garbanzos o frijoles negros cocidos (~ 1 porción) Agregarlos a sopas, ensaladas o guarniciones tres veces por semana	• Lentejas • Frijol azuki • Frijol negro • Frijol vaquita • Haba • Frijol mantequilla • Alubia cannellini • Garbanzo • Frijoles sangre de toro • Frijol mungo • Alubia • Frijol pinto • Chícharo seco (verde o amarillo)
Endulzantes naturales (consumo moderado) *Ricos en azúcares simples, aportan algunos micronutrientes, pero debido a su alto contenido de azúcares deben consumirse con moderación.*	• Azúcar de coco • Jarabe de dátil • Miel • Jarabe de maple • Melaza o piloncillo
Fruta deshidratada (consumo moderado) *La fruta deshidratada es rica en azúcares simples y fibra y aporta micronutrientes, pero debido a su alto contenido de azúcares debe consumirse con moderación.*	• Dátil • Chabacano • Mora • Arándano • Higos • Mango • Pasitas

QUÉ CARBOHIDRATOS LIMITAR O EVITAR

Tipo de carbohidrato	Fuente alimenticia
Azúcares refinados	• Jarabe de maíz • Jarabe de maíz de alta fructosa (JMAF) • Azúcar de mesa
Dulces y panes	• Galletas • Pasteles • Donas • Barras de chocolate con leche con menos de 70 % de cacao • Pan dulce • Dulces
Bebidas	• Leche con chocolate • Refrescos • Jugos de fruta • Té helado con azúcar
Granos y almidones procesados	• Bagels (una mejor opción son los integrales o los de granos germinados) • Galletas (una mejor opción son las integrales o las de granos germinados) • Papas fritas • Pan blanco procesado (los de masa madre, integral o de granos germinados son más nutritivos) • Cereales con azúcar para el desayuno • Pasta blanca (está bien el consumo moderado, pero la integral o de legumbres es más nutritiva) • Arroz blanco (está bien el consumo moderado, pero cocinarlo y dejarlo toda la noche en el refrigerador aumenta el almidón resistente —un tipo de fibra con muchos beneficios para la salud— y disminuye el índice glucémico del arroz, por lo que tiene menos impacto en las concentraciones de glucosa que el arroz recién cocido)

Este primer paso parece agobiante, entiendo, pero no te preocupes, porque te estoy guiando paso a paso. El tercer hábito en el que nos vamos a enfocar consiste en agregar una fuente de carbohidratos complejos en cada comida. Tal como hicimos con la proteína, revisa la lista de recomendaciones e incluye una porción por comida. Puede ser fruta, verdura, granos o legumbres (el tamaño de las porciones está en la columna izquierda de la tabla. Por ejemplo, si tu fuente de proteína para el desayuno es yogurt griego, agrega una porción de fruta, como 100 g de moras. Si vas a comer pollo asado, agrega una guarnición de camote y arúgula. Para la cena puedes elegir tofu salteado con brócoli y champiñones y una guarnición de quinoa. O, si lo prefieres, escoge una de las recetas de la tercera parte (página 229).

Si los azúcares simples son parte habitual de tu dieta, prueba lo que le recomendé a Petra: en lugar de privarte de ellos, intercambia la fuente de carbohidrato menos beneficiosa por alternativas más sanas. Por ejemplo, si te gustan los refrescos o los jugos, prueba el agua mineral con limón. O si te gusta comer algo dulce en la tarde, cambia las galletas de caja o la barra de granola con azúcar por un puño de nueces y chabacanos deshidratados. Estos pequeños cambios te ayudarán a descartar opciones menos nutritivas sin dejar de satisfacer tus antojos con mejores opciones.

Grasa

Este es otro macronutriente, al igual que los carbohidratos, que ha sido objeto de mucho debate y opiniones contradictorias desde hace años, pero la verdad es que cierta cantidad de grasa en nuestra dieta no solo es deliciosa, sino beneficiosa y necesaria para la salud.[8]

La grasa aporta energía y tiene un papel esencial en la función celular, la salud neurológica, la absorción de vitaminas solubles en grasa (A, D, E y K) y el equilibrio hormonal. Influye en todo: desde la regulación de los estados de ánimo hasta la síntesis hormonal. Al incorporar algunas grasas en tu dieta puedes favorecer la función metabólica, reducir la inflamación, estabilizar los niveles de glucosa y gestionar un peso sustentable, pues aquellas proporcionan la sensación de saciedad. Desde luego, no todas las grasas son iguales y algunas son mejores que otras. Las grasas se dividen en cuatro categorías. Lo ideal es priorizar las poliinsaturadas y las monoinsaturadas. Consume las grasas saturadas con moderación y evita las grasas trans:

1. *Grasas poliinsaturadas (PUFA, por sus siglas en inglés).* Suele considerarse a las grasas poliinsaturadas (y las monoinsaturadas) como "grasas saludables", que a temperatura ambiente adquieren

un estado líquido. Se les considera grasas esenciales porque el organismo no puede producirlas, por lo que deben provenir de la dieta. Se dividen en dos tipos: ácidos grasos omega-3 y ácidos grasos omega-6, y ambas son fundamentales para la salud general. Los omega-3, en particular los EPA y los DHA (pescados grasos) son singularmente buenos para la función cerebral, la salud cardiovascular y la reducción de la inflamación.

2. *Grasas monoinsaturadas (MUFA, por sus siglas en inglés).* También se considera a las grasas monoinsaturadas como "grasas saludables", que a temperatura ambiente adquieren un estado líquido. Se encuentran en alimentos como el aceite de oliva extra virgen, los aguacates, las nueces y las semillas. Las MUFA destacan porque entre sus beneficios está proteger el corazón, ya que mejoran los niveles de colesterol, reducen la inflamación y disminuyen el estrés oxidativo. En particular, estudios han relacionado el consumo de aceite de oliva extra virgen con mejor salud cardiovascular. Es un componente clave de la dieta mediterránea.[9]
3. *Grasas saturadas.* Las grasas saturadas tienen un estado sólido a temperatura ambiente y se encuentran en productos cárnicos y lácteos, así como en algunas fuentes vegetales, como los cocos. Tradicionalmente se les han conferido efectos negativos para la salud porque incrementan el colesterol total y el riesgo de padecer enfermedades cardiovasculares; sin embargo, investigaciones recientes incorporan descubrimientos mixtos en lo relativo a sus efectos. Un análisis de 15 pruebas controladas aleatorizadas demostró que el efecto de reducir la grasa saturada era mínimo o nulo para la mortalidad en general, las muertes cardiovasculares y marcadores de salud clave como el colesterol, la presión sanguínea y el IMC. Si bien se identificaron reducciones mínimas en el peso y el colesterol, su impacto fue mínimo.[10] Sobre este tema se siguen debatiendo los descubrimientos y posiblemente se requiera más investigación, pero yo opino que es bueno consumir cantidades *pequeñas* de grasas saturadas provenientes de alimentos nutritivos en su estado natural, como carne de res alimentada con pasto, mantequilla o ghee de vacas alimentadas con pasto, aceite de coco virgen o productos lácteos enteros de animales alimentados con pasto.

4. *Grasas trans.* Las grasas trans son el peor tipo de grasa y hay que evitarlas porque su consumo se ha asociado con inflamación y enfermedades cardiovasculares.[11] En muchos países, este tipo de grasa se produce a partir de aceites "hidrogenados", que podemos encontrar en pequeñas cantidades en ciertos alimentos, en particular en la margarina, la panadería industrial y otros productos empaquetados que emplean aceites hidrogenados.

Muchos alimentos contienen una combinación de dos o más tipos de grasas. Sin embargo, suele predominar una. Por ejemplo, las nueces de Castilla contienen una mezcla de grasas poliinsaturadas (omega-3), grasas monoinsaturadas (ácido oleico) y cantidades mínimas de grasa saturada.

Saber qué grasas consumir puede ser confuso, pero no te preocupes, solo hace falta seguir un par de lineamientos sencillos:

1. Evita las grasas trans.
2. Limita las grasas saturadas (cuando las consumas elige fuentes de calidad).
3. Prioriza las MUFA y PUFA de las fuentes adecuadas.

Para que incorpores estos lineamientos en tu dieta de manera más fácil, organicé una lista de grasas saludables (con las mejores fuentes alimenticias) y grasas nocivas.

En lo que respecta a las porciones, ten en cuenta que las grasas contienen muchas calorías (aportan nueve calorías por gramo, a diferencia de las cuatro calorías por gramo de las proteínas y los carbohidratos), por lo cual es importante mantener porciones razonables (lo que se puede complicar en el caso de las nueces, porque es muy fácil excederse). Una porción característica de grasas saludables podría ser un puño de nueces (30 g), una cucharada de aceite de oliva, medio aguacate o de 120 a 140 g de pescado graso.

QUÉ GRASAS CONSUMIR

Tipo de grasa	Fuentes alimenticias
Grasas poliinsaturadas	• **Pescado graso o azul**, como salmón, caballa, trucha, sardina, arenque, excelentes fuente de ácidos grasos omega-3, en particular EPA y DHA. Estos ácidos grasos omega-3 son fundamentales para reducir la inflamación y fomentar la salud cerebral y la gestión del estrés. Los EPA y los DHA son componentes esenciales de las membranas celulares del cerebro, son parte integral de la función neurotransmisora e influyen en la regulación del estado de ánimo y en el desempeño cognitivo.[12] • Las **semillas de linaza** son una fuente de grasa de origen vegetal rica en ácido alfa-linolénico (ALA), un tipo de ácido graso omega-3. Si bien el ALA no es igual de potente que las EPA y las DHA de los pescados grasos, sigue teniendo beneficios. • Las **semillas de calabaza y girasol** son ricas en ácidos grasos omega-6 y una de las mejores fuentes de vitamina E. • Las **nueces de Castilla** son una excelente fuente de ácidos grasos omega-3, en particular ALA, aliada para reducir la inflamación y favorecer la salud cardiovascular. También tienen muchos antioxidantes, como la vitamina E, capaz de proteger a las células de estrés oxidativo. • *Los* ***aceites vegetales refinados o de semillas*** *o* ***"aceites de cocina"*** *(como el de soya, girasol, algodón y semilla de uva) contienen grasas poliinsaturadas, pero deben consumirse con moderación (más detalles abajo).*
Grasas monoinsaturadas	• **Almendras, macadamias, avellanas, pistaches y nueces de la India** son fuentes extraordinarias de grasas monoinsaturadas. También aportan proteína, fibra y nutrientes como vitamina E y magnesio. • Estudios sugieren que los **aguacates y** el **aceite de aguacate** mejoran la salud cardiovascular, facilitan la pérdida de peso y optimizan la función cognitiva y la salud intestinal.[13] • El **aceite de oliva (extra virgen)** y las **aceitunas** contienen antioxidantes y ácido oleico; estudios sugieren que mejoran la salud del corazón y reducen la inflamación y el riesgo de desarrollar enfermedades crónicas. • Los **cacahuates** son una fuente extraordinaria de grasas monoinsaturadas y de proteína de origen vegetal. • El **ajonjolí** tiene alto contenido de grasas monoinsaturadas y minerales como el selenio, el calcio y el magnesio.

Grasas saturadas (con moderación)	• La **mantequilla** y el **ghee** que derivan de la leche de vacas alimentadas con pasto tienen vitaminas A, D, E y K2, así como ácidos grasos omega-3 y ácidos linoleicos conjugados (ALC). El ghee es muy estable a altas temperaturas de cocción. • La **mantequilla de cacao** es la grasa natural que se extrae de los granos de cacao y tiene grasas saturadas, en particular ácido esteárico. Se utiliza para hacer chocolate y repostería, y posee propiedades antioxidantes. • Los **productos lácteos enteros**, como la leche, el queso y el yogurt de animales alimentados con pasto contienen altas concentraciones de ácidos grasos omega-3, ALC y vitaminas, a diferencia de los lácteos de animales alimentados con granos. • La **carne de res alimentada con pasto** contiene grasas saturadas, pero también muchos ácidos grasos omega-3 y ALC, a diferencia de la res alimentada con granos. Estos nutrientes poseen distintos beneficios para la salud. • El **aceite virgen de coco** tiene altas concentraciones de ácido láurico, una grasa saturada con propiedades antimicrobianas. Además, es muy estable a altas temperaturas de cocción.

QUÉ GRASAS EVITAR/LIMITAR

Es necesario evitar las grasas trans y limitar las grasas poliinsaturadas de aceites vegetales refinados y de semillas (aceites de cocina), aunque sean grasas poliinsaturadas.

En años recientes, los aceites vegetales refinados y los aceites de semillas han sido objeto de mucho debate. Podrían ser problemáticos por distintos motivos: primero, por la forma en que son procesados. Esto implica altas temperaturas y solventes que pueden generar componentes nocivos, como radicales libres y grasas oxidadas. Además, estos aceites contienen altas concentraciones de ácidos grasos omega-6, y las dietas que de manera desproporcionada favorecen las grasas omega-6, por encima de las omega-3, propician la inflamación.[14] Por esta razón, es recomendable elegir las mejores fuentes de grasas poliinsaturadas, como se mencionó antes.

Tipo de grasa	Fuente alimenticia
Grasas trans (evitar)	En muchos países las grasas trans están prohibidas o considerablemente reguladas, por lo que es más fácil evitarlas. Sin embargo, sigue siendo importante revisar las etiquetas de los alimentos empaquetados. Incluso si un producto reporta no tener grasas trans, si la etiqueta incluye "aceites parcialmente hidrogenados", entonces contiene grasas trans.
Aceites refinados vegetales y de semillas (limitar)	• Aceite de canola • Aceite de maíz • Aceite de algodón • Aceite de semilla de uva • Aceite de cártamo • Aceite de soya • Aceite de girasol • Aceite vegetal (mezcla de aceites refinados)

Considera el punto de humeo de las grasas

A la hora de seleccionar una grasa para cocinar es importantísimo tomar en cuenta el punto de humeo, es decir, la temperatura a la cual empieza a descomponerse, lo que propicia la formación de compuestos tóxicos como radicales libres y otros derivados de la oxidación.

Para cocinar a fuego alto (por arriba de los 200 °C) utiliza aceites con puntos de humeo altos, como aceite de aguacate o ghee (mantequilla clarificada). Estas grasas son muy estables a altas temperaturas y no se descomponen ni producen compuestos nocivos.

El aceite de oliva extra virgen tiene un punto de humeo más bajo, por lo que es mejor para cocinar a fuego bajo-medio (hasta 170-200 °C), para rociarlo en crudo sobre las verduras o para elaborar aderezos.

Los aceites como el de linaza, el de almendra o el de ajonjolí sin refinar son muy sensibles al calor, a la luz y al aire, por lo cual se oxidan y se ponen rancios cuando se les expone a altas temperaturas. Es mejor evitar cocinar con estos aceites y almacenarlos en un lugar fresco. Agrégalos en frío para rociar sobre los platillos o para elaborar aderezos, así conservarán su integridad nutricional.

Vamos a hacer una pausa para considerar cómo incorporar las grasas adecuadas a tu dieta. Este es el cuarto hábito en el que nos vamos a concentrar.

- Es necesario incluir grasas poliinsaturadas (en particular omega-3) de manera regular. Planea consumir pescados grasos como salmón, caballa o sardina una o dos veces a la semana. Si no te gusta mucho el pescado, considera un suplemento de aceite de pescado o hígado de bacalao. Otras fuentes saludables de grasas poliinsaturadas son la linaza, la chía, las nueces de Castilla y las nueces de cáñamo.
- Las grasas monoinsaturadas también deben ser parte de tu dieta. Por ejemplo, cocina con aceite de aguacate y ponle una cucharada de aceite de oliva extra virgen a tu ensalada o medio aguacate a tu pan tostado. Otra excelente opción es agregar un puñado de almendras, pistaches o avellanas.
- Las grasas saturadas deben constituir una parte *pequeña* de tu dieta, siempre y cuando provengan de fuentes saludables, como carne de res alimentada con pasto o lácteos enteros de vacas alimentadas con pasto.
- Sustituye los aceites refinados para cocinar con aceite de aguacate (para cocción a altas temperaturas) o aceite de oliva extra virgen (para cocción a temperaturas media o baja).

Ahora que ya tienes claro cuáles son los tres macronutrientes, la idea es incluir una fuente de cada uno en cada comida. Por ejemplo, cuando prepares la cena, comienza con una fuente de proteína, como pechuga de pollo; agrega una buena cantidad de verduras con poco almidón (como brócoli o kale) y selecciona ya sea una verdura con alto contenido de almidón (como el camote), granos (como arroz salvaje) o legumbres (como lentejas), y termina la comida con una grasa saludable (como un chorrito de aceite de oliva extra virgen). Ten en cuenta que algunos alimentos, como el salmón o el bistec, aportan tanto proteína como grasas, así que quizá no haga falta agregar más grasa.

Fórmula para cada comida: proteína + carbohidratos (bajo contenido de almidón + alto contenido de almidón o granos o legumbres) + grasa

Utiliza la siguiente tabla para armar un plan de comidas durante la próxima semana. No te preocupes, incluí muchas recetas en la tercera parte (página 229) para que te familiarices con este tipo de comidas equilibradas.

	Desayuno	Comida	Cena
Lunes			
Martes			
Miércoles			
Jueves			
Viernes			
Sábado			
Domingo			

Recuerda: a tu cerebro no le gustan los cambios y siempre preferirá quedarse con lo que conoce. Para superar esta tendencia, comienza con cambios pequeños, fáciles y convenientes, en la medida de lo posible. Tómalo con calma, disfruta el viaje y confía en que los esfuerzos pequeños pero consistentes se traducirán en grandes transformaciones con el tiempo.

Aprovecha tu dieta para reducir la inflamación

Muchos de los cambios que ya realizaste —como comer suficiente proteína de alta calidad, priorizar los carbohidratos complejos y optar por grasas más sanas— ya han contribuido a reducir la inflamación, pero veamos con detalle cómo seguir mejorando la salud intestinal y reducir la inflamación.

Como aprendimos en el capítulo 1, la inflamación es una fuente física habitual del estrés que contribuye a la carga alostática, la desregulación del cortisol y la disfunción del eje HHS. Vimos que las causas más frecuentes de inflamación crónica incluyen el consumo de alimentos inflamatorios, la glucosa elevada, la mala salud intestinal, la obesidad, la falta de sueño, el consumo de alcohol, entre otras.

Cuando se trata de disminuir la inflamación, reducir el consumo de alimentos inflamatorios y mejorar la salud intestinal son estrategias al alcance de la mano y suponen la mejor relación calidad-precio. Es precisamente lo que aprenderás mediante cambios muy sencillos en la dieta —como eliminar alimentos reactivos, incorporar alimentos prebióticos y probióticos y abundantes en polifenoles— para mejorar el microbioma intestinal y favorecer la barrera intestinal con nutrientes específicos. También incluí algunas recetas para sanar el intestino en la tercera parte (véase página 229).

Limita los alimentos inflamatorios

Se ha demostrado que algunos alimentos o ingredientes activan la inflamación, así que elimínalos o limita su consumo en la medida de lo posible para disminuir esa reacción.

CARNES PROCESADAS

Las carnes procesadas se curan con sal y nitratos sintéticos para potenciar su sabor y extender su vida en el anaquel. Algunos de los ejemplos más comunes incluyen: carnes frías, tocino, hot dogs, pepperoni, salami, etc. De acuerdo con estudios observacionales, el consumo frecuente de carne procesada produce mayor riesgo de padecer enfermedades cardiovasculares. Una revisión sistemática y metaanálisis descubrió importantes correlaciones entre el consumo de carne procesada y la incidencia de varios tipos de cáncer.[15] La Organización Mundial de la Salud (OMS) ha clasificado las carnes procesadas como cancerígenas para los seres humanos.[16] Si decides consumir carnes procesadas de vez en cuando, busca opciones que sustituyen los nitratos sintéticos con conservadores naturales, como sal o polvo de apio (que contiene nitratos de forma natural). Como ya comentamos, lo mejor es buscar carne sin procesar, de buena calidad y de animales sanos y criados de manera sustentable.

ALIMENTOS ULTRAPROCESADOS

En general, los alimentos procesados están repletos de químicos y compuestos artificiales que no son parte natural de la comida, como endulzantes artificiales, conservadores, sabores artificiales, emulsificadores y químicos que se filtran de los empaques. De acuerdo con algunas investigaciones, una dieta en la que abundan los alimentos ultraprocesados (UPF, por sus siglas en inglés) incrementa la inflamación, en parte por las consecuencias en la salud intestinal y en el equilibrio del microbioma.[17] Las siguientes son algunas sustituciones sencillas para disminuir la exposición a los UPF:

- Cambia los refrigerios dulces, como caramelos o galletas industriales, por fruta fresca, un dátil relleno de una cucharadita de crema de cacahuate o un trozo de chocolate amargo (70 % de cacao o más).
- Cambia los refrescos y las bebidas energéticas por agua mineral con un chorrito de limón o jugo de granada.
- Cambia los cereales industriales por hojuelas de avena cocida, servida con fruta fresca, nueces y semillas.
- Cambia los aderezos para ensalada del súper por una versión casera: mezcla tres cucharadas de aceite de oliva extra virgen, una cucharada de vinagre, una cucharadita de mostaza Dijon, pimienta recién molida y una pizca de sal.
- Cambia las papitas industriales por palomitas de maíz hechas en casa.

CARBOHIDRATOS REFINADOS

El procesamiento industrial de los alimentos hechos con granos refinados —como pan blanco, pasta, galletas y pan dulce— los despoja de nutrientes y fibra, y puede causar picos en la glucosa que resulta en inflamación. Lo mejor es consumir granos integrales, como quinoa, arroz salvaje, avena, farro y cebada, también pan integral, pasta integral o de legumbres y galletas integrales o de semillas, pues contienen fibra que estabiliza la glucosa y reduce la inflamación.

AZÚCARES AÑADIDOS

El consumo excesivo de alimentos azucarados, como caramelos, pan dulce, bebidas azucaradas y jugos de fruta, puede provocar la inflamación. Procura limitar el consumo de azúcares añadidos y satisface el antojo con fruta fresca o con un pedacito de chocolate amargo.

GRASAS TRANS

En la página 86 hablamos de las grasas trans. Regularmente se encuentran en alimentos procesados y fritos, en algunas botanas empaquetadas y en la margarina; tienen mala fama por causar inflamación en el organismo. Evita los alimentos con aceites "hidrogenados" o "parcialmente hidrogenados" en la lista de ingredientes. Si bien en Estados Unidos es un requisito que los alimentos para consumo humano contengan menos de 2 g de grasas trans industriales por 100 g de grasa,[18] de cualquier forma pueden estar presentes de manera natural en algunos aceites para cocinar que se usan para freír y en la comida rápida.

ACEITES VEGETALES REFINADOS

Los aceites vegetales refinados, como los de canola, algodón, soya, maíz, cártamo, semilla de uva y salvado de arroz, tienen una alta concentración de ácidos grasos omega-6 que, cuando se consumen en exceso, pueden alterar el equilibrio entre estos y los ácidos grasos omega-3. Si bien los ácidos grasos omega-6 son esenciales para la salud, su consumo excesivo puede fomentar la inflamación, en particular si la ración es desproporcionada con respecto a los ácidos grasos omega-3. Cambia estos aceites por las opciones del listado de la página 90. También ten en cuenta que en los restaurantes se acostumbra cocinar con aceites vegetales refinados por su sabor neutro, punto de humeo y bajo costo. Aunque es imposible controlar cómo se cocina lo que comes fuera de casa, sí puedes controlar cuántas veces a la semana lo haces. Comer fuera de vez en cuando está bien, pero procura que sea algo especial y no un hábito diario. En la medida de lo posible cocina tus comidas en casa.

EDULCORANTES ARTIFICIALES

Los edulcorantes artificiales, como el aspartame y la sacarina, se asocian con la inflamación, pues alteran el equilibrio de las bacterias intestinales y activan las secuencias inflamatorias.[19] Si bien es cierto que se requiere más investigación, la evidencia sugiere que debemos consumir edulcorantes artificiales con moderación.[20] Intercámbialos con edulcorantes naturales, como miel natural, jarabe de maple, estevia o fruto del monje.

ALCOHOL

El consumo excesivo de alcohol puede alterar la salud intestinal, provocando inflamación e hiperpermeabilidad intestinal (conocido como síndrome del intestino permeable). Diversos estudios también muestran que consumir grandes cantidades de alcohol puede incrementar ciertos marcadores inflamatorios.[21] Considera reducir su consumo; opta por kombucha o cocteles sin alcohol, preparados con agua mineral, hierbas y fruta fresca. Otra muy buena opción, sobre todo si sales a socializar, es pedir bebidas con 0 % de alcohol (cervezas o vinos) o bebidas gasificadas. Estas tienen la apariencia y el sabor conocido del alcohol, aunque sin los efectos secundarios negativos.

¿Se te ocurren algunos alimentos inflamatorios que puedes excluir de tu dieta esta semana? No hace falta eliminarlos por completo; piensa qué comes con frecuencia y realiza una sustitución sencilla.

Elimina los alimentos que causan reacciones adversas

Existen alimentos que no son "inflamatorios" por naturaleza y que incluso se les considera "sanos", pero que aun así pueden producir inflamación, lo que comúnmente se conoce como sensibilidad o intolerancia alimenticia.

Antes de enlistar los detonantes más frecuentes, es importante entender las diferencias esenciales entre una intolerancia y una alergia. En el caso de una alergia alimenticia, el sistema inmune entra en contacto con un alimento en particular y produce una clase de anticuerpo (conocida como inmunoglobulina E). La reacción suele ser inmediata y puede provocar desde síntomas leves, como urticaria, salpullido o comezón, hasta reacciones mortales, como la anafilaxia, durante la cual la garganta se inflama dificultando la respiración y es necesaria atención médica inmediata, en general mediante el uso de una inyección (EpiPen) de adrenalina (epinefrina).

Por otra parte, las intolerancias alimenticias son distintas y es posible que sea más difícil identificarlas porque los síntomas no son tan severos y las reacciones no siempre ocurren inmediatamente tras consumir el alimento. Los síntomas de una intolerancia alimenticia varían mucho e incluyen problemas digestivos, dolores de cabeza o problemas en la piel.

En este libro no encontrarás recomendaciones universales para eliminar alimentos como lácteos o productos con gluten, en gran medida porque no creo que la mayoría de las personas deba eliminarlos de su dieta y porque siempre debe hacerse con la orientación de un profesional de la salud.

No obstante, sí voy a compartir los detonantes más comunes para que evalúes cómo te sientes después de consumirlos. Si sospechas que eres sensible a un alimento, te recomiendo que lo consultes con tu médico o nutriólogo. Ellos te pueden ayudar a explorar una dieta de eliminación de forma segura para identificar posibles detonantes.

PRODUCTOS QUE CONTIENEN GLUTEN

El gluten se encuentra en el trigo, en la cebada y en el centeno, y es una de las sustancias que genera más inflamación, en especial en individuos celiacos o con sensibilidad al gluten.

La enfermedad celiaca es un trastorno autoinmune que se caracteriza por causar inflamación sistemática grave y deterioro del intestino delgado como consecuencia de ingerir gluten. El daño al intestino dificulta la absorción de nutrientes, lo cual provoca distintas deficiencias nutricionales. Además, quienes la sufren corren más riesgo de desarrollar padecimientos autoinmunes.[22] Los síntomas incluyen dolor, diarrea, hinchazón, fatiga, deficiencias nutricionales, pérdida de peso y síntomas neurológicos.

Sin embargo, el gluten también puede ser problemático para individuos que no son celiacos. Se denomina sensibilidad al gluten no celiaca (SGNC) y sus síntomas también incluyen inflamación, dolor estomacal, fatiga, dolores de cabeza y en las articulaciones y, en ocasiones, síntomas neurológicos. Aunque no es un padecimiento autoinmune, sí puede provocar inflamación crónica.

El gluten se encuentra en una variedad de granos y productos hechos con granos, como trigo, cebada, centeno, espelta, kamut, triticale, semolina, farro, durum, bulgur, cuscús, malta, salvado de trigo, germen de trigo, y productos derivados de estos granos, como pan, pasta, cereal, cerveza y muchos alimentos procesados.

PRODUCTOS LÁCTEOS

Los lácteos son un alimento muy nutritivo que ha alimentado a los seres humanos desde que domesticamos a los rumiantes, hace más de 10 000 años, pero no todos los pueden consumir.

La "intolerancia a la lactosa" es un concepto amplio que incluye varias reacciones adversas a la leche o a los productos lácteos: tanto la intolerancia a la lactosa como las reacciones adversas no alérgicas a componentes en la leche. Si bien la intolerancia a la lactosa en particular se refiere a la dificultad para digerir lactosa debido a una deficiencia de enzimas, la intolerancia a la leche puede incluir otros componentes, como proteínas del tipo de la caseína o el suero de leche. Los síntomas de la intolerancia a la lactosa se centran en el intestino, como inflamación, gas, diarrea y cólicos. Por otra parte, los síntomas de la intolerancia a la leche pueden ser más diversos, como problemas digestivos y cutáneos, síntomas respiratorios y otras reacciones adversas.

PLANTAS SOLANÁCEAS

Las plantas solanáceas —como jitomates, pimientos, papas y berenjenas— contienen compuestos que a algunos individuos les pueden exacerbar la inflamación, sobre todo a quienes padecen problemas autoinmunes, como la artritis y la tiroiditis de Hashimoto. En el caso de algunas personas, consumir plantas solanáceas puede detonar síntomas como dolor en las articulaciones, irritación de la piel o problemas intestinales.

ALIMENTOS CON ALTA CONCENTRACIÓN DE HISTAMINA

Algunos alimentos, sobre todo los curados o fermentados, contienen una alta concentración de histaminas o pueden desencadenar que el organismo segregue histaminas.

Las personas sensibles podrían experimentar una variedad de síntomas cuando ingieren alimentos con alta concentración de histaminas, entre ellas: urticarias, problemas digestivos, dolor abdominal, hinchazón, diarrea, congestión nasal, dolor de cabeza, ansiedad o fatiga.

Estos alimentos incluyen quesos maduros, alimentos fermentados, carnes procesadas, fruta deshidratada, bebidas alcohólicas (en especial, vino tinto y cerveza), algunas frutas y verduras (por ejemplo, cítricos, jitomates, aguacate, espinaca), y sobras de comida, pues los niveles de histamina aumentan cuanto más tiempo se guarde un alimento en el refrigerador (congelar las sobras puede prevenirlo; esta es una mejor opción para las personas con sensibilidad).

Otros alimentos que provocan reacciones adversas son la soya, el maíz, los huevos, los sulfitos y la levadura. Si bien esta lista no es exhaustiva, sí incluye los "principales sospechosos" cuando se trata de intolerancias alimenticias.

¿Reconociste alguno de estos síntomas? En ese caso, consulta tus opciones con tu profesional de la salud o nutrición.

Agrega alimentos para sanar el intestino

Además de evitar alimentos inflamatorios y los que te producen reacciones adversas, me gustaría que consideraras incorporar algunos que fomentan un microbioma intestinal saludable y refuerzan el revestimiento del estómago, lo que contribuye a reducir la inflamación intestinal y a estimular la salud digestiva.

El microbioma intestinal es un ecosistema vivo en el intestino con una comunidad de microorganismos muy diversa, como bacterias, hongos, virus y microbios. Algunos son beneficiosos, otros no, pero lo importante es la diversidad y el equilibrio entre ellos.

Cada vez más estudios están demostrando que el microbioma desempeña un papel fundamental en la mayoría de los aspectos de nuestra salud, incluida la digestión, la función inmunológica, el metabolismo y la regulación del estado de ánimo. De hecho, se ha demostrado que tener un microbioma diverso (una amplia variedad de microorganismos en el intestino) supone distintos beneficios:

- *Absorción de nutrientes y gestión energética.* Un microbioma diverso es esencial a la hora de descomponer y absorber los nutrientes de los alimentos. También para regular cómo el cuerpo emplea y almacena la energía que obtiene de los alimentos que consumimos, influyendo en la eficiencia con la que el organismo procesa los alimentos y gestiona la energía.[23]
- *Un sistema inmune más fuerte.* El microbioma intestinal juega un papel fundamental a la hora de regular el sistema inmune.[24] Un microbioma diverso contribuye a mantener una respuesta inmune equilibrada; asimismo, un microbioma equilibrado y diverso regula la inflamación en el intestino y en todo el organismo.
- *Gestión del peso corporal.* Algunos estudios demuestran que un microbioma diverso podría estar asociado con un peso corporal más sano.[25] Por otra parte, los desequilibrios en las bacterias intestinales se han asociado a la obesidad y a los trastornos metabólicos.
- *Función cerebral y salud mental mejoradas.* Un microbioma diverso disminuye el riesgo de padecer trastornos del estado de ánimo, como la depresión y la ansiedad. Los microbios en el intestino producen neurotransmisores, como serotonina y dopamina, primordiales para regular el estado de ánimo. Además, ciertos estudios sugieren que un microbioma diverso podría beneficiar la función cognitiva y la salud cerebral.

Tenemos el poder de influir en la salud de nuestro microbioma intestinal, por lo que, para lograrlo, debemos adoptar una dieta diversa y rica en nutrientes que favorezcan el crecimiento y la variedad de estos microorganismos. Hasta ahora has aprendido a hacerlo, teniendo una alimentación nutritiva que incluye carbohidratos, proteínas, grasas, vitaminas y minerales, así como otros componentes saludables que se encuentran en una serie de alimentos que nutren las distintas especies de bacterias intestinales y favorecen la diversidad microbiana.

Además, si quieres fortalecer aún más el intestino procura incluir los siguientes alimentos en tu dieta.

ALIMENTOS PROBIÓTICOS

Los alimentos probióticos son alimentos fermentados que contienen beneficiosas bacterias vivas. Cuando los consumimos, estas bacterias vivas colonizan el intestino, contribuyendo a un microbioma intestinal más diverso. Consumir alimentos que contienen probióticos puede ayudar a equilibrar el microbioma intestinal, mejorar la digestión, fomentar la inmunidad y optimizar el estado de ánimo. Los lactobacillus se encuentran en alimentos fermentados y se ha demostrado que contribuyen a gestionar el estrés y, posiblemente, a prevenir la depresión y la ansiedad.[26] Algunos ejemplos de alimentos probióticos son yogurt, kéfir, *sauerkraut*, kimchi, miso, tempeh y kombucha. Cuando estos productos se encuentran en la sección de refrigeradores de los supermercados, tendrán más bacterias probióticas. También puedes prepararlos de manera casera por una fracción de su precio; incluí una receta superfácil de *sauerkraut* casero en la tercera parte (página 257).

ALIMENTOS PREBIÓTICOS

Los alimentos prebióticos también contienen fibras dietéticas que "alimentan" a las bacterias beneficiosas en el intestino, fomentando su crecimiento. El organismo no digiere estas fibras, sino que llegan al colon, donde las bacterias intestinales las fermentan.

Cuando los microorganismos intestinales fermentan los prebióticos, producen ácidos grasos de cadena corta (AGCC), como el ácido butírico, el acetato y el ácido propanoico. Se les atribuyen varios beneficios, como menor inflamación, mejor salud digestiva, mejor absorción mineral y mejor regulación de la glucosa, así como un sistema inmunológico más fuerte.[27]

Estas son las mejores fuentes de prebióticos:

- *Frutas*: plátanos (sobre todo verdes), manzanas, peras, moras y cítricos.
- *Granos*: centeno, avena, quinoa y trigo sarraceno.
- *Legumbres*: garbanzos, lentejas, frijoles sangre de toro, frijoles negros y alubias.
- *Semillas*: linaza y chía.

- *Verduras*: endivia, hojas de diente de león, ajo, cebolla, poro, espárrago, alcachofa, papas (en especial si se cuecen y enfrían), bulbo de hinojo y chícharos.

También quiero subrayar que cocinar y enfriar alimentos con alto contenido de almidón, como las papas y el arroz, puede incrementar su contenido de almidón resistente. El almidón resistente es un prebiótico con muchos beneficios, como mejor regulación de la glucosa, mejor sensibilidad frente a la insulina y mayor saciedad después de comer.[28] Cocínalo como sueles hacerlo y refrigéralo algunas horas o toda la noche. (*Tip* de seguridad: el arroz puede causar problemas si no se manipula o se almacena correctamente. Refrigéralo una hora después de haberlo cocinado y consúmelo, por lo mucho, antes de dos días. Si se queda afuera más de una hora, tíralo. El arroz que no se almacena bien puede albergar bacterias nocivas como *Bacillus cereus*.)

ALIMENTOS ABUNDANTES EN POLIFENOLES

Los polifenoles son compuestos vegetales que, en décadas recientes, han llamado la atención por sus importantes beneficios para la salud, como sus propiedades antioxidantes y su capacidad para reducir la inflamación, combatir las bacterias y proteger la salud cerebral.

Es muy interesante el dato de que muchos polifenoles poseen baja biodisponibilidad, es decir, el organismo no los absorbe, sino que llegan al colon, donde interactúan con microorganismos intestinales (como los prebióticos). Cada vez sale a la luz más evidencia de que fomentan el crecimiento de bacterias beneficiosas como *Bifidobacterium* y *Lactobacillus*, al mismo tiempo que reducen las bacterias nocivas. Este cambio en la composición bacteriana deriva en el aumento de los AGCC que contribuyen a reducir la inflamación.[29]

Esta es una lista de alimentos que contienen polifenoles que, se ha demostrado, mejoran la composición de las bacterias intestinales:

- Moras (moras azules, frambuesas, zarzamoras, bayas de goji, bayas de sauco)
- Granada
- Uva
- Naranja

- Cereza amarga
- Nueces y semillas
- Cacao y chocolate amargo
- Café y té (negro, verde, oolong)
- Jengibre (consulta más abajo los beneficios completos del jengibre para la salud intestinal)

CALDO DE HUESO

El caldo de hueso es fácil de preparar y supernutritivo para el intestino. Se trata de uno de los remedios caseros más antiguos y asequibles. Se prepara cociendo a fuego lento huesos de pollo, res, cordero o pescado durante muchas horas (entre 12 y 24).

Un caldo de hueso de buena calidad tiene colágeno, gelatina y aminoácidos esenciales, como glicina, prolina y glutamina, importantes para favorecer la integridad del revestimiento del estómago. Estos nutrientes favorecen el crecimiento y la regeneración de las células intestinales, contribuyendo a sanar y a sellar el intestino permeable.

Incluí dos recetas de caldo de hueso (res y pollo) en la sección de "Recetas para sanar el intestino" en la tercera parte (páginas 255 y 256). Se puede disfrutar solo o agregarlo a sopas, guisados y smoothies, o bien, se puede emplear para cocinar arroz o quinoa.

JENGIBRE

El jengibre tiene una historia centenaria en la medicina tradicional porque favorece la salud digestiva. Contiene compuestos como gingerol, shogaol y paradol, que tienen propiedades antiinflamatorias. Asimismo, se ha empleado para aliviar malestares estomacales, como náuseas, indigestión, inflamación y gases. Agrega jengibre fresco o en polvo a tus comidas, o prepara agua de jengibre con la receta que se encuentra en la tercera parte (página 258) y tómala entre comidas.

¿Qué alimentos para sanar el intestino te gustaría incorporar esta semana?

Considera suplementos para sanar el intestino

Al adoptar la dieta que hemos planteado hasta ahora —diversa, rica en alimentos no procesados—, limitando los productos que causan inflamación, incorporando alimentos pro y prebióticos, abundantes en polifenoles, caldo de hueso y jengibre, ¡ya le estás dando a tu intestino todo lo que necesita para florecer!

No obstante, es cierto que, si bien los suplementos no son necesarios, sí pueden acelerar la sanación del intestino, sobre todo de quienes tienen síntomas de padecimientos intestinales. A continuación incluyo una lista de suplementos que mejoran la digestión y la absorción de nutrientes, equilibran el microbioma intestinal y favorecen la reparación del revestimiento del estómago. Siempre consulta con tu médico antes de empezar a tomar un suplemento para verificar que sea adecuado para ti.

ENZIMAS DIGESTIVAS

Las enzimas digestivas son esenciales para descomponer los alimentos que ingerimos en componentes más pequeños a fin de que el organismo absorba los nutrientes con más eficiencia. Estas enzimas ayudan a digerir proteínas, grasas, carbohidratos y fibras para que el organismo aproveche al máximo los nutrientes de la comida.

El organismo produce enzimas digestivas de forma natural, pero un suplemento ayuda a la digestión, sobre todo si padeces inflamación o digestión lenta. Busca un suplemento que contenga un amplio espectro de enzimas, como amilasa para carbohidratos, peptidasa para proteínas, lipasa para grasas y lactasas para lactosa (particularmente si padeces intolerancia a ella). Algunos suplementos incluyen betaína HCl, que favorece la digestión al aumentar el ácido estomacal.

HERBALES AMARGOS

Se trata de plantas o extractos de plantas con sabor amargo que estimulan el nervio vago y el sistema digestivo. Asimismo, estimulan la producción de jugos intestinales, como ácido estomacal y bilis, que contribuyen a la digestión y a la absorción de nutrientes. Promueven la peristalsis, esto es, el movimiento del alimento por el tracto digestivo. Algunos herbales amargos son los siguientes: raíz de genciana, raíz de diente de león, hoja de alcachofa, raíz de bardana, ralladura de naranja, hierba de tepozán y raíz de angélica. No es recomendable consumirlos durante el embarazo.

PROBIÓTICOS

Ciertas cepas de probióticos, como *Lactobacillus* y *Bifidobacterium*, restauran el equilibrio de la flora intestinal y aumentan la integridad de la barrera intestinal. Algunos estudios han demostrado que estas cepas mejoran el estado de ánimo y reducen síntomas de ansiedad y depresión. Por ejemplo, *Bifidobacterium longum* reduce el estrés percibido,[30] mientras que *Lactobacillus plantarum* mejora los síntomas del estrés y la ansiedad.[31]

Otra cepa beneficiosa es la *Saccharomyces boulardii*, una levadura probiótica que fomenta la salud intestinal inhibiendo el crecimiento de bacterias perjudiciales y restaurando el equilibrio microbiano. También podría incrementar la concentración de inmunoglobulina A secretora (IgA), fortaleciendo los enlaces entre las células intestinales y reduciendo la permeabilidad intestinal.[32]

Si quieres empezar a tomar suplementos para sanar el intestino, consulta con tu médico para verificar cuál es el adecuado para ti.

Incorpora a tu dieta nutrientes que mejoren la respuesta al estrés

Ahora que ya aprendiste a ajustar tu dieta para mejorar la salud intestinal y reducir la inflamación, así como a abordar algunos de los estresores físicos más frecuentes, vamos a puntualizar cuáles son estos nutrientes (y fuentes alimenticias). Además de nutritivos, también favorecen el eje HHS y regulan la segregación del cortisol y la respuesta general al estrés.

En la primera parte aprendimos que la respuesta al estrés consume muchos recursos: el organismo requiere mucha energía para sostenerla; asimismo, incrementa la necesidad de ciertas vitaminas y determinados minerales. Cuando estamos estresados, el organismo consume más rápido estos nutrientes; por eso es importante reponerlos con la alimentación, para mantener la resiliencia. Esta reposición de nutrientes es fundamental, sin importar si padeces síntomas de cortisol alto o bajo. No obstante, si tu puntaje en el cuestionario para cortisol bajo de la página 52 fue más alto, pon atención especial. Según mi experiencia, es más probable que quienes poseen una concentración más baja de cortisol tengan deficiencias de nutrientes, por lo cual vale la pena considerar tomar suplementos además de la alimentación.

Vamos a precisar cuáles son los nutrientes clave.

Vitamina C

La vitamina C promueve la salud y la función suprarrenal, garantizando la producción eficiente de cortisol. También es un antioxidante potente que identifica radicales libres y reduce el daño oxidativo a las células y a los tejidos. Además, favorece la producción de neurotransmisores que controlan el estado de ánimo y la respuesta al estrés. En algunos estudios, individuos reportaron que la vitamina C redujo sus niveles de ansiedad.[33] Consumir 300-500 mg de vitamina C al día podría optimizar la función suprarrenal y gestionar el estrés.

La vitamina C se encuentra en muchas frutas y verduras, las cuales son algunas de las mejores fuentes de esta potente sustancia.

Fuente de vitamina C	Contenido aproximado por 100 g
Guayaba	228 mg
Pimiento morrón (rojo)	127 mg
Kale	93 mg
Kiwi	93 mg
Brócoli	89 mg
Col de Bruselas	85 mg
Papaya	60 mg
Fresa	59 mg
Naranja	53 mg
Piña	47 mg

Si estás considerando tomar suplementos para incrementar la ingesta de vitamina C, te recomiendo que busques un suplemento 100 % natural proveniente de fuentes alimenticias reales. Estas variedades contienen polvo de camu o acerola en polvo, moras con altas concentraciones de vitamina C que se pulverizan para facilitar su consumo.

Magnesio

El magnesio está involucrado en más de 300 reacciones bioquímicas en el organismo y tiene un papel esencial a la hora de regular el sistema nervioso, la función muscular y la liberación de neurotransmisores.[34] El estrés agota el magnesio; a su vez, la deficiencia de magnesio puede tener repercusiones en el estado de ánimo, como producir ansiedad y depresión.[35] El magnesio contribuye a incrementar la resiliencia frente al estrés, mejorando la calidad de sueño y reduciendo la fatiga, pues estimula la energía y favorece la producción de energía celular. Asimismo, optimiza la función metabólica, incrementando el metabolismo de la glucosa y la sensibilidad frente a la insulina.[36] De acuerdo con los institutos nacionales para la salud, la ingesta diaria recomendada de magnesio aproximadamente es de 400-420 miligramos para los hombres y 310-320 mg para las mujeres (durante el embarazo y la lactancia, esta cifra aumenta). Por su parte, el Servicio Nacional de Salud del Reino Unido recomienda 300 mg para los hombres y 270 mg para las mujeres (durante el embarazo y la lactancia, esta cifra aumenta). Estas son algunas fuentes de magnesio.

Fuente de magnesio	Contenido aproximado por porción
Semillas de calabaza (28 g)	168 mg
Semillas de chía (28 g)	111 mg
Espinaca (cocida, 90 g)	78 mg
Almendras (28 g)	76 mg
Nueces de la India (28 g)	74 mg
Chocolate amargo (70-85 % cacao, 28 g)	64 mg
Frijoles negros (cocidos, 130 g)	60 mg
Aguacate (una pieza mediana, 150 g)	58 mg

Edamame (cocido, 120 g)	50 mg
Yogurt (natural, 245 g)	47 mg
Lentejas (cocidas, 100 g)	36 mg
Plátano (una pieza mediana, 118 g)	32 mg

Si consideramos la importancia del magnesio para el organismo y el hecho de que cuando padecemos estrés crónico se agota rápidamente, es buena idea tomar algún suplemento, además de alimentos que contienen magnesio. Lo mejor es consultar con tu médico para tomar la dosis adecuada según tus necesidades.

Los suplementos de magnesio se venden en distintas presentaciones:

- *Citrato de magnesio.* Se absorbe de manera excepcional y suele recomendarse para propiciar la regularidad de las evacuaciones y aliviar el estreñimiento. En dosis altas puede provocar heces sueltas o diarrea.
- *Glicinato de magnesio.* Esta presentación se absorbe bien y es menos probable que cause problemas digestivos porque tiene menos efectos laxantes.
- *L-treonato de magnesio.* Este suplemento ha demostrado ser prometedor para cruzar la barrera entre la sangre y el cerebro, así como para favorecer la función cognitiva. Al parecer mejora la memoria y el rendimiento cognitivo. Sin embargo, se han realizado pocas investigaciones sobre sus efectos a largo plazo.
- *Malato de magnesio.* Suele utilizarse para favorecer la producción energética y aliviar síntomas de fatiga. Combina magnesio con ácido málico, lo que podría mejorar su absorción y favorecer el proceso del organismo para producir energía (conocido como ATP sintasa). Se recomienda tomarlo en la mañana.
- *Cloruro de magnesio.* De uso tópico, presentación en aceite u hojuelas para absorción transdérmica. Puede causar irritación en la piel.
- *Taurato de magnesio.* Es una combinación de magnesio y taurina, un aminoácido. Suele recomendarse para optimizar la salud cardiovascular. Favorece la función cardiaca y regula la presión sanguínea.

Ácidos grasos omega-3

Los ácidos grasos omega-3 tienen propiedades antiinflamatorias que contribuyen a regular la respuesta inmune del organismo y a reducir la inflamación crónica. Además, son esenciales para regular la función neurotransmisora y la inflamación en el cerebro, que puede alterar el estado de ánimo y la salud mental. Diversos estudios han mostrado que los suplementos de omega-3 pueden mitigar síntomas de depresión y ansiedad y otros trastornos del estado de ánimo.[37]

Los pescados grasos son la mejor fuente alimenticia de ácidos grasos omega-3. Incluyen EPA y DHA, esenciales para la inflamación, la salud cardiovascular y la función cerebral. Si bien hay fuentes vegetales como nueces y semillas que contienen ALA, un tipo de omega-3, al organismo le cuesta más trabajo convertir ALA en EPA y DHA.

Fuente de ácidos grasos omega-3	**Contenido aproximado por porción**
Caballa (100 g)	4580 mg de EPA y DHA (combinados)
Salmón (100 g)	2150 mg de EPA y DHA (combinados)
Anchoa (100 g)	2053 mg de EPA y DHA (combinados)
Sardina (100 g)	982 mg de EPA y DHA (combinados)
Ostra (100 g)	391 mg de EPA y DHA (combinados)
Semillas de chía (28 g)	5050 mg de ALA
Nueces de Castilla (28 g)	2570 mg de ALA
Linaza integral, 1 cucharada (10 g)	2350 mg de ALA

De acuerdo con lineamientos del Reino Unido y Estados Unidos, se recomienda consumir pescado dos veces a la semana (en Australia, entre dos y tres a la semana), al menos con una porción de pescado graso. Estas porciones representan cerca de 250-500 mg de EPA y DHA combinados al día. La Autoridad Europea de Seguridad Alimenticia (EFSA, por sus siglas en inglés) recomienda 250 mg al día de una combinación de EPA y DHA para la salud en general.[38]

Vitaminas B

Las vitaminas B son esenciales para muchas funciones importantes del organismo, como producir energía y favorecer la salud cerebral y del sistema nervioso. Ayudan a convertir los alimentos en energía, fomentan la producción de neurotransmisores que optimizan el estado de ánimo y son necesarias para mantener una función nerviosa saludable y propiciar la formación de glóbulos rojos.

Las vitaminas B pueden disminuir la fatiga, en particular en momentos de estrés o de exigencias energéticas más altas. Además, son indispensables para la síntesis y el metabolismo de los neurotransmisores.[39] Las vitaminas B6 y B12 y el ácido fólico (B9) son importantes para la síntesis de neurotransmisores como la serotonina, la dopamina y la norepinefrina. Los desequilibrios y las deficiencias de estos neurotransmisores se atribuyen a trastornos del estado de ánimo, como depresión y ansiedad, lo que explica la importancia de una ingesta adecuada de vitamina B para el bienestar emocional.[40]

Vitamina B	Fuente alimenticia
B1 (tiamina)	• Legumbres • Hígado • Nueces y semillas • Carne de cerdo • Pescado • Yogurt
B2 (riboflavina)	• Productos lácteos • Huevo • Verduras de hoja verde • Hígado • Pollo • Carne de res • Carne de cerdo • Almendras
B3 (niacina)	• Carne de res • Hígado de res • Carne de cerdo • Pescado • Legumbres • Plátanos • Granos integrales

B5 (ácido pantoténico)	• Vísceras (hígado, riñón) • Carne de res • Pollo • Pescado • Aguacate • Granos integrales • Hongos • Leche de vaca
B6 (piridoxina)	• Hígado de res • Salmón • Atún • Pollo • Garbanzos • Plátano • Papas
B7 (biotina)	• Huevo • Hongos • Nueces y semillas • Vísceras (hígado, riñón) • Camote • Salmón • Aguacate
B9 (ácido fólico)	• Betabel • Cítricos • Huevo • Verduras de hoja verde • Legumbres • Hígado • Espárragos • Brócoli • Aguacate • Papaya
B12 (cobalamina)	• Productos lácteos • Huevo • Salmón • Atún • Almeja • Sardina • Carne de res • Órganos (hígado, riñón) • Pollo • Productos lácteos

Un suplemento de vitamina B compleja puede beneficiar a quienes se les dificulta obtener suficientes vitaminas B solo de su dieta, en particular veganos y vegetarianos. Este suplemento también puede beneficiar a quienes experimenten baja energía y fatiga, algo muy común en las personas que poseen una baja concentración de cortisol.

Las vitaminas B son solubles en agua, es decir, no se acumulan en el organismo, por lo que el riesgo de toxicidad es mínimo. No obstante, la ingesta excesiva de vitamina B6 puede provocar problemas neurológicos, por lo cual debe evitarse.

A la hora de seleccionar un complejo B, busca suplementos que contengan distintas formas de vitaminas B superabsorbentes, como metilcobalamina y 5-MTHF. Estas aseguran una absorción y un uso óptimos, en particular para personas con variantes del gen MTHFR. Consulta a tu médico antes de empezar a tomar un suplemento.

¿Qué fuentes alimenticias de vitamina C, magnesio, ácidos grasos omega-3 y vitaminas B incorporarás a tu dieta a raíz de lo que ya aprendiste? Revisa las listas de nuevo y procura incluir algunos de estos alimentos en tus comidas todos los días, así como pescado graso por lo menos una vez a la semana.

¡Felicidades, ya completaste el paso 1: "Consume alimentos nutritivos"! Ahora te queda claro cómo armar comidas ricas en nutrientes como proteínas, carbohidratos con mucha fibra y grasas saludables. También ya sabes qué alimentos evitar o limitar para reducir la inflamación, así como alternativas sencillas para facilitar la transición. Además, ya conoces los nutrientes esenciales y las fuentes alimenticias que favorecen tu respuesta ante el estrés y el desarrollo de resiliencia. ¡Todo listo!

Entiendo que puede parecer demasiada información la que se ha ofrecido hasta aquí, así que, antes de pasar al paso 2, asegúrate de haberte tomado el tiempo necesario para integrar todo lo que aprendiste en este capítulo. En el apéndice C (página 279) incluí información sobre hierbas adaptógenas, o "adaptógenos", y otros componentes nutricionales; quizá te interese explorar cómo aumentar la resiliencia ante el estrés.

Hábitos clave para incorporar en el paso 1

A continuación, incluyo una lista para que te formes una idea acerca de cómo implementar cambios pequeños cada semana, pues todo va sumando. Por supuesto, adapta las sugerencias de acuerdo con tu estilo de vida y tu progreso al ritmo que te funcione mejor.

<table>
<tr><td colspan="2">Semana 1
Esta semana debes poner en práctica la atención plena a la hora de comer y asegurarte de que tus comidas incluyan el equilibrio adecuado de macronutrientes.</td></tr>
<tr><td></td><td>☐ Practica comer con plena consciencia.
☐ Asegúrate de que cada una de tus principales comidas incluya por lo menos 25 g de proteína.
☐ Incluye carbohidratos complejos con mucha fibra en cada comida.
☐ Incluye grasas de excelente calidad en cada comida.</td></tr>
<tr><td colspan="2">Semana 2
Esta semana prosigue con los cuatro nuevos hábitos y añade dos capas:

1. Cambia los alimentos inflamatorios por mejores opciones.
2. Incorpora alimentos abundantes en los nutrientes esenciales que favorecen el eje HHS.</td></tr>
<tr><td></td><td>☐ Continúa con los hábitos de la semana 1, pero pon en práctica la consciencia plena en la cena.
☐ Identifica por lo menos un alimento inflamatorio que comas habitualmente e intercámbialo por una mejor opción (por ejemplo, sustituye una galleta industrial con un pedacito de chocolate amargo).
☐ Si es tu caso, y con la supervisión de tu médico o nutriólogo, elimina los alimentos que te generan sensibilidad.
☐ Agrega una fuente de polifenoles (por ejemplo, moras o té verde), prebióticos (alcachofas o avena, por ejemplo) o probióticos (yogurt, kéfir, sauerkraut, entre otros).
☐ Agrega nutrientes que favorezcan tu respuesta al estrés: alimentos con alto contenido de magnesio (semillas de calabaza, espinaca o almendras), una fuente de vitamina C (por ejemplo, ponerle camu en polvo a tu yogurt o a tu smoothie) y una de ácidos grasos omega-3 (un pescado graso, como salmón o sardina).</td></tr>
</table>

Al cabo de dos semanas, reflexiona cómo se sienten estas sustituciones y las nuevas incorporaciones. Mantén todos tus hábitos recién adquiridos y sigue desarrollándolos; por ejemplo, cambiando otro alimento inflamatorio —a lo mejor puedes sustituir el pan blanco por pan integral o de masa madre— y expandiendo la consciencia plena al desayuno para que la practiques en las tres comidas. Cuando te sientas seguro con todo este conocimiento y te percates de que estos hábitos ya son automáticos, regresa a las páginas 50-53 y vuelve a responder los cuestionarios. ¿Identificaste una diferencia en los síntomas que tenías antes de empezar el plan?

Ya puedes continuar con el siguiente paso: "Equilibra la glucosa".

5
Paso 2. Equilibra la glucosa

> Si la alimentación no es adecuada, la medicina es inútil.
> Cuando la alimentación es adecuada, la medicina es innecesaria.
>
> Proverbio ayurvédico

Te doy la bienvenida al paso 2 del plan, en el que vas a aprender todo lo que necesitas saber para equilibrar la glucosa. Ya vimos en la primera parte que las grandes y constantes fluctuaciones en la glucosa pueden tener consecuencias a largo plazo, como aumento de peso, fatiga, inflamación, estrés oxidativo, desequilibrios de cortisol, desregulación del eje HHS y mayores probabilidades de desarrollar enfermedades crónicas como padecimientos metabólicos, cardiacos e incluso cáncer. Me gusta decirles a mis clientes que le den prioridad a equilibrar sus niveles de glucosa como si su vida dependiera de ello, ¡porque así es!

Sin embargo, lo que me parece particularmente interesante es que los síntomas de la mala regulación de la glucosa suelen confundirse con síntomas de padecimientos de la salud mental (ansiedad), así como con perturbaciones en el estado de ánimo (irritabilidad y altibajos emocionales). Esta conexión es importante para personas con síntomas recurrentes de padecimientos de la salud mental, pues estabilizar los niveles de glucosa podría mejorar de manera considerable cómo se sienten.

Durante años no fui consciente de mis propios problemas con la glucosa y cómo estaban desencadenando mi ansiedad. Para ser honesta, creía que solo a las personas diagnosticadas con resistencia a la insulina o diabetes se les dificultaba regular su glucosa. Esta idea equivocada se aleja mucho de la realidad. Un estudio descubrió que solo uno de cada ocho adultos en Estados Unidos goza de salud metabólica óptima, de niveles sanos de glucosa.[1] Si bien este estudio se realizó en Estados Unidos, están surgiendo tendencias similares en todo el mundo de aumento en las tasas de resistencia a la insulina, síndrome metabólico y diabetes tipo 2.[2] Esto sugiere que a una porción importante de la población global se le dificulta gestionar la glucosa sin darse cuenta.

¡Me pasó a mí! La mayoría de los síntomas que experimentaba diariamente, como ansiedad, mala calidad de sueño, antojos, obsesión con la comida y debilidad si dejaba pasar mucho tiempo entre comidas, eran mensajes muy claros de mi cuerpo. Me la vivía a bordo de una "montaña rusa" de picos y desplomes. Vamos a dedicarle unos párrafos breves a los picos de glucosa para que puedas determinar si te identificas con los síntomas.

Para entender los picos de glucosa

Los picos de glucosa suceden cuando hay un incremento rápido en los niveles de azúcar en la sangre. Por lo general, estos picos resultan de haber consumido demasiados carbohidratos o ciertos alimentos que elevan la glucosa de manera vertiginosa, como carbohidratos refinados (arroz o pan blanco) y azúcares simples que se encuentran en el azúcar de mesa, en el jarabe de maíz de alta fructosa, en la miel, en el jarabe de maple, en los jugos de frutas, en los caramelos y otros dulces, en las bebidas azucaradas (como refrescos), té dulce y en los cereales para el desayuno con azúcar o helado. En otras palabras, tanto la cantidad como el tipo de carbohidratos son factores importantes para producir los picos de glucosa.

Para dar contexto, de acuerdo con la Asociación Americana para la Diabetes, los niveles normales de glucosa en ayuno (antes de comer) deben ser menores de 100 mg/dL (5.6 mmol/L).[3] Después de comer, los niveles de glucosa aumentan, y eso es normal, pero tanto la

Federación Internacional para la Diabetes como la Asociación Americana para la Diabetes recomiendan que los niveles de glucosa después de comer no rebasen los 140 mg/dl (7.8 mmol/L).[4] Esto quiere decir que si la glucosa se eleva por encima de esa cifra, se le puede considerar un pico de glucosa, y repetidos picos como este contribuyen a una mayor variabilidad glucémica, a la que se le atribuye una serie de enfermedades.

Como ya vimos, un pico de la glucosa desencadena un aumento en la producción de insulina. En algunos casos puede ocasionar que se despeje demasiada glucosa del flujo sanguíneo, lo que provoca a un "desplome" o hipoglucemia (véase página 41). Debido a que los niveles de glucosa demasiado bajos son un detonante potente de la respuesta al estrés, estas fluctuaciones pueden ser agotadoras.

Con el tiempo, los picos frecuentes de insulina pueden provocar que las células del organismo sean menos receptivas, un proceso denominado resistencia a la insulina. Esto quiere decir que la glucosa permanece en el flujo sanguíneo más tiempo, lo que eleva los niveles de glucosa y el riesgo de desarrollar diabetes tipo 2 y otros padecimientos metabólicos.

La dificultad para mantener equilibrados los niveles de glucosa se ha asociado con fatiga, ansiedad, irritabilidad, antojos, migrañas, falta de sueño, inflamación, mayor riesgo de desarrollar enfermedades crónicas (padecimientos cardiovasculares, diabetes y obesidad), desequilibrios hormonales e infertilidad (síndrome del ovario poliquístico [SOP]), niebla mental, altibajos emocionales e, incluso, envejecimiento acelerado.[5]

En cuanto domines el arte de estabilizar la glucosa y reducir la variabilidad glucémica experimentarás beneficios transformadores dentro de poco tiempo, como más energía, menos ansiedad, un estado de ánimo más estable, mejor concentración, menos antojos, mejor gestión del peso y ciclos menstruales más regulares. Lo más importante es que aprender a gestionar la glucosa te ayudará a evitar activar de manera innecesaria la respuesta al estrés y la liberación de cortisol. Con el tiempo se crea un efecto dominó: se reduce la carga en el sistema y la inflamación y se motiva a las células a producir energía con mayor eficiencia, sentando las bases para la resiliencia ante el estrés a largo plazo.

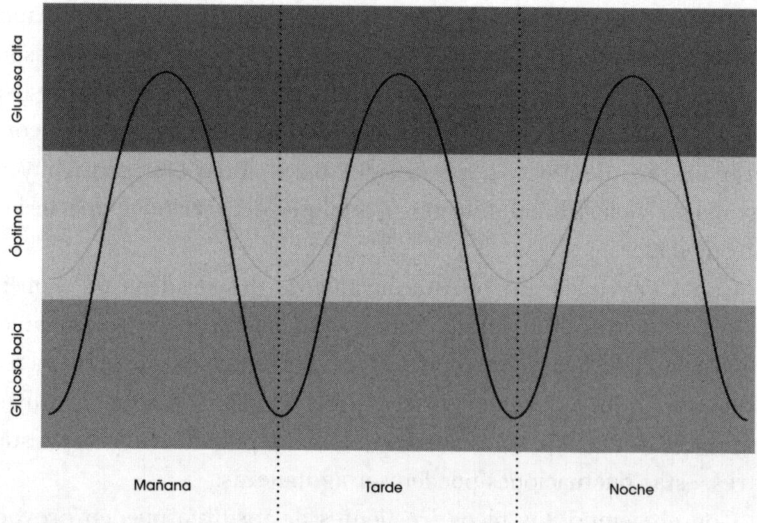

Glucosa estable vs. el ciclo de picos-desplomes

Ahora que conoces la importancia de reducir la variabilidad glucémica para desarrollar resiliencia ante el estrés, vamos a explicar cómo lograrlo, recordando los macronutrientes del paso 1.

El trío ganador: proteína, carbohidratos y grasa

La primera estrategia para mejorar el equilibrio de la glucosa y evitar las fluctuaciones consiste en combinar siempre los carbohidratos con proteína y grasa. Lo exploramos cuando abordamos cómo armar una dieta rica en nutrientes en el paso 1, pero aquí este principio también es esencial, y la buena noticia es que los hábitos que ya adoptaste te están ayudando a gestionar la glucosa con más eficiencia.

Cuando consumimos carbohidratos solos, sobre todo los que se absorben rápido, es posible provocar un pico repentino en los niveles de glucosa. Sin embargo, cuando combinamos carbohidratos con proteína y grasa el proceso de digestión se desacelera, lo que deriva en la liberación gradual de glucosa en el flujo sanguíneo. El índice de vaciamiento gástrico —la velocidad con la que los alimentos se vacían del estómago y entran al intestino delgado— afecta la velocidad con la que la glucosa proveniente de la comida digerida entra al flujo sanguíneo. La proteína y la grasa desaceleran el vaciamiento del estómago, lo cual ayuda a reducir los picos de glucosa después de comer. Esto, a su vez, también puede ayudar a moderar la respuesta a la insulina.[6]

Combinar carbohidratos con proteína y grasa siempre es saludable, pero es particularmente importante cuando se ingieren carbohidratos con alto índice glucémico (IG). Quizá conozcas el IG porque algunas dietas se centran en el concepto de evitar o limitar alimentos con IG elevado para mejorar el equilibrio de la glucosa. El IG de los alimentos mide qué tan rápido los carbohidratos en ese alimento elevan los niveles de glucosa después de consumirlo, comparado con glucosa pura. Los alimentos con un IG elevado provocan picos de glucosa e insulina, seguidos de un desplome de glucosa. Por otra parte, los alimentos con un IG bajo se digieren y se absorben poco a poco, lo que resulta en un aumento más lento de los niveles de glucosa e insulina, y, a su vez, en la disminución estable de la glucosa. Algunos ejemplos de alimentos con IG alto son el arroz blanco, las galletas de arroz, el pan blanco, el pan dulce y los cereales para el desayuno con azúcar. Por su parte, ejemplos de alimentos con IG bajo son las hojuelas de avena, las peras, las manzanas, las moras, los frijoles y las verduras con poco contenido de almidón.

Es muy interesante que, si bien no tienen valor de IG, la proteína y la grasa influyen en el impacto glucémico de la comida, desacelerando el vaciamiento gástrico.[7] Más allá de su impacto en la glucosa, la proteína y la grasa también te ayudan a sentirte lleno y satisfecho más tiempo, lo que contribuye a controlar mejor el peso.

Permíteme mostrarte una combinación efectiva de carbohidratos con proteína y grasa con un ejemplo de la vida real. Mary, una mujer de 53 años, padecía fatiga, antojos intensos de dulces y aumento de peso. Hicimos algunos cambios a sus comidas para asegurarnos de que incluyeran una combinación de carbohidratos, proteína y grasa saludable. Por ejemplo, en lugar de su habitual plato de Corn Flakes con plátano rebanado y leche de avena para desayunar, algunas opciones incluían:

- Queso cottage con mezcla de moras, nueces o semillas.
- Hojuelas de avena cocida con leche y proteína en polvo, coronada con almendras fileteadas.

- Pan integral tostado con aguacate, huevos revueltos y salchicha de pollo.

Para la comida, nos olvidamos de su sándwich de siempre con pan blanco o wrap de verduras con poca proteína y armamos comidas como esta:

- Ensalada de pollo asado con verdura de hoja verde, quinoa y aderezo de aceite de oliva extra virgen.
- Tazón salado de queso cottage con pepino y pimiento picados, espolvoreado con hierbas y pistaches.
- Ensalada de atún con verdura de hoja verde, pepino, aguacate y un chorrito de aceite de oliva extra virgen.

Para la cena, en lugar de su comida para llevar de siempre, incluimos opciones sencillas, como las siguientes:

- Salmón y verduras asadas en una sartén.
- Picadillo de carne molida con frijoles negros y guarnición de brócoli.
- Camarones salteados con verduras mixtas y fideos de trigo sarraceno.

Nos dimos cuenta de los resultados de estos cambios en las frecuentes lecturas de monitor de glucosa. Antes de la dieta, Mary registraba niveles de glucosa muy altos; en ocasiones tenía picos de 8-9 mmol/L (145-162 mg/dl) o incluso más altos después de algunas comidas, seguidos de desplomes que la dejaban cansada y con antojos. No obstante, asegurándonos de que todas sus comidas consistieran en una combinación equilibrada de carbohidratos con proteína y grasas, de la noche a la mañana sus niveles de glucosa se estabilizaron y experimentó menos picos y menos desplomes drásticos.

Hoy, su glucosa después de cada comida ha disminuido. De manera consistente es de 7 mmol/L (125 mg/dl), lo que demuestra lo efectivo de equilibrar las comidas con una buena proporción de carbohidratos, proteína y grasa. Pero lo más importante es que sus síntomas mejoraron en cuestión de días. Empezó a tener más energía, menos antojos de dulces y a bajar los kilos extra con los que había estado batallando.

De acuerdo con lo aprendido, ¿qué cambios harías en tus comidas diarias para combinar carbohidratos, proteínas y grasas? Quizá ya lo hayas puesto en práctica desde el primer paso. Tómate un momento para considerar si modificarías algo con el fin de asegurarte de que estás combinando los tres macronutrientes —carbohidratos, proteínas y grasas— en cada comida. Revisa el organizador de comidas que llenaste en la página 91 y recuerda que hay recetas para el desayuno, la comida y la cena en la tercera parte del libro (página 229), y todas tienen un buen equilibrio de los tres macronutrientes.

Añadir proteínas y grasas a tus carbohidratos mejorará la regulación de la glucosa, pero hay otro elemento que no hay que ignorar: ¡la fibra!

Asegúrate de comer suficiente fibra

La fibra es un carbohidrato que se encuentra en los alimentos de origen vegetal. A diferencia de otros carbohidratos, la fibra no se descompone, por lo que pasa por el sistema digestivo relativamente intacta; es decir, no se descompone en glucosa. De acuerdo con algunos estudios, la fibra posee muchos beneficios para la salud y puede reducir el riesgo de desarrollar enfermedades cardiovasculares, diabetes y cáncer.[8] La ingesta diaria de fibra recomendada varía en cada país: 25 g al día para las mujeres y 30 g para los hombres en Australia; 25 g al día para las mujeres y 38 g para los hombres en Estados Unidos; y 30 g para los adultos en el Reino Unido. Sin embargo, la mayoría no cumple con la dosis recomendada, pues el promedio está por debajo de 20 g por día.

La fibra puede ser soluble o insoluble, y si bien ambos tipos tienen beneficios, la soluble es particularmente buena porque cuando se combina con agua forma una sustancia parecida al gel que desacelera la absorción de glucosa en el flujo sanguíneo.

Los **alimentos ricos en fibra soluble** incluyen avena, cebada, legumbres (frijoles negros y bayos, alubias, lentejas, garbanzos, entre otros), frutas (como aguacate, higo, kiwi, plátano, cereza, naranja, manzana y pera), verduras (como alcachofa, col de Bruselas, zanahoria, camote, brócoli y espárragos) y cáscara de psilio.

Los **alimentos ricos en fibra insoluble** incluyen granos (como pan integral, quinoa y arroz integral), legumbres (frijoles negros y bayos, alubias, lentejas, garbanzos, entre otros), nueces y semillas (almendra, nuez de Castilla y semilla de girasol), verduras (de hoja verde, coliflor y chícharo) y frutas con cáscara (manzana, pera, ciruela).

En lo que concierne a los beneficios para la regulación de la glucosa, una revisión de múltiples estudios mostró que la ingesta abundante de fibra propicia un mejor control glucémico, reducción en HbA1 —el nivel promedio de glucosa en un periodo de dos a tres meses—, glucosa en ayuno, niveles de insulina y resistencia a la insulina, así como disminución de la inflamación y mejoras en los niveles de colesterol y triglicéridos.[9]

Comparemos el impacto en la glucosa después de comer una naranja o tomar jugo de naranja. Cuando comes una naranja completa estás consumiendo los azúcares naturales de la fruta y su fibra. La fibra desacelera la digestión, lo que deriva en una liberación más gradual de glucosa en el flujo sanguíneo y, por lo tanto, en un aumento también gradual de la glucosa. El jugo de naranja, por otra parte, es una fuente concentrada de los azúcares de la fruta sin la fibra. Sin la fibra para desacelerar la digestión, los azúcares del jugo se absorben más rápido, provocando un pico inmediato de glucosa.

¡Pero eso no es todo! La fibra también puede mejorar la sensibilidad a la insulina, factor clave en lo que se refiere a la gestión de la glucosa.[10] Recordemos que la insulina es la hormona que segrega el páncreas para facilitar que las células absorban la glucosa. Sin embargo, cuando la insulina está siempre alta, las células comienzan a ser cada vez menos reactivas (lo que se conoce como resistencia a la insulina); esta condición dificulta que las células absorban la glucosa y, como consecuencia, se produce un nivel excesivo de azúcar en la sangre. La fibra mejora la sensibilidad a la insulina, pues ayuda a las células a absorber la glucosa, reduciendo el riesgo de desarrollar resistencia a la insulina y diabetes tipo 2.[11]

No olvidemos los beneficios de la fibra en el ecosistema del intestino: el microbioma, que descubrimos en el paso 1 (página 63). Algunos tipos de fibra tienen la función de prebióticos, que "alimentan" a las bacterias beneficiosas en el intestino y las ayudan a crecer. Estas bacterias fermentan los prebióticos y los convierten en ácidos grasos de cadena corta (AGCC), también conocidos como "posbióticos", sustancias que disminuyen la inflamación y mejoran la salud metabólica.[12]

Fuente de fibra	**Contenido aproximado de fibra por porción**
Frijoles negros, cocidos (100 g)	9 g
Garbanzos, cocidos (100 g)	8 g
Lentejas, cocidas (100 g)	8 g
Chícharos secos, cocidos (100 g)	8 g
Alcachofa, una pieza mediana	7 g
Frambuesa (100g)	7 g
Aguacate, la mitad de una pieza mediana	6.5 g
Pera, una pieza mediana con cáscara	5.5g
Cáscara de psilio, una cucharada	5 g
Manzana, una pieza mediana con cáscara	4.5 g
Almendras (30 g)	3.8 g
Col de Bruselas, cocida (100 g)	3.8 g
Camote, cocido con piel (100 g)	3.3 g
Plátano, una pieza mediana	3 g
Avena, cocida (100 g)	3 g
Semillas de girasol (30 g)	3 g
Quinoa, cocida (100 g)	2.8 g
Espinaca, cocida (100 g)	2.7 g
Brócoli, cocido (100 g)	2.6 g
Zanahoria, una pieza grande, cruda	2.5 g
Linaza, molida (una cucharada)	2 g
Fresa (100 g)	2 g

Incorporar alimentos con fibra en tu dieta diaria es una estrategia poderosa para disminuir el estrés físico que le imponen los picos de glucosa al organismo, ya que reduce la inflamación y previene que se active de manera innecesaria la respuesta al estrés y la segregación excesiva de cortisol. La buena noticia es que si has estado siguiendo los principios del paso 1 —eligiendo alimentos no procesados o mínimamente procesados, como frutas, verduras, legumbres, granos integrales, nueces y semillas—, con seguridad ya aumentaste la ingesta de fibra.

Revisa la lista anterior: ¿algunos de esos alimentos abundantes en fibra ya son parte de tu dieta diaria? De no ser así, empieza a añadirlos poco a poco. Incrementa la ingesta de fibra paulatinamente porque un cambio abrupto de poca a mucha fibra puede ocasionar incomodidades digestivas. Y no se te olvide tomar mucha agua todo el día para tener buena digestión.

A continuación, enlisto algunos ejemplos para que introduzcas alimentos abundantes en fibra en tu dieta esta semana.

Desayuno	• Prueba hojuelas de avena. Cocínalas en agua o leche y agrégales proteína en polvo o queso cottage (consulta la receta en la página 233) para un platillo equilibrado. También puedes dejarlas reposar toda la noche en el refrigerador con yogurt griego. • Agrégale cáscara de psilio a un vaso grande de agua o a tu smoothie. • Espolvorea frambuesas y un puñito de almendras en tu yogurt. • Cambia el pan blanco por pan integral.
Comida y cena	• Ponle legumbres (lentejas, garbanzos, frijoles) a tus ensaladas o sopas. • Incluye una variedad de verduras en cada comida; procura que la mitad de tu plato consista en verduras sin almidón. • Cambia el arroz blanco por quinoa, farro o cualquier grano integral. • Elige wraps, pasta o galletas integrales en lugar de las versiones con harinas refinadas. • Si las frutas o verduras son orgánicas, cómete la cáscara si es posible (manzanas, pepinos, papas).
Refrigerios	• Nueces, semillas o hummus con verdura cruda. • Come frutas completas en lugar de jugos de frutas.

Ahora que ya sabes por qué crear comidas equilibradas con carbohidratos ricos en fibra, proteínas y grasas fomenta el equilibrio de la glucosa, vamos a pasar al siguiente nivel.

No te saltes el desayuno

Soy defensora del desayuno, pero no de cualquier desayuno: tiene que ser equilibrado y con mucha proteína. Desayunar algo rápido, como café y plátano (que no suena tan mal), porque no tienes hambre, es el comienzo de un paseo en la montaña rusa de la glucosa. Un desayuno con mucha proteína no solo previene los picos inmediatos, sino que se ha demostrado que mejora la saciedad y el control del apetito todo el día.[13]

Resulta interesante que también se ha demostrado que desayunar refuerza el ritmo circadiano, pues influye en los genes que fomentan los procesos metabólicos, como la sensibilidad a la insulina, contribuyendo a mantener los niveles de glucosa estables todo el día. Por otra parte, saltarse el desayuno podría alterar estos genes o aumentar los niveles de glucosa después de las comidas.[14]

A lo mejor estás pensando: "¿No es saludable ayunar?" La respuesta breve es sí, para algunas personas. Si bien existe una infinidad de investigaciones en torno del ayuno que han demostrado múltiples beneficios, podría no ser recomendable para todos.[15] La mayoría de las investigaciones no tiene en cuenta las diferencias en los metabolismos de hombres y mujeres, ni las fluctuaciones hormonales que ocurren durante el ciclo menstrual. De acuerdo con mi experiencia, a las mujeres que ya padecen desequilibrios hormonales o niveles altos de estrés no les beneficia el ayuno.

De hecho, para muchos, y en particular para las mujeres, saltarse el desayuno puede suponer otro factor de estrés para su sistema ya de por sí sobrecargado. Vamos a poner como ejemplo a mi clienta Priya. Como su esposo disfrutaba los beneficios del ayuno, decidió hacer lo mismo. Sin embargo, pese a seguir la misma rutina de ayuno que su cónyuge (comer únicamente dentro de una ventana de ocho horas todos los días), Priya casi no bajó de peso. Aún peor, notó cambios en su estado de ánimo y en su energía. Todos los días, cuando el reloj se acercaba a las 10:00 u 11:00 a. m., Priya se empezaba a poner de malas y ansiosa, lo cual la distraía y afectaba su productividad en el trabajo. A la hora de la comida, estaba famélica y comía de más, y terminaba sintiéndose inflamada y cansada.

En cambio, esta rutina de ayuno estaba haciendo maravillas por el esposo de Priya. Bajó mucho de peso, y rápido, se sentía con más energía y más concentrado. Priya se sentía frustrada y confundida. ¿Por qué no gozaba de los mismos beneficios?

El ayuno, o no comer durante periodos largos, provoca que la glucosa disminuya y que se liberen glucocorticoides como el cortisol. Si bien estos ayudan a aumentar los niveles de glucosa para equilibrar la energía, como ya vimos, la elevación crónica de los niveles de cortisol puede ser problemática. Por eso es fundamental desayunar; es otra estrategia sencilla que le dará un merecido respiro a la respuesta al estrés de tu organismo. Al comenzar el día con una comida equilibrada podrás estabilizar los niveles de glucosa, favorecer el equilibrio hormonal y reducir la carga de la respuesta al estrés de tu organismo.

Cuando Priya cambió de estrategia y priorizó comer un desayuno nutritivo que consistía en mucha proteína, carbohidratos abundantes en fibra y grasas (sus favoritos eran el smoothie con pre + probióticos de la página 234 y el taco de huevo y frijoles negros de la página 235), en lugar de ayunar, enseguida notó los cambios en su salud y en su bienestar. No solo tenía más energía, redujo los antojos y mejoró su estado de ánimo, sino que también bajó algunos kilos sin esfuerzo.

Si eres de las personas que no tienen hambre en la mañana, intenta desayunar algo ligero o considera ajustar las porciones de la cena para que despiertes con hambre. De hecho, se ha demostrado que cuando el desayuno y la comida son más abundantes que la cena favorece el control de la glucosa, reduce el hambre y mejora la saciedad.[16] Inténtalo esta semana y comprueba si te sientes diferente.

Consistencia en los horarios de tus comidas

Una vez adoptado el hábito de consumir un desayuno con mucha proteína todos los días, la consistencia en los horarios de tus comidas es el siguiente factor para mantener estables todo el día los niveles de glucosa. Conseguir el equilibrio adecuado entre la frecuencia y el espaciado de las comidas es fundamental. Como acabamos de ver, dejar pasar demasiadas horas entre comidas provoca desplomes de glucosa. Por otra parte, picar todo el día perturba el ritmo natural del organismo y la respuesta a la insulina. La clave es la consistencia en intervalos regulares.

Este es un ejemplo de horarios para tus comidas que te puede ayudar a mantener la consistencia todo el día:

- Desayuno: 7:30 a. m.
- Comida: 1:30 p. m.
- Refrigerio (opcional): 4:00 p. m.
- Cena: 7:00 p. m.

Ajusta estos horarios de acuerdo con tu horario individual y tus preferencias. Lo importante es mantener un patrón consistente de comidas para estabilizar los niveles de glucosa y fomentar la salud metabólica.

Recuerda: no es necesario reformar el horario de todas tus comidas al mismo tiempo. Comienza desayunando a la misma hora todos los días, después haz lo mismo para la comida y la cena, poco a poco. Con el tiempo el cuerpo se ajusta y vas a tener hambre a la misma hora.

Cuando respetas un horario consistente para comer este también es bueno para el ritmo circadiano. En el paso 3 (página 135) explico su funcionamiento con detalle; por el momento basta con saber que comer a la misma hora fomenta la función metabólica óptima y regula los niveles de glucosa de forma más eficiente.

Cuando estos hábitos ya sean parte de tu vida, entonces pasa al siguiente, que te ayudará a controlar mejor tu glucosa, mejorar la saciedad y fomentar la salud metabólica en general.

Muévete

No solo lo que comes afecta los niveles de glucosa, también cuánto te mueves tiene repercusiones. Cuando realizamos alguna actividad física, los músculos se contraen y este movimiento activa los transportadores de glucosa que permiten que las células absorban glucosa del flujo sanguíneo *sin* la necesidad de insulina. Imagina que cada contracción muscular es como una flota de camiones que recogen glucosa para transportarla a las centrales eléctricas (mitocondria), donde se produce energía.

El efecto de la contracción muscular es similar al de la insulina: puede estabilizar los niveles de glucosa mientras minimiza la liberación de insulina, lo cual es favorable porque así se mantienen los niveles óptimos de esa hormona.[17] Recuerda que no es saludable que los niveles de insulina estén altos de manera constante; este fenómeno, conocido como hiperinsulinemia, puede provocar resistencia a la insulina.

Cuando hablo de contracción muscular no solo me refiero al ejercicio tradicional, como correr o nadar. *Cualquier tipo de movimiento* puede contribuir a una mejor gestión de la glucosa. De hecho, una revisión sistemática mostró que incluso ponerse de pie con frecuencia en periodos breves disminuye significativamente los niveles de glucosa después de comer, a diferencia de permanecer sentados. Caminar despacio resulta más efectivo para reducir los picos de glucosa y mantener niveles estables de insulina.[18] Un estudio en individuos con diabetes tipo 2 reveló que caminar despacio 10 minutos después de comer era más efectivo para gestionar la glucosa que una caminata de media hora en cualquier otro momento del día.[19]

Brianna, una de mis clientas, había estado padeciendo fatiga, niebla mental y dificultad para concentrarse en el trabajo. Después de implementar cambios en sus comidas, añadiendo más proteína y fibra, se empezó a sentir más concentrada y con mayor energía. Sin embargo, seguía sintiéndose cansada después de comer. Así que decidió incorporar una caminata sencilla de 15 minutos después de ingerir sus alimentos. Luego de un par de días, Brianna identificó mejoras importantes. Se mitigó el cansancio que sentía después de comer y se sentía más alerta y concentrada toda la tarde. También se sentía más tranquila, seguramente porque dedicaba 15 minutos a caminar en el parque, un entorno natural. (En el paso 5, página 181, explico por qué pasar algunos minutos en la naturaleza o en espacios verdes en un contexto urbano puede hacer maravillas para nuestra salud mental.) Si sientes que persisten algunos de los síntomas de mala regulación de la glucosa, como fatiga, antojos, aumento de peso, niebla mental, irritabilidad o ansiedad, intenta introducir actividad física en tu día, como Brianna, para sumarla a los otros hábitos que ya adoptaste.

El ejercicio más intenso, como actividades aeróbicas y entrenamiento de resistencia, suponen beneficios sustanciales para la gestión de la glucosa y la salud metabólica a largo plazo, así como el incremento de la resiliencia frente al estrés. Si bien el ejercicio moderado a intenso activa la producción de cortisol, se ha demostrado que disminuye la respuesta al cortisol ante posteriores estresores percibidos. Como consecuencia, con el tiempo el organismo es capaz de gestionar el estrés con mayor eficiencia.[20]

En el "Paso 4. Haz ejercicio para tener salud mental y física", vamos profundizar en el ejercicio y en sus efectos en el estrés, exploraremos varias estrategias de entrenamiento y aprenderemos a incorporarlas con facilidad a nuestra rutina diaria. Con tantas actividades, entiendo que para algunos sea difícil imaginar cómo incorporar la más sencilla en el día a día. Este es un ejemplo práctico de cómo incorporar tan solo 10 minutos de movimiento en tu rutina: tras comer, idealmente unos 30 minutos después, dedica 10 minutos para darle la vuelta a la cuadra. Si no es posible caminar, entonces sube y baja las escaleras, haz sentadillas o ponte de pie cada media hora en lugar de permanecer sentado todo el día. Recuerda, cualquier tipo de movimiento es mejor que nada. El objetivo es estimular la contracción muscular para incrementar la absorción de glucosa, previniendo así los picos de glucosa después de comer.

Aprovecha los nutrientes y alimentos que favorecen el equilibrio de la glucosa

En este paso te has esmerado mucho para equilibrar la glucosa. Espero que ya hayas empezado a notar los beneficios de crear comidas equilibradas con carbohidratos llenos de fibra, proteínas y grasas, así como la importancia de no saltarse comidas, en particular el desayuno, y los beneficios de moverte después de comer. Ahora vamos a concentrarnos en algunos nutrientes —magnesio, cromo, vitamina D, vitaminas B, ácido alfalipoico (ALA) e inositol— que han demostrado fomentar la regulación de la glucosa. También vamos a explorar la canela y otros alimentos ricos en polifenoles (té verde) que contienen compuestos bioactivos capaces de estabilizar los niveles de glucosa y mejorar la sensibilidad a la insulina.

La investigación en esta área es prometedora, pues cuando combinamos estos compuestos con otras estrategias —que ya vimos en este paso— podrían mejorar la salud metabólica y el bienestar general.

Magnesio

El magnesio juega un papel esencial en el metabolismo energético y en el transporte de la glucosa entre las membranas celulares. La deficiencia de este elemento puede interrumpir la actividad de los receptores de insulina en el interior de las células, lo que a su vez puede reducir la sensibilidad a la insulina. Algunos efectos de la deficiencia de magnesio son resistencia a la insulina, intolerancia a la glucosa y mayor riesgo de desarrollar diabetes tipo 2.[21] La ingesta adecuada de alimentos ricos en magnesio (en la página 106 encontrarás una lista) y, en caso necesario, de un suplemento de magnesio (consulta la página 107) fomenta el óptimo metabolismo de la glucosa y la sensibilidad a la insulina.

Cromo

El cromo podría mejorar la acción de la insulina y facilitar la absorción de la glucosa en las células. Se ha demostrado que el picolinato de cromo en particular reduce la resistencia a la insulina y el riesgo de desarrollar enfermedades cardiovasculares y diabetes tipo 2.[22] Incorporar alimentos ricos en cromo en tu dieta, como granos integrales, brócoli, chícharos, levadura de cerveza, carne de res, pavo, pescado y manzanas, favorece los niveles saludables de glucosa.

Vitamina D

La vitamina D es fundamental para mejorar la sensibilidad a la insulina. Incrementa la producción y la secreción de insulina y fomenta la absorción de la glucosa en las células. Entre los efectos de la deficiencia de vitamina D figuran la resistencia a la insulina, el metabolismo deficiente de la glucosa y mayor riesgo de desarrollar diabetes tipo 2.[23] Consumir alimentos que contengan vitamina D, como pescado graso, hongos y huevos, así como la exposición adecuada a la luz solar, contribuyen a mantener niveles óptimos de vitamina D y a regular la glucosa.

Vitaminas B

Las vitaminas B también son esenciales para regular la glucosa, pues participan en los procesos involucrados en el metabolismo energético.

Las vitaminas B6, B9 y B12 influyen en el metabolismo de la glucosa y en la acción de la insulina. Consumir alimentos abundantes en vitaminas B (consulta la lista de la página 109) ayuda a mantener un metabolismo energético óptimo y el equilibrio de la glucosa.

Ácido alfalipoico

El ácido alfalipoico es un antioxidante capaz de disminuir los niveles de glucosa y de incrementar la sensibilidad a la insulina. De acuerdo con algunas investigaciones, los suplementos de ácido alfalipoico podrían mejorar la tolerancia a la glucosa y a la sensibilidad a la insulina entre individuos con resistencia a la insulina o con diabetes tipo 2.[24] Las vísceras, la carne roja, el brócoli, el jitomate, la espinaca y la col de Bruselas son buenas fuentes de este ácido.

Inositol

El inositol participa en la comunicación celular y en la sensibilidad a la insulina, ambas importantes para regular la glucosa. Las mejores fuentes alimenticias son frutas como el melón, los cítricos, los frijoles, los granos integrales, las nueces, las semillas y las vísceras. Algunas investigaciones señalan que los suplementos de inositol pueden mejorar el control glucémico en padecimientos como resistencia a la insulina y síndrome del ovario poliquístico (SOP), mitigando el riesgo de padecer hiperglucemia y trastornos metabólicos similares.[25] Hay muchas formas de consumir inositol, pero las dos más eficaces para el SOP son el myo-inositol y el D-chiro-inositol.

Canela

La canela no solo es deliciosa, también supone beneficios para regular la glucosa. Contiene compuestos, como el cinamaldehído y el ácido cinámico, que podrían mejorar la sensibilidad a la insulina y reducir los niveles de glucosa.

Un estudio que se realizó a 80 personas con SOP descubrió que ingerir 1.5 g de canela en polvo todos los días en el curso de 12 semanas redujo significativamente los niveles de insulina en ayuno y mejoró la sensibilidad a la insulina, comparado con un placebo.[26] Otro estudio descubrió que consumir 250 mg de canela dos veces al día durante dos meses mejoró la sensibilidad a la insulina entre 137 individuos con concentraciones altas de glucosa.[27]

Si consumes canela con frecuencia, prueba la canela de Ceilán en lugar de la *cassia*, pues tiene menor concentración de cumarina, un compuesto que podría ser perjudicial si se ingiere en dosis altas. En el caso de un consumo regular, se trata de una alternativa más saludable y segura.

Espolvorea canela en tu avena, tu yogurt o tus smoothies; es un toque rico y bueno para la glucosa. También es un ingrediente de los tés herbales. Prepara tu propio té: pon a hervir tres varitas de canela en 500 ml de agua entre 5 y 10 minutos.

Alimentos ricos en polifenoles

Conocimos los polifenoles en el paso 1 por su capacidad para mejorar las bacterias intestinales y fomentar la salud del intestino (consulta la página 101). Con suerte, ya incorporaste estas fuentes en tu dieta. Ahora nos vamos a concentrar en los beneficios para regular la glucosa.

Los polifenoles son compuestos de origen vegetal. Algunas de las fuentes alimenticias más potentes son moras azules, zarzamoras, frambuesas y fresas, así como manzanas, uvas, granadas y cerezas. Verduras como la cebolla morada, la espinaca y las alcachofas también son fuentes extraordinarias. Bebidas como el café y el té verde y negro son particularmente abundantes en polifenoles, así como el cacao y el chocolate amargo. Otras fuentes incluyen especias (canela), aceitunas, aceite de oliva extra virgen, soya, nueces y semillas.

Diversos estudios sugieren que los polifenoles también disminuyen la glucosa mediante varios mecanismos, como inhibir las enzimas que descomponen los carbohidratos,[28] reduciendo así los picos de glucosa. También incrementan la sensibilidad a la insulina y mejoran la absorción de la glucosa en las células. Además, los polifenoles poseen propiedades antioxidantes que previenen el estrés oxidativo, lo que favorece el control de la glucosa.[29]

Los polifenoles de moras, cerezas, verduras moradas, té verde, café, aceite de oliva extra virgen y canela (consulta el párrafo anterior) son particularmente efectivos para mejorar el control de la glucosa.

¿Cuáles de estos alimentos nutritivos incorporarías a tu dieta para fomentar una mejor gestión de la glucosa?

Felicidades por terminar el paso 2: "Equilibra la glucosa". Como mencioné en el capítulo 3, sugiero dedicar por lo menos dos semanas para integrar los nuevos hábitos que aprendiste en tu rutina diaria antes de seguir al paso 3.

Hábitos esenciales para incorporarlos en el paso 2

La siguiente lista incluye sugerencias acerca de cómo implementar cambios pequeños en el curso de las próximas dos semanas. De nuevo, adáptalos con total libertad en la medida de tus necesidades.

<table>
<tr><td colspan="2">Semana 3
Sigue poniendo en práctica los hábitos que adoptaste en el paso 1 y, poco a poco, en el curso de las próximas dos semanas empieza a adoptar los que aprendiste en este paso.</td></tr>
<tr><td></td><td>☐ Asegúrate de combinar proteínas y grasas con tus carbohidratos, incluso en los refrigerios. Consulta la lista de fuentes de proteínas (página 72), de carbohidratos (página 80) y de grasas (página 87), o bien la tercera parte para recetas completas (página 229).
☐ Introduce más fibra en tus desayunos (página 121). Por ejemplo, desayuna hojuelas de avena cocidas (consulta la receta de avena cocida con moras azules y queso cottage de la página 233) o bien espolvorea tu tazón de yogurt con un puño de nueces o semillas. Para la comida o el almuerzo, agrega frijoles a tu ensalada o tu sopa.
☐ Desayuna una comida equilibrada con mucha proteína todos los días.
☐ Consume alimentos nutritivos que favorezcan la gestión de la glucosa (consulta la página 129). Por ejemplo, espinaca o brócoli (fuentes de cromo) con algún pescado graso y hongos (abundantes en vitaminas B y D).</td></tr>
</table>

Semana 4

Esta semana seguirás con los hábitos de las semanas 1-3, pero también vas a mantener un horario consistente para tus comidas, realizar actividad física e incorporar nutrientes y alimentos que fomentan el equilibrio de la glucosa.

- ☐ Organiza un horario para tus comidas y, a partir de ahora, procura comer a la misma hora todos los días.
- ☐ Agrega una caminata breve o una sesión de 10 minutos de movimiento (sube y baja las escaleras y haz sentadillas o un poco de limpieza en tu casa) después de comer.
- ☐ Consume alimentos con alto contenido de polifenoles todos los días. Por ejemplo, un puñado de moras azules o una taza de té verde.
- ☐ Incorpora alimentos nutritivos que fomenten la gestión de la glucosa, como espinaca y kale (ricos en magnesio), brócoli y chícharos (fuentes de cromo), pescado graso y hongos (fuentes de vitamina D), carne, pescado, lácteos y huevos (ricos en vitaminas B), así como alimentos que contengan ácido alfalipoico, como espinaca y brócoli, e inositol, como melón, trigo sarraceno y cítricos.

En cuanto estos hábitos se vuelvan automáticos, llévalos un paso más allá; por ejemplo, agrega una caminata breve después de la comida y la cena o espolvorea canela a tu yogurt o a tu avena en las mañanas. Regresa a las páginas 50-53 y vuelve a responder los cuestionarios. ¿Cambiaron tus síntomas?

Prosigue con el paso 3 cuando sientas que estos hábitos se han consolidado en tu rutina. Es hora de descubrir una de las mejores maneras de abordar el trastorno del eje HHS y los desequilibrios de cortisol: regulando el ritmo circadiano.

6

Paso 3. Regula el ritmo circadiano

De cara al sol, las sombras se posarán detrás de ti.
Walt Whitman

En los primeros dos pasos nos centramos mucho en qué comer y cómo. Con algunos cambios, pequeños pero consistentes, puedes reducir los estresores comunes, equilibrar los niveles de cortisol y reabastecer las reservas de energía para desarrollar resiliencia ante el estrés. Ahora nos vamos a concentrar en regular el reloj interno del organismo.

Si alguna vez has atravesado distintas zonas horarias durante un viaje, entonces conoces el temible *jet lag*: cansancio durante el día, insomnio de noche, batalla con niebla mental y altibajos emocionales, apetito errático, variaciones en los horarios de las deposiciones y una sensación generalizada de malestar. Estos síntomas responden al desfase del ritmo circadiano.

El ritmo circadiano es el reloj interno del organismo y no solo regula el ciclo sueño-vigilia, sino también la mayoría de los procesos fisiológicos, como el metabolismo, la digestión, la función inmunológica, el equilibrio hormonal, la función cognitiva y más. Cuando se perturba este ritmo, ya sea por trabajar durante horarios nocturnos, cuidar a un recién nacido, realizar viajes frecuentes, mantener hábitos de sueño erráticos, entre otros factores, te puede hacer sentir agotado, de malas e incapaz de desempeñarte de forma normal. Con el tiempo, estas alteraciones pueden provocar problemas más serios.

De acuerdo con algunos estudios, es más probable que los trabajadores por turnos (una de las alteraciones más frecuentes del ritmo circadiano) desarrollen problemas de salud (intestinales,[1] obesidad,[2] diabetes[3] y enfermedades cardiovasculares[4]), comparados con trabajadores con horarios regulares.

Si bien el *jet lag* y el trabajo por turnos son ejemplos evidentes de trastornos del ritmo circadiano, hay otros más sutiles que tienen que ver con nuestra tendencia de atiborrar el día de actividades (como exceso de trabajo, atracones de Netflix, escroleo en el teléfono celular, entre otras), todas a costa del sueño.

En la primera parte mencionamos la importancia del sistema circadiano para mantener la homeostasis y la salud óptima, así como algunas alteraciones. Antes de entrar de lleno a los hábitos aconsejables para regular el ritmo circadiano quiero explicar un poco más a fondo cómo funciona el ritmo circadiano para entender por qué es tan importante para la salud.

Para entender el reloj interno

Todo lo que hace el organismo debe realizarse en un horario específico para que todo el sistema funcione sin contratiempos. Casi todas las células del organismo contienen un reloj circadiano —conocido como "reloj periférico"— que controla la expresión de ciertos genes, los activan y los desactivan siguiendo una secuencia específica, lo cual influye en la segregación de hormonas, en el metabolismo, en el sistema inmune y más.[5] Esta meticulosa sincronización garantiza la eficiencia de los horarios para el sueño, la digestión, el crecimiento y la reparación de los tejidos.

Los relojes periféricos deben estar sincronizados con el medio ambiente a través de señales externas denominadas *zeitgebers* ("cronómetros" en alemán). La luz es el *zeitgeber* más potente; sin embargo, hay otros dos muy importantes: el horario de las comidas y la actividad física. Nuestros relojes periféricos son parecidos a un reloj que no se reinicia con frecuencia, pues empiezan a fallar si no están *sincronizados* de manera consistente con el medio ambiente. Este proceso se denomina "sincronización" y asegura que nuestros relojes internos se coordinen con un día de 24 horas.

El elemento más importante de la sincronización es el núcleo supraquiasmático (SCN, por sus siglas en inglés), conocido coloquialmente como "reloj maestro". Esta diminuta parte del cerebro recibe información de los ojos a través de células supersensibles (células ganglionares de la retina). Estas células detectan cambios en la intensidad y la longitud de onda de la luz (ciclo día-noche), información que envían al SCN. Después, este se comunica con otras partes del cerebro y el organismo con señales neuronales, hormonales (melatonina, cortisol) y moleculares para sincronizar los relojes periféricos con el ciclo de 24 horas.

Por ejemplo, los relojes periféricos en el aparato digestivo controlan cuándo segregar hormonas como la grelina (la hormona del hambre) y la leptina (la hormona de la saciedad), cuándo producir enzimas digestivas, absorber nutrientes y transportar los alimentos y los desperdicios por el sistema digestivo. El reloj en el páncreas cronometra cuándo producir insulina o desacelerar la producción. Cada reloj periférico opera con autonomía, pero todos deben estar sincronizados con el ciclo de 24 horas.

Sin esta coordinación, los relojes internos no estarían sincronizados con el día natural y el ciclo nocturno, lo que alteraría el ritmo circadiano y tendría serios estragos en la salud. Los trastornos del ciclo circadiano incrementan la carga alostática, deteriorando la función cognitiva, el estado de ánimo y la salud física.[6] Se trata de un estresor mayor para el organismo y es la causa primordial de la disfunción del eje HHS y de la desregulación del cortisol. De hecho, el sistema circadiano influye en la liberación del cortisol (el patrón diario que abordamos en la primera parte, página 32), en particular el SCN y su interacción con el eje HHS.

Para mejorar la salud, desarrollar y mantener resiliencia ante el estrés y la enfermedad, debemos asegurarnos de que nuestros relojes internos estén sincronizados con el medio ambiente y el ciclo día-noche. En este paso te voy a enseñar a hacerlo reforzando tres señales horarias.

1. Exposición a la luz
2. Horarios de comidas
3. Actividad física

Vamos a aprender a mejorar la calidad del sueño, una de las formas primordiales por las que el organismo se mantiene en sincronía con los ritmos circadianos naturales.

Muchas de las estrategias de este capítulo no son viables para quienes trabajan por turnos. Sin embargo, en la página 147 comparto algunos consejos para minimizar los efectos nocivos del trabajo por turnos en el ritmo circadiano.

Domina la exposición a la luz

Para la mayoría de las plantas y los animales, entre ellos los seres humanos, la luz es la principal señal externa que contribuye a sincronizar el ritmo circadiano con el ciclo día-noche. La exposición a la luz (la luz azul, en particular) estimula las células ganglionares de la retina, que posteriormente envían señales al SCN. El horario y la duración de la exposición a la luz puede fomentar y reforzar el ritmo circadiano, o bien alterarlo.

Los seres humanos evolucionamos sin electricidad; la luz solar dictaba nuestras actividades diarias. Despertábamos al amanecer, con la radiante luz azul que envía la inconfundible señal al cerebro (a través de los ojos) de que el día había comenzado. En el transcurso del día, la luz solar nos mantenía alertas y productivos. Al atardecer, el descenso gradual de la intensidad de la luz y la llegada de la oscuridad transmitía una señal clara al cerebro de que el día estaba por terminar, condicionando al cuerpo para prepararse a descansar y dormir.

El estilo de vida moderno es muy distinto, pues supone desafíos para nuestro ritmo circadiano, que sigue siendo el mismo que el de nuestros ancestros. El uso de luz artificial, como la iluminación de interiores y los aparatos electrónicos que emiten luz azul, confunde al SCN que recibe información lumínica todo el día. Por ejemplo, la exposición a luz artificial en la tarde, en particular de las pantallas de nuestros *smartphones*, tabletas, computadoras y televisiones, puede interrumpir la producción de melatonina, la hormona que regula el ciclo sueño-vigilia.[7] Del mismo modo, los horarios irregulares del sueño, el trabajo por turnos y el *jet lag* social (como dormir más tarde los fines de semana) alteran el ritmo circadiano, pues nos exponemos a la luz en horarios inadecuados y modificamos nuestros patrones de sueño.

Desde luego, no es algo realista pretender eliminar la luz artificial; sin embargo, si entendemos cómo nos afecta, podemos realizar cambios importantes. Al adoptar un par de hábitos sencillos podremos ajustar la exposición a la luz a nuestros ritmos naturales.

En las mañanas los ojos necesitan luz solar

La luz solar matutina está repleta de luz azul que estimula fotorreceptores especializados en la retina, particularmente sensibles a la luz de ondas cortas de la mañana. Cuando estos fotorreceptores se activan, envían señales potentes al SCN que se sincronizan con los relojes periféricos.

La exposición a la luz radiante en las mañanas también nos ayuda a estar más alertas y menos cansados en el curso del día, así como a dormirnos temprano en la noche. Esto se debe a que cuando recibimos luz solar de día, el SCN le envía señales al cuerpo para que disminuya la producción de melatonina, lo que nos ayuda a sentirnos despiertos y alertas durante día. Al mismo tiempo, estimula y mejora la producción diurna de cortisol en un horario en el que el cortisol debe estar más elevado.

En el capítulo 1 aprendimos que la producción de cortisol sigue un patrón circadiano, alcanza su punto más alto poco después de que despertamos y va disminuyendo poco a poco en el curso del día, hasta llegar a su punto más bajo en la noche (consulta la página 33). Las alteraciones de este patrón ocasionan diversos síntomas, como fatiga diurna y dificultad para conciliar el sueño de noche. La exposición matutina a luz radiante fomenta la producción de cortisol mediante el eje HHS, asegurando la sincronización del ritmo circadiano. De acuerdo con un estudio, además de reprimir la secreción de melatonina, también fomenta el aumento inmediato de los niveles de cortisol (> 50 %).[8]

La exposición matutina a la luz solar siempre es beneficiosa, pero es particularmente importante si sueles despertar agotada o si tuviste puntaje alto en el cuestionario de cortisol bajo de la página 52, pues estimula los niveles de cortisol después de despertar. Si tuviste puntaje alto en el cuestionario de cortisol elevado de la página 50, no pasa nada, no disparará tu cortisol; al contrario, contribuirá a regular tu ritmo natural.

Hace poco, una de mis alumnas virtuales, Fionna, compartió que su rutina ha supuesto una gran diferencia en su calidad de sueño y sus niveles de energía. Antes despertaba completamente agotada y para funcionar tardaba un par de horas (y mucha cafeína). Su rutina habitual consistía en despertar casi a rastras de la cama, apurarse a preparar a los niños y tomarse un café cargado para lograrlo. Decidió probar algo diferente. En lugar de despertar para afrontar el caos de inmediato, empezó a despertar 15 minutos más temprano para tener algo de silencio antes de que despertaran sus hijos. Se lavaba los dientes, se preparaba una taza de agua tibia con limón y salía al balcón. Como vivía en un rascacielos con vista al amanecer, dedicaba unos 10 minutos a disfrutar su bebida tibia y la hermosa vista. Al principio el cambio fue sutil, pero con el tiempo se percató de que empezó a dormir mejor en la noche, despertaba sin tanto esfuerzo en la mañana y se sentía más alerta y con más energía al despertar.

Para cosechar los beneficios de la exposición a la luz matutina, como Fionna, prueba estas estrategias.

- Planea salir a la calle un par de minutos después de levantarte, idealmente en el transcurso de una hora. Puede ser para pasar unos minutos en el patio o en el jardín o, incluso, abrir la ventana o la puerta para absorber luz natural. No importa si el día está soleado o nublado; lo importante es salir y no quedarse en el interior. En un día soleado, la iluminancia de la luz solar directa es de 100 000 lx; bajo la sombra, de 10 000 a 25 000 lx. En un día nublado, los niveles de iluminancia disminuyen a unos 1 000 lx; en un día lluvioso o muy nublado, apenas por encima de los 500 lx. La iluminancia de la luz interior oscila entre 100 y 300 lx.
- Cuando no hay luz natural (durante el invierno, cuando los días son más cortos o si empiezas a trabajar antes del amanecer), un aparato de terapia de luz radiante (conocido como caja de luz o lámpara de luz SAD) para exposición a luz matutina puede ser efectivo para gestionar las alteraciones al ritmo circadiano.[9]

Limita la exposición a la luz en la tarde

Como ya vimos, la exposición a fuentes de luz artificial es generalizada, en particular durante la tarde. Cada vez pasamos menos tiempo en el exterior durante el día; además de que después del anochecer estamos expuestos a múltiples fuentes de luz artificial. Esto puede ser un desafío para nuestros ritmos circadianos. Cuando exponemos los ojos a luz radiante de noche, se interrumpe la producción de melatonina y se nos dificulta conciliar y mantener el sueño.

Si bien no es realista recuperar las tardes y las noches oscuras de nuestros ancestros, existen estrategias para minimizar el efecto de la luz vespertina:

- Atenúa las luces de tu casa de una y media a dos horas antes de acostarte con lámparas o atenuadores de luz, en lugar de iluminar la casa con luz fría en el techo. Esta reducción gradual de la intensidad de la luz le indica al cuerpo que es hora de relajarse y prepararse para dormir. También puedes comprar focos rojos o ámbar para las lámparas, pues esos colores no interrumpen la producción de melatonina y fomentan una mejor calidad de sueño.
- Limita la luz azul de aparatos electrónicos en la noche: evita usar aparatos electrónicos, como *smartphones,* tabletas y computadoras por lo menos una hora antes de dormir. También puedes limitar la luz azul de estos aparatos con *apps* que la filtran o con características que incluyen los aparatos para ajustar la temperatura del color de la pantalla.
- Cuando se ponga el sol, considera usar lentes diseñados para filtrar la luz azul que emiten los aparatos electrónicos y las luces artificiales. Los "lentes con filtro de luz azul" son ámbar o naranja para reducir la luz azul.

Oscuridad total en tu cuarto

La oscuridad es una señal natural para el cuerpo; le indica que es hora de descansar y liberar melatonina. Cualquier exposición lumínica, incluso a fuentes tenues como relojes o luces ambientales del exterior, puede alterar las fases del sueño y disminuir su calidad. Estas interrupciones pueden provocar que despertemos con más frecuencia en el curso de la noche, alterando el ritmo natural del organismo.

Para mantener tu cuarto lo más oscuro posible, considera lo siguiente:

- Instala cortinas o persianas que bloqueen fuentes de luz externa, como faroles o faros de coches, para crear un entorno oscuro para dormir.
- Cubre o atenúa la luz de aparatos electrónicos en el cuarto, como relojes.
- Usa un antifaz si no puedes controlar las fuentes de luz externa.

¿Qué pasos prácticos puedes llevar a cabo esta semana para gestionar mejor la exposición a la luz? ¿Puedes empezar saliendo a la calle o sentándote cerca de una ventana abierta minutos después de despertar? ¿Qué hay de no revisar el teléfono antes de dormir para reducir la exposición a la luz azul? Si tu cuarto tiene demasiada luz, intenta dormir con antifaz. Recuerda, los cambios pequeños pero consistentes generan cambios importantes.

Cuando hayas dominado la exposición a la luz podremos pasar a las siguientes señales horarias: los horarios de las comidas.

Come en sincronía con el ritmo circadiano

En el paso 2 abordamos la importancia de comer a la misma hora, así que quizá ya hayas integrado este paso en tu rutina. Además de equilibrar la glucosa, esta es una de las formas más efectivas de sincronizar los relojes periféricos, en particular los del intestino, para optimizar la absorción de nutrientes y mejorar la producción de energía.

Nuestros cuerpos han evolucionado para anticipar y responder a horarios regulares para comer; cambiar de forma drástica estos horarios puede causar estragos en la salud metabólica. Estudios realizados con animales han demostrado que alterar los horarios de alimentación interrumpe la sincronía de los relojes periféricos, incluso cuando el SCN sigue coordinado con los ciclos día-noche.[10] Esta desincronización altera las funciones metabólicas, lo que a largo plazo puede generar padecimientos, como obesidad o resistencia a la insulina.

Piensa que es habitual tener hambre a la misma hora en la mañana. Se trata del ritmo circadiano en acción. Anticipando la hora habitual de desayunar, el desayuno envía señales al organismo para segregar grelina, la cual estimula el apetito; el páncreas comienza a producir insulina para gestionar los niveles de glucosa, y el intestino prepara los jugos digestivos. Todo esto dispone al organismo para su próxima comida.

No obstante, los hábitos erráticos, como saltarse el desayuno un día pero no el siguiente, pueden confundir los relojes internos del cuerpo. El sistema digestivo seguirá trabajando para procesar los alimentos, pero comer en horarios irregulares alterará su funcionamiento óptimo, lo que empeorará la digestión y producirá más fluctuaciones de la glucosa y menor absorción de nutrientes.

Resulta interesante que desayunar (a diferencia de no hacerlo, uno de los hábitos que exploramos en el paso 2) tiene un papel vital en la tarea de regular los ritmos circadianos, así como en optimizar la digestión, la absorción de nutrientes y la regulación de la glucosa.

Con suerte ya adoptaste el horario de comidas del paso 2 (consulta la página 115) para mantener la consistencia durante el día. Ahora vamos a revisar algunos hábitos que te ayudarán a seguir mejorando y a sincronizar tus comidas con el ritmo circadiano, maximizando así la salud metabólica, los niveles de energía y el bienestar general.

Come temprano

En lugar de consumir la mayoría de tus calorías en la noche con una cena abundante, intenta repartirlas: desayuna y come con más abundancia. Si estás acostumbrado a comer ligero o a saltarte el desayuno, al principio puede ser difícil, sobre todo si trabajas en una oficina y tu horario de comida es limitado. Una solución sencilla es cocinar una cena abundante para que siempre tengas sobras para la comida del día siguiente. Cuando desayunas y comes más, no cenarás tan pesado. Este enfoque funciona porque nuestros cuerpos procesan la glucosa y mantienen la sensibilidad a la insulina mejor en la mañana y temprano por la tarde y peor entrada la tarde y hasta la noche. Las cenas ligeras favorecen los ritmos naturales del cuerpo.

Limita tu ventana de comidas a 12 horas durante el día

Este paso es una variante suave de la restricción temporal de la alimentación (TRE, por sus siglas en inglés), una práctica que supone consumir todas tus comidas dentro de un marco temporal definido todos los días. Por ejemplo, si desayunas a las 8:00 a. m., la idea es que termines tu última comida a las 8:00 p. m. Así, los horarios de tus comidas están sincronizados con los horarios en los que el intestino está más dispuesto a procesar los alimentos (con más jugos digestivos y mejor control de la glucosa y absorción de nutrientes). Esta práctica deja descansar a tu intestino de noche, cuando no está preparado para digerir, y dispone suficiente tiempo para las labores esenciales de "limpieza", como el complejo motor migrante, que se encarga de los desechos y prepara el intestino para el día siguiente.

Come más o menos a la misma hora, incluso los fines de semana

Volvemos al poder de la anticipación. Cuando consumes tus comidas (y refrigerios) a la misma hora todos los días, los relojes periféricos empiezan a prepararse para la comida siguiente, optimizando sus funciones para procesar con eficiencia y aprovechar los nutrientes. Cambiar tus comidas con frecuencia o comer refrigerios a deshoras puede generar inconsistencias en la secreción de hormonas, en la actividad de las enzimas digestivas y en los procesos metabólicos que pueden alterar la digestión y las funciones metabólicas.

Elige las bebidas adecuadas a la hora adecuada

Para sacarle más provecho a las bebidas con cafeína, como café, té verde, matcha, té negro, té blanco, mate y de otras fuentes "ocultas", como bebidas a base de cacao, energéticas y refrescos, lo mejor es tomarlas en la mañana o temprano por la tarde para no alterar el sueño después.

Puedes tomar tés herbales sin cafeína durante todo el día, y son muy buenos en la noche o antes de dormir. Estos tés, como la manzanilla o la lavanda, poseen ingredientes relajantes que promueven la relajación y el sueño. Algunos tés herbales que pueden ser beneficiosos entrada la tarde o durante la noche son la manzanilla, el toronjil y la albahaca morada. Estos tés ayudan a que el cuerpo y la mente se relajen, por lo que son ideales para tomarlos entrada la tarde (consulta el siguiente recuadro).

Tés relajantes

Manzanilla

La manzanilla contiene apigenina, un antioxidante que se adhiere a ciertos receptores cerebrales que promueven la somnolencia y reducen el insomnio.[11] Una taza de té de manzanilla una hora antes de dormir puede ser un excelente ritual nocturno para relajarse y descansar.
Instrucciones de preparación: añade una cucharada de té de hoja suelta en un colador de té. Agrega una taza de agua hirviendo y deja reposar 5-10 minutos. Retira y disfruta.
Precauciones: las personas alérgicas a la familia *Asteraceae* deben tener cuidado con la manzanilla. Asimismo, puede interactuar con ciertos medicamentos como anticoagulantes y sedantes; si los consumes o tienes condiciones preexistentes, consulta a tu médico. Las mujeres embarazadas o lactantes deben consumirla con precaución pues la información relativa a su seguridad es limitada.

Toronjil

Tradicionalmente el toronjil o melisa se ha empleado como hierba relajante capaz de mitigar el nerviosismo, la tensión y la ansiedad. Una revisión sistemática y metaanálisis desvelaron que el toronjil puede mejorar síntomas de depresión y ansiedad.[12]
Instrucciones de preparación: añade una cucharada de té de hoja suelta en un colador de té. Agrega una taza de agua hirviendo y deja reposar 5-10 minutos. Retira y disfruta.

Precauciones: el toronjil podría cambiar la función tiroidea, reducir los niveles de hormona tiroidea e interferir con la terapia de reemplazo de hormona tiroidea. Si padeces hipotiroidismo, evita el toronjil. Las mujeres embarazadas o lactantes deben consumirlo con precaución, pues la información relativa a su seguridad es limitada.

Té de pasiflora

La pasiflora es un remedio botánico que tradicionalmente se ha empleado para mejorar la calidad del sueño y promover la relajación. Estudios prematuros sugieren que estimula el nivel de ácido gamma-aminobutírico (GABA, por sus siglas en inglés), principal neurotransmisor relajante e inhibitorio, en el cerebro.[13] Esto puede derivar en relajación, mejor estado de ánimo, mejor calidad de sueño y alivio de dolor.

Instrucciones de preparación: añade una cucharada de té de hoja suelta en un colador de té. Agrega una taza de agua hirviendo y deja reposar 5-10 minutos. Retira y disfruta.

Precauciones: no mezcles pasiflora con antidepresivos antiguos, como los inhibidores de la monoaminooxidasa. Podría interactuar con otros fármacos entre ellos, sedantes y anticoagulantes; si los consumes o tienes condiciones preexistentes, consulta a tu médico. Las mujeres embarazadas deben evitarla.

¿Qué estrategias puedes implementar para comer en sincronía con el ritmo circadiano? No olvides que, al principio, los nuevos hábitos cuestan trabajo; por eso es importante centrarse en cambios pequeños y factibles que se van acumulando con el tiempo. Todo suma y dentro de poco comenzarás a experimentar los beneficios de reforzar el ritmo circadiano: mejor digestión, calidad de sueño, energía constante y mayor resiliencia ante los estresores cotidianos. ¿Lo mejor? A medida que vas experimentando estos beneficios, se refuerzan los hábitos y resulta más fácil mantenerlos.

Vamos a realizar un breve repaso de cómo adoptamos los hábitos con un ejemplo que puedes poner en práctica de esta sección:

- *Señal (detonante)*: es hora de comer.
- *Hábito (nueva conducta)*: consumes una comida abundante y equilibrada con las sobras del día anterior en lugar de picar unas galletas con hummus.
- *Recompensa*: tendrás menos antojos y menos hambre en la tarde, lo que te hará cenar más ligero y dormir mejor de noche.

Para los trabajadores por turnos

Entiendo que no es posible realizar muchas de las estrategias descritas hasta aquí. Voy a compartir algunas recomendaciones para minimizar los efectos disruptivos del trabajo por turnos en el ritmo circadiano:

- *Evita cambiar de turnos con frecuencia.* Si es posible, procura no cambiar del turno matutino al nocturno con frecuencia. El cambio constante de tus horarios dificulta que tu cuerpo se adapte. Si es ineludible cambiar de turno, procura negociar un horario para que los cambios no sean tan frecuentes, así le das tiempo suficiente al cuerpo de adaptarse a cada turno antes de tener que cambiar de nuevo.
- *Prioriza los turnos matutinos por encima de los nocturnos.* Los turnos temprano por la mañana son mucho más sencillos para el ritmo circadiano que los turnos nocturnos. Si es posible, intenta trabajar de día (por ejemplo, de 5:00 a. m. a 1:00 p. m.) y no de noche. Los turnos nocturnos (por ejemplo, de 11:00 p. m. a 7:00 a. m.) son los más disruptivos para el ritmo circadiano. Si los turnos nocturnos son inevitables, sigue estas estrategias para reducir los efectos nocivos:
- *Reduce la exposición a la luz.* A medida que se acerca el final de tu turno, reduce la exposición a la luz. Los filtros de luz azul pueden ayudar.
- *Evita la luz solar de camino a casa.* Usa lentes oscuros para bloquear la luz solar y acuéstate en cuanto llegues a casa.

- *Crea un entorno oscuro para dormir*. Instala cortinas *blackout* y usa un antifaz.
- *Recibe luz solar al despertar*. Cuando despiertes, procura que te dé el sol o utiliza una caja de luz para estimular la luz diurna antes de tu próximo turno.
- *Cafeína*. Consume cafeína con moderación y evítala por lo menos seis horas antes de que termine tu turno.
- *Horarios de las comidas*. Consume tu primera comida a la hora de haber despertado y planea las subsecuentes cada 3-5 horas hasta que te acuestes. Por ejemplo, si despiertas a las 4:00 p. m., come antes de las 5:00 p. m., vuelve a comer antes de tu turno (entre las 9:00 y las 10:00 p. m.), come un refrigerio durante tu turno (alrededor de la 1:00 o 2:00 a. m.) y vuelve a comer un par de horas antes de que termine tu turno (en torno de las 5:00 a. m.).
- *Evita comidas copiosas antes de que termine tu turno*. Podrían afectar la digestión e interrumpir tu sueño.
- *Lleva comidas saludables preparadas en casa*. Preparar tus comidas con anticipación garantiza que estás consumiendo alimentos nutritivos y equilibrados durante tu turno.
- *Hidrátate*. Consume suficiente agua, pero reduce la ingesta un par de horas antes de que termine tu turno para no despertar con el fin de ir al baño mientras duermes.

Ahora concentrémonos una vez más en la actividad física.

Planea tu actividad física

En el paso 2 señalamos que el movimiento puede ayudarte a controlar mejor la glucosa, así que con suerte ya incorporaste el hábito de hacer alguna actividad física durante 10 minutos después de tus comidas. En este paso vamos a seguir trabajando con esto y a entender cómo el ejercicio favorece el reloj interno del cuerpo, evitando alteraciones del sueño y los ritmos circadianos.

Es bien sabido que practicar ejercicio regular supone muchos beneficios, como salud cardiovascular, gestión del peso, fuerza muscular y densidad ósea, mejor calidad de sueño y óptimo estado de ánimo. Es interesante que los horarios del ejercicio también influyen en los genes circadianos. Al igual que la luz y la comida, el ejercicio refuerza la sincronización.[14] En el próximo paso vamos a entrar a detalle en el ejercicio, pero aquí quiero abordar cómo optimizar los horarios de la actividad física para beneficio del ritmo circadiano.

Así como la mejor hora de comer es de día, también es mejor hacer ejercicio de día que de noche.

Ejercita en la mañana o en la tarde

Para lograr un ritmo circadiano saludable lo primero que se debe hacer es evitar pasar demasiadas horas sentado e inactivo durante el día. Si tienes un trabajo de oficina que exige pasar buena parte del día frente a un escritorio, párate y muévete constantemente. Ponte un recordatorio para pararte unos minutos cada hora: camina, estírate o realiza movimientos ligeros. Si es posible, haz llamadas telefónicas de pie o caminando, utiliza un escritorio de pie o camina al escritorio de un colega en lugar de enviarle un mensaje. Como ya aprendimos en el paso 2, una caminata corta después de comer es una actividad física excelente durante tu horario laboral.

No importa si haces ejercicio en la mañana, en la tarde o temprano en la noche, lo importante es encontrar un horario sostenible y procurar respetar la misma rutina todas las semanas. Así será más fácil mantener el hábito (reforzando la señal, como caminar después de desayunar o realizar entrenamiento con pesas después del trabajo). Algunos estudios sugieren que ejercitar más o menos a la misma hora mejora el rendimiento. Eso puede responder a los relojes de los músculos, que se adaptan a entrenar en horarios específicos.[15]

Al ejercitar en la mañana, en especial en el exterior, se refuerzan dos señales horarias a la vez: la exposición a la luz y la actividad física. Los entrenamientos matutinos también incrementan los niveles de endorfinas, que mejoran el estado de ánimo, estableciendo así un tono positivo para el resto del día. También me encanta que cuando hacemos ejercicio en la mañana es menos probable que más tarde nos lo saltemos por el trabajo, los compromisos sociales o la fatiga.

Hacer ejercicio en la tarde o después de salir del trabajo también tiene sus beneficios. A esta hora, la fuerza y la flexibilidad muscular están en su punto más alto, lo que favorece entrenamientos más efectivos. Los entrenamientos vespertinos también contribuyen a aliviar el estrés acumulado del día y mejoran el estado de ánimo y el bienestar mental.

Si bien el ejercicio tiene muchos beneficios, evita los entrenamientos intensos a poco tiempo de tu hora de dormir. El ejercicio vigoroso, como una carrera larga, entrenamiento de intervalos de alta intensidad (HIIT, por sus siglas en inglés) o levantar pesas antes de dormir, puede alterar la calidad del sueño. Estos entrenamientos elevan los niveles de cortisol y retrasan la liberación de melatonina,[16] pero también elevan la temperatura corporal y la frecuencia cardiaca, lo que dificulta que el cuerpo se relaje y se prepare para dormir.

Si quieres hacer ejercicio después de cenar, lo mejor es caminar, una sesión de yoga restaurativa o practicar ejercicios de estiramiento. Estas actividades más suaves tienen beneficios sin interferir con los patrones de sueño.

¿Se te ocurre cómo adaptar el ejercicio diario para que tu actividad física esté sincronizada con el ritmo circadiano? ¿Qué modificaciones harías esta semana? ¿Puedes bajarte del tren o el autobús una parada antes para caminar un poquito en la mañana? ¿Ir en bicicleta al trabajo o a dejar a tus hijos en la escuela? Si tienes un trabajo de oficina, ¿puedes hacer un esfuerzo consciente para moverte más durante el día con algunos de los consejos de este capítulo? Si acostumbras hacer ejercicio después de cenar, ¿probarías un entrenamiento más suave para que alterara tu sueño? ¿Puedes realizar tus entrenamientos intensos en la mañana antes de trabajar? Encuentra las estrategias que funcionen mejor para tu estilo de vida. Como siempre, la clave es la consistencia.

Repara tu sueño

Dormir bien en la noche no solo te hace sentir bien, sino que es esencial para la salud mental y física. Mejora tu estado de ánimo y tu función cognitiva, la digestión y la gestión de la glucosa, le ayuda al cuerpo con sus labores de reparación y mantiene todos tus sistemas trabajando adecuadamente. Por lo tanto, el sueño restaurativo es fundamental para la salud y una de las formas más importantes para aumentar la resiliencia ante el estrés.

Por otra parte, la falta de sueño está asociada con el aumento de la presión arterial, de los niveles de cortisol por la tarde, de los niveles de insulina y de la inflamación, así como con alteraciones en el apetito, el debilitamiento de la función inmunológica, y contribuye a los padecimientos metabólicos, la resistencia a la insulina y el aumento de peso, todos estos estragos de la alteración del ritmo circadiano. Por si fuera poco, la falta de sueño afecta la función cognitiva y contribuye a la inestabilidad emocional y a los trastornos del estado de ánimo.[17]

Queda claro que lo mejor que puedes hacer para tu salud es priorizar el sueño. Los pasos que ya pusiste en práctica para sincronizar los ritmos circadianos —como la exposición a la luz, los horarios de las comidas y el ejercicio— van a fomentar un mejor descanso. Sin embargo, a continuación detallo otros hábitos para mejorar la calidad de sueño.

Duérmete y despierta a la misma hora, incluso los fines de semana

Entiendo que es tentador quedarte en la cama los fines de semana, pero dormir y despertar más o menos a la misma hora todos los días (en una ventana de 30 minutos) es una manera sencilla de mejorar la duración y la calidad del sueño. Al igual que con los horarios de las comidas, el organismo prospera con la consistencia. Cuando establecemos un horario regular para dormir, el cuerpo empieza a anticipar los horarios de sueño y vigilia, optimizando la producción y la secreción de melatonina y cortisol, hormonas esenciales en la regulación del sueño y la vigilia.

Empieza eligiendo el horario para despertar y dormir que se adapte a tu estilo de vida; por ejemplo, despertar a las 7:00 a. m. y dormir a las 10:30 p. m. Pon tu alarma a las 7:00 a. m. y respétala también los fines de semana. Un despertador con luz solar es ideal porque se va encendiendo poco a poco para imitar la luz solar natural; así, despertar se siente más natural y menos molesto. Con el tiempo, el cuerpo se irá ajustando y puede ser que ya no necesites el despertador. Si una noche te desvelas, intenta despertar en tu horario habitual al otro día en lugar de dormir más tiempo. Así mantendrás el ritmo y será más fácil quedarte dormido en tu horario habitual la noche siguiente.

(Una nota para los padres con bebés o niños pequeños: si sus noches son un caos, no se estresen porque no tienen la rutina de sueño perfecta. Prioricen el descanso cuando puedan, quédense en la cama si es necesario y estimulen el ritmo circadiano con las otras estrategias que discutimos en este paso.)

Evita dormir siestas diurnas

Si bien es cierto que a algunos les sientan bien las siestas cortas, las siestas excesivas o largas durante el día pueden alterar el ciclo de sueño-vigilia y dificultar conciliar el sueño de noche. Si necesitas una siesta, procura que no dure más de 30 minutos y que sea temprano en la tarde.

Limita la ingesta de cafeína después de mediodía

La cafeína es un estimulante que bloquea los receptores de adenosina en el cerebro. La adenosina es un neurotransmisor que se acumula en el cerebro a medida que avanza el día, incrementa gradualmente la somnolencia y fomenta el sueño. Como la cafeína bloquea los receptores de adenosina, contrarresta estos efectos, lo que incrementa el estado de alerta y disminuye la sensación de fatiga. Procura consumir cafeína solo en las mañanas porque hacerlo más tarde puede dificultar que concilies y alteres la calidad del sueño.

Evita las comidas pesadas antes de dormir

Comer de manera abundante o pesada antes de dormir puede provocar malestar o empeorar los síntomas de reflujo, dificultando que concilies el sueño. Además, las comidas pesadas en la noche pueden producir fluctuaciones en la glucosa que interfieren con la calidad del sueño. Para fomentar un sueño reparador, lo mejor es evitar comidas abundantes y pesadas cerca de la hora de dormir y procurar que la última comida sea, por lo menos, dos horas antes de irse a la cama.

También limita el alcohol. Aunque al principio podría ayudarte a conciliar el sueño, lo puede alterar más tarde; afecta la calidad del sueño y al día siguiente despertarás más cansado. En particular, estropea uno de los principales ciclos del sueño el movimiento ocular rápido (REM, por sus siglas en inglés), esencial para la función cognitiva y la consolidación de la memoria.

Bájale al termostato

Es importante mantener una temperatura fresca en tu cuarto durante la noche para fomentar un sueño reparador y favorecer el ritmo circadiano natural del organismo. La temperatura corporal disminuye de forma natural durante el sueño para fomentar el descanso. Si mantienes tu habituación fresca, a menos de 21 °C, facilitas esta disminución de temperatura, indicándole al cuerpo que es hora de descansar. Esto puede ser difícil, sobre todo en el verano. Recomiendo recurrir a ropa de cama ligera, de algodón, y considerar adquirir un ventilador o aire acondicionado para que circule el aire. Si el presupuesto no es problema, considera la posibilidad de invertir en un cubrecolchón con control de temperatura.

Crea una rutina relajante para acostarte

Incluye actividades como leer un libro, hacer ejercicios de relajación, como meditación o respiración profunda, o bañarte. Bañarse con agua caliente antes de dormir es particularmente recomendable porque calentar la piel dilata los vasos sanguíneos (proceso conocido como vasodilatación periférica) y, de acuerdo con algunos estudios, la vasodilatación de la piel, que promueve la pérdida de calor, puede reducir el tiempo que tardas en conciliar el sueño.[18]

En la medida de lo posible, sigue poniendo en práctica los hábitos que aprendiste en este paso, pero recuerda que la vida es impredecible. Quizá tengas que viajar a otras zonas horarias o hacerte cargo inesperadamente de cuidar a un enfermo, y eso es normal. No te estreses por las interrupciones ocasionales. Lo mejor es seguir los hábitos con la mayor consistencia posible. Cuando priorizas la salud circadiana la mayor parte del tiempo, desarrollas resiliencia para afrontar las interrupciones ocasionales.

Ya completaste el "Paso 3. Regula el ritmo circadiano". Cuidar el ritmo circadiano es una de las mejores maneras de disminuir la carga alostática, mejorar el eje HHS y volverte más resiliente al estrés y a la enfermedad. Regresa a los cuestionarios de las páginas 50-53 y comprueba si cambiaron tus puntajes. ¿Identificas una tendencia a la baja en los síntomas? No importa si los cambios son pequeños, lo importante es que monitorees tu progreso y te mantengas motivado.

Hábitos esenciales para incorporarlos en el paso 3

De nuevo, incluyo una lista para llevar a cabo pequeños cambios semanales.

Semana 5 Sigue poniendo en práctica los hábitos que adoptaste en los pasos previos y empieza a implementar algunos cambios menores para regular gradualmente el ritmo circadiano en el curso de las próximas dos semanas.	
	☐ Date un baño de luz natural matutina después de despertar, de preferencia durante la primera hora. Sal a la calle o abre la ventana y asómate 10 minutos, o bien da una vuelta caminando por tu calle. ☐ Atenúa las luces una hora y media o dos antes de acostarte; utiliza atenuadores de luz o lámparas, en lugar de iluminar la casa con luz fría en el techo. ☐ Limita la exposición a la luz azul de aparatos electrónicos (*smartphones*, tabletas y computadoras) durante la tarde, por lo menos una hora antes de acostarte. ☐ Mantén un horario regular para tus comidas. Este es un hábito que adoptaste desde el paso 2, pero también asegúrate de que tu última comida no sea muy tarde. Lo ideal es comer dos o tres horas antes de acostarte. ☐ Procura limitar tu ventana de comidas a unas 12 horas durante el día. Por ejemplo, si desayunas a las 8:00 a. m., entonces termina tu última comida a las 8:00 p. m. ☐ Intenta tomar un té relajante de manzanilla una hora antes de dormir.

Semana 6 Continúa con los hábitos de la semana pasada, como darte un baño de luz natural en la mañana y atenuar las luces conforme va oscureciendo, y ve adoptando hábitos nuevos.	
	☐ Mueve el cuerpo en el curso del día, pero evita el ejercicio extenuante una o dos horas antes de dormir. ☐ Evita comer de manera abundante antes de dormir. ☐ Limita la ingesta de cafeína después del mediodía. ☐ Mantén tu habitación oscura y fresca: utiliza un antifaz si es necesario y ajusta el termostato o usa un ventilador en el verano. ☐ Mantén un horario consistente para acostarte y duérmete y despierta más a o menos a la misma hora todos los días, incluidos los fines de semana. ☐ Arma una rutina relajante para acostarte, como leer un libro, hacer respiraciones profundas, meditar o bañarte con agua tibia.

Cuando te sientas segura con los hábitos que adoptaste en este paso, prosigue con el paso 4, en el que analizaremos cómo adoptar el ejercicio para estar sano y ser resiliente.

7

Paso 4. Haz ejercicio para tener salud mental y física

Si estás de malas, sal a caminar.
Si sigues de malas, sigue caminando.
Hipócrates

Te has esmerado mucho en estas semanas para integrar nuevos hábitos que reducen los estresores físicos escondidos y, al mismo tiempo, para fortalecer tu resiliencia ante las inevitables fuentes de estrés. En otras palabras, estás expandiendo tu cubeta del estrés, erigiendo unos cimientos sólidos para la salud a largo plazo. Quizá ya te percataste de algunos cambios sencillos: saciedad después de comer, menos antojos, estados de ánimo más estables, más energía y sueño de mejor calidad en la noche. A lo mejor estos cambios parecen sutiles, pero debajo de la superficie se van acumulando. Vamos a tomarnos un momento para celebrar todos los pequeños logros y para reconocer el progreso que has tenido. Antes de adentrarnos en este paso, considera si es necesario dedicar un poco más de tiempo a algunas áreas para integrar mejor los nuevos hábitos.

Es hora de ahondar en un aspecto que ya mencioné en los pasos 2 y 3: mover el cuerpo. No es ningún secreto que un estilo de vida activa (a diferencia de uno sedentario) tiene beneficios extraordinarios para la salud. Se ha demostrado que el ejercicio regular reduce el riesgo de desarrollar una serie de padecimientos, como enfermedades cardiovasculares, síndrome metabólico, cáncer, ansiedad, depresión y demencia.[1]

Esto quiere decir que la actividad física es *esencial* tanto para la mente como para el cuerpo. De hecho, si el ejercicio se pudiera comprimir en una pastilla, sin duda sería de las medicinas más recetadas, más efectivas y menos controvertidas del mundo.

Lo interesante es que el ejercicio es un estresor, pues activa una respuesta al estrés en el organismo. Sin embargo, es una variante de estrés "positiva" o "estrés hormético", un estrés efectivo que nos ayuda a adaptarnos mejor a estresores físicos y psicológicos futuros. El ejercicio es una especie de defensa contra el estrés, que ayuda al cerebro y al organismo a adaptarse, a recuperarse y a ser más resilientes.[2] Actúa de distintas maneras, desde regular la respuesta al estrés y cambiar las regiones cerebrales —como el hipocampo y la corteza prefrontal (clave para la regulación de las emociones y las funciones cognitivas)— hasta disminuir el estrés oxidativo o activar ciertos genes que mejoran la adaptación al estrés con el tiempo.[3]

Con todo esto en mente, no me canso de destacar lo vital que es seguir adelante con los hábitos saludables que ya integraste y continuar incluyendo algún ejercicio en tu día a día. No te preocupes si es un hábito que no has adoptado; nunca es tarde para comenzar. Ahora bien, soy consciente de que a muchas personas les frustra el ejercicio. A algunos se les dificulta encontrar el tiempo y la motivación para hacerlo. A otros les desanima la falta de resultados. Y a otros el ejercicio no los hace sentir bien, incluso *exacerba* sus síntomas. Tal vez es tu caso y es uno de los motivos por los que se te dificultó agregar actividad física en los pasos previos.

Créeme, sé perfectamente lo que implica tener una relación complicada con el ejercicio. En mi infancia fui una niña muy activa y me encantaba practicar deportes: basquetbol, futbol, tenis, gimnasia. Así podía pasar tiempo con mis amigos, desafiarme en competencias y, lo más importante, ¡divertirme! Pero en la adultez algo cambió. El ejercicio perdió la alegría y dejó de sentirse como un juego. Se convirtió en una herramienta para controlar mi figura corporal, mantener el peso, incluso castigarme por comer de más. Mi problema no fue la falta de motivación, sino que estaba utilizando el ejercicio como un mecanismo para afrontar la vida, que no era nada sano.

En el gimnasio me excedía porque creía que mis entrenamientos solo eran efectivos si terminaba adolorida, sin aliento y empapada en sudor. Estos entrenamientos intensos me dejaban con mucha energía y me mantenían en forma, pero solo un tiempo. Con el paso de los días fueron perdiendo su efectividad. Mis largas carreras en la caminadora o mis intensas sesiones de HIIT empezaron a dejarme exhausta y de mal humor, y tampoco evitaban que acumulara grasa abdominal.

Hasta que bajé la intensidad y cambié mi relación con el ejercicio empezó a darme los resultados que buscaba: más energía, menos ansiedad, mejor humor, más músculo y menos grasa corporal. Lo más importante, volví a disfrutarlo. Espero que este paso te ayude a lograr lo mismo.

Ni muy muy, ni tan tan

Quiero empezar desmintiendo cuatro mitos comunes en torno del ejercicio que escucho de muchos de mis clientes y que suelen generar frustración y pocos resultados:

1. *Con el cardio intenso adelgazas.* Dedicar horas a hacer cardio no es necesario para quemar grasa y lograr un cuerpo delgado y tonificado. De hecho, el cardio en exceso puede aumentar demasiado la concentración de cortisol y fomentar el almacenamiento de grasa.[4] Las sesiones largas de entrenamiento, como las carreras o el ciclismo de resistencia, pueden producir un incremento más pronunciado de los niveles de cortisol, a diferencia de los entrenamientos más cortos y de intensidad moderada. Esto no quiere decir que no debas hacer cardio, simplemente tienes que encontrar la intensidad y la duración adecuadas para ti.
2. *El entrenamiento con pesas te hace "corpulento".* Si bien en general esto no les preocupa a los hombres, a muchas mujeres les inquieta que si levantan pesas pueden aumentar el volumen corporal. A diferencia de los hombres, que poseen concentraciones más altas de testosterona que fomentan el crecimiento muscular, las mujeres tienen concentraciones mucho más bajas, por lo que es difícil desarrollar mucha masa muscular. De hecho, para la mayoría de las mujeres el entrenamiento con pesas deriva en cuerpos más delgados y tonificados, no voluminosos. Y, más allá de este aspecto, el entrenamiento con pesas mejora la salud

metabólica y la composición corporal, fortalece los huesos y fomenta la longevidad.

3. *Cuanto más ejercites, mejor.* Es posible excederse incluso con las cosas buenas. El ejercicio en exceso puede elevar los niveles de cortisol, dificultando el crecimiento muscular y la pérdida de grasa, y dejarte letárgico y agotado. Una de las mejores maneras de controlar el cortisol consiste en abreviar las sesiones de entrenamiento y dedicar tiempo suficiente a recuperarte.
4. *Todos pueden realizar cualquier tipo de entrenamiento.* Algunas personas, en particular quienes ya viven con mucho estrés, deben considerar con prudencia el tipo de ejercicio que van a realizar o, por lo menos, disminuir la intensidad al principio. Es el caso de quienes terminan completamente agotados (no con energía) después de un entrenamiento; les cuesta trabajo recuperarse y desarrollar masa muscular y eliminar grasa. Si tu puntaje en el cuestionario de cortisol bajo de la página 52 fue alto, podría ser tu caso.

Vamos a poner como ejemplo a mi clienta, Linda, una mujer de 43 años, madre de tres hijos y socia en un ajetreado despacho de abogados. Todas las mañanas, antes de que sus hijos despertaran, iba a correr, una carrera larga. Creía que cuanto más corriera, más calorías quemaría y más fácil sería bajar el peso extra que había acumulado durante los últimos años. Pero, pese a su dedicación, nada le parecía funcionar. Le encantaba correr y se sentía muy bien haciéndolo, pero después terminaba completamente agotada el resto del día. Y, sin importar el esfuerzo, no bajaba la terca grasa abdominal. Le sorprendió saber que las largas sesiones de cardio podían exacerbar sus niveles de estrés, ya de por sí elevados, aumentar sus niveles de cortisol y fomentar el almacenamiento de grasa.

Resuelta a hacer algunos cambios, modificó su rutina de ejercicio, cambió sus largas carreras diarias por sesiones un día sí y otro no. Las complementamos con sesiones de levantamiento de pesas en el gimnasio dos veces a la semana. Dos meses después me dijo: “Me siento fuerte. La báscula no ha cambiado mucho, pero bajé una talla, se redujo la grasa abdominal y ya no me siento fatigada todo el día”. Para mí esta es una historia de éxito.

Quería compartir mi historia y la de Linda porque, aunque es bien sabido que un estilo de vida sedentario puede ser perjudicial para la salud, no se habla igual del polo opuesto: los individuos de alto rendimiento que se presionan en exceso. Si enfrentas mucho estrés y carga alostática, ejercitar demasiado podría estar empeorando el problema y no mejorándolo. La clave es la moderación. Necesitamos encontrar el punto óptimo. También es importante mencionar que, en algunos casos, el ejercicio excesivo es parte de un patrón más amplio de trastornos de la conducta (como la bulimia) que suelen estar motivados por el deseo de controlar el peso corporal para gestionar las aflicciones emocionales.

De acuerdo con mi experiencia, la clave para incorporar el ejercicio a tu vida cotidiana es encontrar la disciplina adecuada, con la intensidad adecuada, y asegurarte de que lo disfrutes mucho. Así se cosechan los beneficios del ejercicio a largo plazo, que se convierte en un estresor efectivo que te hace más fuerte y resiliente en lugar de volverse un estresor tóxico que incrementa la carga alostática.

Evita un estilo de vida sedentario o procura no presionarte hasta el límite. Encuentra un punto medio en el que la moderación equivale al éxito.

El consejo genérico del Servicio Nacional de Salud (NHS, por sus siglas en inglés) es "hacer por lo menos 150 minutos de actividad moderada a intensa a la semana o 75 minutos de actividad vigorosa a intensa a la semana",[5] así como "realizar actividades de fuerza que trabajen todos los principales grupos musculares (pierna, cadera, espalda, abdomen, pecho, hombro y brazos) por lo menos dos días a la semana". Los lineamientos en Estados Unidos y Australia son los mismos que en el Reino Unido.

El objetivo de este capítulo es desarrollar esta recomendación para proporcionar un enfoque más puntual; así podrás aprovechar los beneficios del ejercicio de forma eficiente y segura. Quiero que redescubras el amor por el ejercicio. Me gustaría que lo abordaras no solo como una herramienta para quemar calorías, sino también como una estrategia poderosa (y muy asequible) para tener una vida longeva y satisfactoria. Estar fuerte es la nueva delgadez, y sin importar las frustraciones que antes te haya ocasionado el ejercicio, puedes poseer un cuerpo fuerte que te haga más resiliente ante el estrés.

Si has hecho ejercicio desde hace años, entonces este paso te ofrecerá nuevas ideas para sacarle el máximo provecho. Y si el ejercicio (todavía) no es parte de tu rutina, espero que te motive para darle una oportunidad porque incluso un poquito de actividad al día es mejor que nada.

Encuentra el ejercicio y la intensidad perfectos

En lo que se refiere al ejercicio, seguramente te has encontrado con dos equipos: quienes viven por los increíbles beneficios del cardio y su contraparte, los defensores acérrimos del poder del entrenamiento de fuerza. ¿Cuál es el mejor? La realidad es que los dos son componentes indispensables de un entrenamiento completo. Al combinar actividades buenas para el corazón y el sistema circulatorio (ejercicio cardiovascular) con las que se fortalecen los músculos (entrenamiento de resistencia o fuerza), el éxito está garantizado.

Ejercicio cardiovascular

El ejercicio cardiovascular implica actividades que incrementan la frecuencia cardiaca y la respiración durante un periodo sostenido. Este tipo de ejercicio se concentra en el sistema cardiovascular y en la mejora de la función cardiaca y pulmonar, la resistencia y la quema de calorías. Los ejercicios cardiovasculares incluyen caminar, trotar, ciclismo, senderismo, nadar, bailar, boxear, *cycle* y otras clases grupales. El cardio ofrece una infinidad de beneficios; por ejemplo, incrementa la longevidad y mejora la salud cerebral.

De acuerdo con un estudio reciente, el *fitness* cardiorrespiratorio es un potente marcador de longevidad.[6] También se ha demostrado que los ejercicios de resistencia como correr, nadar y el senderismo incrementan los niveles de una proteína llamada factor neurotrófico derivado del cerebro (FNDC). De acuerdo con algunas pruebas realizadas en ratones, esta proteína mejora la memoria y la cognición, y mitiga la ansiedad y la depresión.[7] Es posible que tenga los mismos efectos en seres humanos. Un estudio, que se basa en una revisión de 11 pruebas controladas aleatorizadas,[8] demostró que los puntajes de depresión disminuyeron moderada y significativamente con ejercicio aeróbico, más que con el consumo de antidepresivos.

Hay muchos tipos de ejercicio cardiovascular y de intensidades que van de moderados a muy intensos y suelen clasificarse en cinco zonas:

- *Zona 1.* Actividad muy suave y fácil. Podría ser una caminata lenta, un calentamiento o un enfriamiento. La respiración es estable y resulta fácil hablar (50-60 % de frecuencia cardiaca máxima).
- *Zona 2.* Actividad suave a moderada. La respiración se intensifica un poco, pero puedes tener una conversación, aunque con más dificultad que en la zona 1 (60-70 % de frecuencia cardiaca máxima).
- *Zona 3.* Actividad moderada a intensa. La respiración es entrecortada y se dificulta mantener una conversación (70-80 % de frecuencia cardiaca máxima).
- *Zona 4.* Esfuerzo intenso y desafiante. La respiración es agitada, con trabajos puedes articular algunas palabras. No puedes sostener este ritmo mucho tiempo (80-90 % de frecuencia cardiaca máxima).
- *Zona 5.* Intensidad máxima; el corazón trabaja al máximo. Te quedas sin aliento y no puedes hablar. Puedes sostener este ritmo unos segundos, máximo un par de minutos (90-100 % de frecuencia cardiaca máxima).

Cada zona de frecuencia cardiaca supone distintos beneficios y recurre a distintas fuentes de combustible. Las zonas 1 y 2 dependen primordialmente de la grasa como combustible, mientras que las 3 a 5, de los carbohidratos, con alguna descomposición de proteína en intensidades más altas. Las zonas 3 a 5 son ideales para mejorar la condición cardiovascular e incrementar el VO_2 al máximo (la cantidad máxima de oxígeno que el organismo puede utilizar durante el ejercicio intenso); sin embargo, el entrenamiento de alta intensidad exige un equilibrio cuidadoso con recuperación.

En fechas recientes ha surgido mucho interés en la zona 2, un ejercicio de intensidad ligera a moderada-intensa. El cardio de la zona 2 da en el blanco porque te permite disfrutar los beneficios del ejercicio sin estresar demasiado el organismo, además de provocar menos fatiga. La belleza de ejercitar con esta intensidad radica en que proporciona los beneficios sin dejarte completamente exhausto después. Si realizas la mayoría de tus entrenamientos de cardio, en la zona 2 vas a desarrollar tu condición física y, al mismo tiempo, minimizar la segregación de cortisol. Esta intensidad puede ser especialmente buena si el ejercicio más intenso te hace sentir agotada. ¿Acaso entonces las zonas 4 y 5 no son apropiadas? Para nada, todas estas zonas pueden beneficiar a algunos, pero en dosis pequeñas. Si ya tienes una excelente condición física y te recuperas bien, tu siguiente reto podría ser entrenar en las zonas 4 y 5 (como *sprints*/HIIT) para seguir estimulando la condición cardiovascular. Solo asegúrate de que sean sesiones cortas y de tener la recuperación adecuada.

La actividad moderada, como cardio en la zona 2, se ha asociado con menor riesgo de padecer enfermedades cardiovasculares, diabetes y algunos tipos de cáncer.[9] Además, el ejercicio moderado constante puede mejorar la salud metabólica porque aumenta la capacidad del organismo para emplear la glucosa y la grasa como energía, promoviendo así la flexibilidad metabólica e incrementando la sensibilidad a la insulina.

Puedes utilizar dos métodos para saber si estás en la zona 2:

1. *Monitorea la frecuencia cardiaca.* Calcula tu frecuencia cardiaca máxima (FCM) restando tu edad a 220. En general, la zona 2 se ubica entre 60 y 70 % de tu FCM. Por ejemplo, si tienes 35 años, tu FCM es de 185. La zona 2 sería 111-130 palpitaciones por minuto.
2. *Prueba verbal.* Mientras haces cardio en la zona 2 deberías poder conversar con cierto esfuerzo; esto es, articular oraciones completas sin quedarte sin aliento, pero con esfuerzo.

El NHS y los Centros para el Control y Prevención de Enfermedades (CDC, por sus siglas en inglés) recomiendan realizar, por lo menos, 150 minutos de actividad aeróbica moderada (zona 2) por semana o 75 minutos de actividad aeróbica vigorosa, también por semana. Vamos a desglosar esta recomendación general porque la frecuencia y la duración óptimas del ejercicio cardiovascular dependerá de tu salud, tu estrés y tu condición física en este momento (por favor confirma con tu médico que puedes iniciar una nueva rutina de ejercicio):

- Si apenas empiezas, te sientes agotado o tu puntaje en el cuestionario del cortisol bajo de la página 52 fue alto, comienza con caminatas diarias, breves y lentas.
    - Para empezar, no te preocupes por llegar a la intensidad correcta. Incluso las caminatas lentas van a incrementar más la frecuencia cardiaca que en reposo, lo que supondrá beneficios para tu sistema cardiovascular. La belleza de caminar radica en su sencillez. También te permite adoptar otras prácticas de pasos previos, como disfrutar la luz natural matutina (consulta la página 138).
    - Empieza así: encuentra una señal que active tu caminata. Por ejemplo, podría ser después de desayunar, luego de comer o saliendo del trabajo. Recurre a esa señal para recordar constantemente que tienes que salir a caminar. Con el tiempo, el cerebro formará nuevas secuencias y el hábito será automático. Con la repetición, caminar se sentirá natural y requerirá menos esfuerzo consciente.
    - Empieza con 10 minutos e identifica cómo te sientes. Si se siente bien, incrementa poco a poco la duración o el ritmo de tus caminatas a medida que vayan mejorando tu energía y tu condición física. Escucha a tu cuerpo y sigue el ritmo que te funcione.
- A medida que te sientas más cómodo, extiende la duración de tus caminatas, pero todavía no te preocupes por la intensidad. Por ejemplo, puedes caminar entre 30 y 40 minutos al día en una o más sesiones, algo así como 15 minutos en la mañana y 15 minutos en la tarde.
- A medida que mejora tu condición física, empieza a incrementar el ritmo o sube cerros para llegar a las zonas 2 o 3. O bien incluye otras actividades, como trotar, ciclismo o natación.
- El objetivo es alcanzar, por lo menos, 150 minutos de actividad moderada en la zona 2 a la semana en sesiones separadas (por ejemplo, cinco sesiones de 30 minutos cada una). Así tendrás sólidos cimientos de ejercicio aeróbico regular.
- En cuanto hayas establecido esos cimientos, tal vez puedes introducir actividades más intensas, como correr o hacer una sesión de HIIT (como *sprints*). Ahora bien, cuando realices ejercicio más intenso, las sesiones deben ser más cortas. Por ejemplo, correr de

20 a 30 minutos o hacer una sesión de HIIT de 10 a 15 minutos, y tomarte el tiempo adecuado para recuperarte. Escucha tu cuerpo. Si empiezas a sentirte agotado, subes de peso o sufres alteraciones en el sueño, es importante bajar el ritmo.

Considera cómo podrías incorporar más cardio a tu rutina semanal con la estrategia de apilar hábitos, a partir de los que ya adoptaste (consulta la página 57). Por ejemplo, si ya sales a caminar después de comer para regular la glucosa, camina más tiempo o más rápido para aumentar la frecuencia cardiaca. Si en las mañanas sales a tomar un baño de sol, ¿por qué no aprovechas para caminar o andar en bicicleta con el fin de acumular los beneficios de la exposición al sol y el ejercicio de una sola vez?

Entrenamiento de fuerza

El entrenamiento de fuerza o resistencia implica actividades cuyo objetivo es desarrollar la masa muscular y mejorar la fuerza, la resistencia y la potencia muscular. Este tipo de ejercicio usa la resistencia para desafiar a los músculos. Algunos ejemplos son el levantamiento de pesas, entrenamientos con bandas de resistencia o ejercicios con el peso corporal (como lagartijas, sentadillas, desplantes, dominadas y planchas). Al incorporar estos ejercicios consistentemente, los músculos se adaptan y se fortalecen con el tiempo.

Para muchas personas, el objetivo del entrenamiento de fuerza es tener un cuerpo magro y atlético, ¡pero es un plus! Además de mejorar la composición corporal, tener la masa muscular adecuada reporta beneficios en la salud general, en la longevidad y en la calidad de vida.

- *Salud metabólica.* El tejido muscular es imprescindible para mantener la salud, pues regula los niveles de glucosa y mejora la sensibilidad a la insulina, lo que reduce el riesgo de desarrollar diabetes tipo 2. Un estudio publicado en *Journal of Diabetes Research* (*Revista de Investigación sobre la Diabetes*) reportó que los individuos que no realizan entrenamiento de fuerza eran 2.4 veces más propensos a desarrollar resistencia a la insulina, a diferencia de quienes practican entre una y dos horas de entrenamiento de fuerza a la semana.[10]

- *Densidad ósea.* El entrenamiento de fuerza ejerce estrés mecánico en los huesos, estimulándolos para incrementar su densidad y su fuerza. Esto es fundamental para prevenir la osteoporosis y reducir el riesgo de padecer fracturas, sobre todo con la edad. El entrenamiento de fuerza constante aumenta la densidad mineral ósea y mantiene la salud esquelética.
- *Longevidad.* Algunas investigaciones han mostrado una correlación entre la masa muscular y la disminución de la mortandad multifactorial.[11] Mantener un porcentaje adecuado de masa muscular mediante el entrenamiento de fuerza se refleja en una esperanza de vida más alta y en mejora de la salud general.

Por desgracia, la masa muscular y la fuerza comienzan a disminuir desde los treintas y perdemos músculo a un ritmo acelerado si tenemos un estilo de vida sedentario. Esto quiere decir que necesitamos ser proactivos y conscientes de la pérdida de músculo que ocurre con la edad. Cuanta más disposición tengas a esforzarte ahora, mayores beneficios cosecharás en el futuro. Nunca es tarde para empezar.

Vamos a detallar algunas estrategias basadas en evidencia para desarrollar masa muscular y fuerza, siempre teniendo en cuenta tus capacidades actuales. Nos tendremos que centrar en lo siguiente:

1. Prioriza la nutrición consumiendo proteína suficiente (consulta el paso 1, página 63). La proteína proporciona los bloques que el cuerpo necesita para desarrollar músculo.
2. Desafía a los músculos para que crezcan con entrenamiento de fuerza.

Los lineamientos de salud recomiendan realizar actividades de fuerza que trabajen todos los principales grupos musculares por lo menos dos días a la semana. De nuevo, vamos a desglosar qué significa esto para ti (recuerda consultar con tu médico antes de iniciar una nueva rutina de ejercicio):

- Si tu puntaje en el cuestionario de cortisol bajo de la página 52 fue alto y, en general, el ejercicio te agota, comienza con una o dos sesiones semanales de entrenamiento de fuerza *suave.* El yoga tiene beneficios fortificantes y, al mismo tiempo, es suave con la capacidad y los límites del cuerpo. También es una de las terapias somáticas más efectivas (centradas en el cuerpo) para regular el sistema nervioso y reducir el estrés (lo vamos a detallar en el siguiente paso). En cuanto mejoren tus síntomas, puedes incrementar la intensidad incorporando pilates a tu rutina, que emplea ejercicios con el peso corporal o con una máquina llamada *reformer* para desarrollar fuerza. A medida que te sientas más competente, puedes avanzar al entrenamiento con pesas.

- Para el resto, recomiendo el entrenamiento de fuerza con pesas o bandas de resistencia, o ambas. Los ejercicios con el peso corporal también funcionan siempre y cuando fatiguen a los músculos al grado de que te cueste trabajo hacer una repetición más. Si este entrenamiento es nuevo para ti, recurre a un entrenador personal profesional para que te enseñe a hacer los ejercicios de forma correcta y a armar una rutina de ejercicio. La prioridad absoluta con cualquier tipo de ejercicio es la postura y la técnica correctas. También hay una variedad de *apps* para empezar; en todo caso, estos son algunos lineamientos generales:
  - Comienza con dos entrenamientos de cuerpo completo por semana. No los realices en días consecutivos, pues necesitas tiempo suficiente para recuperarte. El tiempo de recuperación es igual de importante que la sesión de entrenamiento porque mientras el entrenamiento arranca el proceso de crecimiento muscular, el crecimiento real ocurre mientras te recuperas. Cada sesión debe durar cerca de 45 minutos, aunque el tiempo dependerá de cuánto tardes en completar cada ejercicio.
  - Al igual que con el ejercicio cardiovascular, crea una señal que vincule la conducta con un horario y un lugar particular para ayudarte a adoptar este hábito. Por ejemplo, programa tus entrenamientos todos los martes y los viernes después de salir del trabajo en el gimnasio que te quede cerca. Intenta respetar los horarios para mantener el hábito.
  - Elige ejercicios compuestos que se enfoquen en múltiples grupos musculares al mismo tiempo, como sentadillas, pesos muertos, desplantes, lagartijas, remos y *press* elevado. Estos

ejercicios tienen la mejor relación calidad-precio y maximizan el reclutamiento muscular.

- Realiza entre una y tres series por ejercicio, y entre 6 y 12 repeticiones por serie. Lo ideal es quedarte en una a dos repeticiones del fallo (repeticiones en reserva) en la mayoría de los entrenamientos para estimular el crecimiento muscular y la fuerza.
- Descansa de 45 a 60 segundos entre cada serie para garantizar una recuperación y un rendimiento adecuados.
- Incrementa poco a poco el peso o la resistencia para cada ejercicio a medida que sientas más fuerza y comodidad respecto a los movimientos. Esta sobrecarga progresiva es esencial para el crecimiento muscular continuo y para el fortalecimiento.

Antes de pasar a la siguiente sección, quiero destacar dos puntos clave:

1. *Cualquier movimiento es mejor que ninguno.* Si bien estos lineamientos pretenden ayudarte a armar una rutina de entrenamiento que incluya tanto cardio como entrenamiento de resistencia, es esencial que escuches a tu cuerpo. Por ejemplo, si ahora mismo solo puedes caminar 10 minutos diariamente y realizar una sesión de yoga a la semana, ese es un comienzo maravilloso. Cuando comiences a sentir los beneficios del ejercicio se volverá más fácil incorporar más actividades poco a poco. El ejercicio tiene un efecto compuesto: cuanto más lo haces, más fuerte te sientes, más fácil y divertido se vuelve y con más frecuencia lo quieres hacer.
2. *La consistencia es mejor que la perfección, siempre.* Es mucho más importante hacer un poquito diario que intentar hacer mucho de vez en cuando. El esfuerzo regular y consistente siempre dará mejores resultados con el tiempo.

Cómo alimentar tus entrenamientos

Con frecuencia, mis clientes me preguntan si es necesario comer antes de hacer ejercicio. Si realizas ejercicio en la mañana sin desayunar, o si al llegar al gimnasio tienes cinco horas sin comer, para fines prácticos estás ejercitándote en ayuno. Aunque hay evidencia que respalda que los entrenamientos en ayuno aceleran la reducción de grasa, investigaciones opuestas sugieren que ejercitar con el estómago vacío tiene algunas desventajas. Por ejemplo, de acuerdo con un estudio publicado en el *Journal of Physical Therapy Science* (*Revista Científica de la Fisioterapia*), ejercitar después de un ayuno nocturno es más efectivo para reducir grasa, a diferencia de ejercitar sin hacer ayuno.[12] No obstante, los participantes que ejercitaron en ayuno experimentaron un incremento de los niveles de cortisol, lo que pone en riesgo la pérdida de peso y el desarrollo muscular; en particular, en los entrenamientos largos e intensos.

Para reducir el estrés y prevenir los picos de cortisol durante un entrenamiento, recomiendo que, si vas a realizar ejercicio de moderado a intenso durante más de 30 minutos, consumas un refrigerio antes si no has desayunado o si han pasado más de cuatro horas desde tu última comida. Los carbohidratos son una fuente de energía ideal, así que combínalos con proteína. Por ejemplo, pan integral tostado con crema de cacahuate antes de entrenar o un licuado de plátano, agua y una medida de proteína de suero de leche en polvo. Los carbohidratos te darán la energía necesaria para tu entrenamiento.

Otra pregunta que me hacen mucho mis clientes es si es necesario comer algo después de entrenar. Luego de hacer el ejercicio el organismo se dedica a reparar el tejido muscular y a reponer los depósitos de glucógeno que se agotaron durante esa actividad. Los carbohidratos son importantes para resurtir el glucógeno y la proteína es esencial para la reparación y el crecimiento del músculo.

Si hiciste cardio de intensidad baja a moderada (menos de una hora), yoga o pilates, no es estrictamente necesario comer de manera inmediata después de tu entrenamiento, siempre y cuando lleves una alimentación equilibrada y no te saltes las comidas (consulta los pasos 1 y 2).

En cambio, si levantaste pesas o hiciste cardio de larga duración (más de una hora) o cardio de alta intensidad como HIIT, te vendrá bien un refrigerio después de entrenar. Se ha demostrado que consumir un refrigerio de carbohidratos y proteína fomenta mayor crecimiento muscular y el rendimiento en entrenamientos subsecuentes. Siempre consume carbohidratos con tu proteína, pues en conjunto incrementan las tasas de almacenamiento de glucógeno. La combinación de una fuente de proteína, como pollo, con una fuente de carbohidratos, como raíces comestibles (por ejemplo, camote), es una excelente opción, al igual que queso cottage con fruta.

Al proporcionar al organismo los nutrientes que necesita para su desempeño y su recuperación, le sacas mayor provecho a los beneficios de tu esfuerzo en el gimnasio.

Antes de terminar este capítulo, quiero abordar dos factores importantes que suelen pasarse por alto cuando se trata el tema de las mujeres y el ejercicio. No obstante, marcan una gran diferencia en la efectividad de los entrenamientos. El primero consiste en sincronizar los entrenamientos con el ciclo menstrual, y el segundo en realizar pequeñas modificaciones, a medida que se acerca la menopausia, para aprovechar el ejercicio lo mejor posible.

Sincroniza el ejercicio con tu ciclo menstrual

Si menstrúas quizá te hayas percatado de que algunas semanas tu rutina se siente más fácil, y otras, mucho más difícil, incluso si realizas la misma rutina y duermes y comes igual que siempre. Esto se debe a que las fluctuaciones hormonales durante el ciclo menstrual pueden alterar tu rendimiento y tu tolerancia al estrés. El ejercicio es más o menos desafiante de acuerdo con la etapa de tu ciclo.[13]

La mayoría de los protocolos y las recomendaciones deportivas son los mismos para mujeres y hombres, pero con frecuencia se basan en información de estudios en los que las mujeres están severamente subrepresentadas.[14] Como resultado de lo anterior, las mujeres siguen programas de ejercicio que no toman en cuenta sus fluctuaciones hormonales únicas. Los hombres experimentan niveles hormonales constantes en el curso del mes que les permiten tener un rendimiento estable, pero las mujeres perciben cambios hormonales durante todo su ciclo menstrual provocados por fluctuaciones en el estrógeno y la progesterona. Estas hormonas tienen distintos efectos en el cuerpo en los que influyen factores como el rendimiento, el crecimiento muscular y la recuperación.

Por lo tanto, tiene sentido adaptar tus entrenamientos a estos cambios hormonales para minimizar el estrés y optimizar la efectividad de tu fuerza y de tu estamina. Una vez que entiendes lo que pasa en tu cuerpo cada semana, podrás realizar algunas modificaciones a tu rutina de ejercicio para que entrenes mejor, no más intenso. De esto se trata sincronizar tu rutina de entrenamiento con tu ciclo menstrual.

Pese a que muchas de mis clientas han tenido periodos menstruales buena parte de su vida, les confunden los cambios que experimentan durante su ciclo. Si te identificas, vamos a desglosarlo. Voy a explicarte de forma breve y puntual cómo funciona el ciclo menstrual, cómo fluctúan el estrógeno y la progesterona, el efecto de cada uno en el cuerpo y el rendimiento deportivo y los cambios que puedes implementar para sincronizar tu rutina de ejercicios cada semana con estos cambios hormonales.

El ciclo menstrual

Un ciclo menstrual regular dura entre 28 y 32 días y se puede dividir en cuatro fases: menstruación y fase folicular (antes de la ovulación), y ovulación y fase lútea (después de la ovulación).

MENSTRUACIÓN (CONCENTRACIÓN BAJA DE ESTRÓGENO Y PROGESTERONA)

El primer día del periodo es el primer día del ciclo. Esta fase puede durar un par de días o toda la semana, pero el promedio es cinco días. El estrógeno y la progesterona registran sus niveles más bajos y en el primer par de días puedes experimentar síntomas como cólicos y malestar.

FASE FOLICULAR (A MEDIDA QUE LA FASE PROGRESA, AUMENTA LA PRODUCCIÓN DE ESTRÓGENO, PERO LA PROGESTERONA PERMANECE BAJA)

En torno al día cinco o seis de tu ciclo (quizá sigues sangrando, pero tu periodo está llegando a su fin), poco a poco los ovarios empiezan a aumentar la producción de estrógeno y tú empiezas a sentirte con más energía, motivada y concentrada.

OVULACIÓN (ESTRÓGENO ALTO)

Los niveles de estrógeno siguen aumentando y más o menos a la mitad de tu ciclo, en torno del día 14 (aunque puede variar entre los días 11 y 21), la producción de estrógeno llega a su punto máximo. Este pico provoca que la glándula pituitaria segregue la hormona luteinizante (LH, por sus siglas en inglés). El surgimiento de la LH desencadena la ruptura de un folículo que entonces suelta un óvulo a las trompas de Falopio (ovulación).

En esta fase el estrógeno se encuentra en su punto más alto y desempeña un papel importantísimo para mejorar el rendimiento deportivo. Como se trata de una hormona anabólica (que ayuda a desarrollar músculo), mejora la forma en que el cuerpo almacena glucógeno (la energía en los músculos) y la eficiencia del organismo para quemar la grasa y utilizarla como combustible. Esto le permite depender más de la grasa para utilizarla como energía, hasta cierto punto escatimando el glucógeno y retrasando la fatiga, en particular durante el ejercicio de mayor duración. El estrógeno también contribuye a disminuir el lactato, una sustancia que se produce cuando el organismo descompone los carbohidratos para utilizarlos como energía sin suficiente oxígeno, en general durante sesiones de ejercicio intenso. A medida que se acumula el lactato, produce fatiga o una sensación de pinchazo en los músculos. A menor cantidad de lactato, mejor rendimiento.[15]

En esta fase sueles tener mucha energía y entrenar parece muy fácil.

FASE LÚTEA (PROGESTERONA ALTA)

Después de la ovulación, el folículo roto se convierte en una estructura conocida como cuerpo lúteo, que produce progesterona. Después de la ovulación los niveles de estrógeno disminuyen brevemente y en la fase lútea vuelven a aumentar. No obstante, los niveles de progesterona son dominantes en esta fase. Si no se implanta un óvulo fertilizado, entonces se desploma la progesterona, se desprende el revestimiento y reinicia el día uno.

Esta fase dura cerca de dos semanas, durante los cuales la progesterona se mantiene alta. Esta hormona incrementa la frecuencia cardiaca y respiratoria y la temperatura corporal, por lo que dificulta la actividad física, sobre todo en entornos de altas temperaturas. En esas condiciones es más difícil reparar y desarrollar el músculo porque la progesterona es catabólica, es decir, fomenta la descomposición del tejido muscular en lugar de desarrollarlo.[16]

En esta fase el ejercicio puede ser un reto; es posible que sientas que debes realizar un esfuerzo adicional para completar la misma rutina que se sentía más fácil en la primera mitad de tu ciclo. Es buen momento para bajar el ritmo y evitar estrés innecesario.

Cómo sincronizar tu rutina con tu ciclo

Ahora que ya sabes lo que sucede durante tu ciclo, vamos a llevar a cabo algunas modificaciones en tu rutina de entrenamiento para sacarle el máximo provecho y minimizar el estrés:

- *Empieza monitoreando tu ciclo menstrual.* Anota el día que inicia tu periodo en tu calendario o *app* de monitoreo. Cuando te acerques a la mitad del ciclo, dales seguimiento a las señales de ovulación (cambios en el moco cervical, que se vuelve más claro y elástico). También podrías experimentar un poco de malestar o algunas punzadas. Si quieres determinar con precisión las fechas de ovulación, monitorea la temperatura corporal basal (TCB) con un termómetro basal (termómetro digital que mide con dos decimales). Tómate la temperatura a la misma hora todos los días antes de levantarte. Uno o dos días después de la ovulación, la TCB aumenta entre 0.3 y 0.6 °C, en general, en uno o dos días, lo que indica que has entrado a la fase lútea.
- *Durante la fase folicular y la ovulación.* Céntrate en ejercicios cardiovasculares y de fuerza, como indico más arriba. En esta fase puedes esforzarte un poco más si te sientes bien y lista. Considera caminar o trotar distancias más largas e incrementar el ritmo del ejercicio.

Desafíate con pesas más pesadas durante tus sesiones de entrenamiento de fuerza o con más repeticiones. Si tienes ganas de tomar una clase grupal más difícil en el gym, ¡es el mejor momento!

- *Después de la ovulación.* Este es el momento en el que debes poner atención a cómo te sientes y bajar un poco la intensidad. Sigue con el ejercicio cardiovascular, pero procura no intentar romper récords personales. Quizá tengas que disminuir la duración o el ritmo, en particular durante la última semana de la fase lútea, a medida que te acercas a la menstruación. Cuando realices entrenamiento de fuerza, en lugar de intentar romper récords personales, mantén o disminuye el peso, reduce las repeticiones y deja mucho tiempo para recuperarte entre cada sesión. Si no tienes ganas de levantar pesas a medida que se acerca tu periodo, haz yoga o pilates durante la última semana de tu ciclo, esto es, practica alternativas más suaves.
- *Durante tu periodo.* Es perfectamente normal que te tomes unos días de descanso si lo necesitas. Sin embargo, si te sientes bien, no es indispensable descansar, pues es natural que el movimiento adecuado alivie los cólicos y la tensión muscular. Contrariamente a lo que se cree, muchas mujeres se sienten mejor y más fuertes durante sus periodos porque sus niveles hormonales se desploman. Dicho esto, si tus periodos son pesados y padeces cólicos severos, lo más apropiado es bajar el ritmo del entrenamiento. Siempre escucha a tu cuerpo y haz lo adecuado para ti.

Considera escribir un diario para conocer tu cuerpo durante tu ciclo. Pon atención a la forma como reacciona en cada fase para que identifiques cuándo te sientes más fuerte y cuándo necesitas descansar más.

Optimiza el ejercicio durante la perimenopausia y la menopausia

La menopausia marca el final de los años reproductivos de una mujer, pero eso no sucede de la noche a la mañana; se trata de una serie de cambios que suponen fluctuaciones hormonales que se desarrollan en el curso de muchos años (perimenopausia) y tienen efectos notorios en la fisiología de una mujer. Algunos síntomas comunes durante la perimenopausia incluyen periodos irregulares, insomnio, fatiga, dolores de cabeza, bochornos y sudores nocturnos, altibajos emocionales, niebla mental, ansiedad y depresión.[17]

A medida que se acercan a la menopausia, una de las quejas más frecuentes de mis clientas es que se les dificulta desarrollar músculo y mantener equilibrado su peso, aunque no cambien su alimentación ni sus rutinas de ejercicio. Esto cobra sentido cuando entiendes qué es lo que motiva estos cambios:

- Durante los años previos a la menopausia, los niveles de estrógeno fluctúan y con el tiempo se desploman. El estrógeno es fundamental para regular el metabolismo y la distribución de grasa en el cuerpo. La disminución de los niveles de estrógeno puede provocar una redistribución de grasa en la cadera, los muslos y el abdomen, lo que deriva en mayor grasa visceral (o la grasa que rodea los órganos), asociada con distintos padecimientos.
- El estrógeno aumenta la sensibilidad a la insulina; por lo tanto, cuando este se desploma necesitamos más insulina para que la glucosa fluya en el torrente sanguíneo y llegue a las células. En otras palabras, las células se vuelven menos reactivas a las señales de la insulina, por lo que es más difícil que la glucosa penetre en las células. Cuando los niveles de insulina son constantemente altos por los excesivos requerimientos de insulina, puede desencadenar hiperinsulinemia. Las concentraciones elevadas de insulina en el torrente sanguíneo pueden fomentar el almacenamiento de grasa en el tejido adiposo (células grasas).
- La pérdida de masa muscular y de fuerza propia de la edad se acelera durante la perimenopausia. Esta pérdida de tejido muscular puede disminuir el gasto general de energía y los niveles de actividad física, dificultando la quema de calorías y el mantenimiento de un peso saludable.

¡Pero esto no quiere decir que estemos condenadas! Se trata de una nueva fase de la vida que exige modificaciones. Así como en sus años reproductivos a las mujeres les conviene sincronizar sus rutinas de ejercicio con sus ciclos menstruales, las que inician la menopausia también pueden adaptar su alimentación y sus rutinas de ejercicio a este descenso hormonal. Una dieta con más proteínas, combinada con mayor entrenamiento de resistencia, te puede mantener fuerte durante toda la perimenopausia, la menopausia y más allá.

Estas son algunas estrategias clave:

- Prioriza la nutrición durante la perimenopausia y la menopausia: incrementa la ingesta de proteínas y cuida el consumo de carbohidratos (consulta el paso 1, página 63). Esto no quiere decir que en esta etapa las mujeres no pueden consumir carbohidratos; sin embargo, debido a la sensibilidad a los carbohidratos, es recomendable moderar su ingesta. Un estudio, publicado en la revista del Real Colegio de Obstetras y Ginecólogos, reveló una correlación sólida entre la perimenopausia, el consumo de proteínas y la gestión del peso.[18] Los investigadores sugieren que incrementar el consumo de proteínas podría prevenir el aumento de peso durante la perimenopausia debido al "efecto palanca de la proteína", un fenómeno según el cual el organismo regula la ingesta de alimento a partir de la proporción de la proteína en la dieta. Cuando se consume poca proteína el organismo incrementa el consumo de alimentos para cumplir el requerimiento proteico diario, lo cual provoca una ingesta excesiva de energía y aumento de peso. La proteína rica en leucina puede ser particularmente provechosa para el desarrollo muscular durante la menopausia. La leucina es un aminoácido esencial que desempeña un papel fundamental a la hora de estimular la síntesis de proteína muscular (crecimiento muscular). El suero de leche, los productos lácteos, los huevos y la carne son fuentes de proteínas que, con una alta concentración de leucina, promueven el crecimiento muscular y conservan la masa muscular durante la menopausia. Además, los suplementos de aminoácidos de cadena ramificada, que incluyen la leucina, pueden contribuir a la síntesis muscular, en especial si la ingesta de proteína es insuficiente.
- Realiza entrenamientos de resistencia entre tres y cuatro días a la semana —en particular, levantamiento de pesas— para estimular el crecimiento de la masa muscular, mejorar la fuerza y fomentar la salud ósea. Si bien el ejercicio cardiovascular sigue siendo necesario y provechoso, las actividades de fuerza son esenciales durante la menopausia para contrarrestar la pérdida y la debilidad muscular asociadas con el envejecimiento. Si tu actual rutina

de ejercicios se centra en sesiones de cardio, considera reducirlas y cambiarlas por ejercicios que te desafíen a llegar al fallo muscular y a la fatiga. Un ejemplo de una rutina muy completa incluye entrenamiento de fuerza durante tres días alternos, trabajando los grupos musculares principales, con 40 minutos de caminatas rápidas los días restantes.

- Consulta con tu médico acerca de los eventuales beneficios de la terapia hormonal para la menopausia (THM) o de la terapia de reemplazo hormonal (TRH). Es un tratamiento que ayuda a aliviar los síntomas comunes de la perimenopausia y la menopausia. Algunas investigaciones demuestran que la THM/TRH puede ayudar a las mujeres durante la posmenopausia a mantener o incrementar la masa muscular, la fuerza y el rendimiento. Sin embargo, combinar THM/TRH con ejercicio produce mejores resultados para la masa y la función musculares que exclusivamente THM/TRH o ejercicio.[19]

¡Felicidades! Ya completaste el paso 4 del "Plan para equilibrar el cortisol". Espero que estés emocionado(a) e inspirado(a) para aprovechar el ejercicio como una de las herramientas más potentes para incrementar la resiliencia ante el estrés y mejorar tu salud y tu longevidad.

Mi objetivo es que hayas descubierto formas de integrar el ejercicio a tu rutina, siempre con moderación y tiempo de recuperación, para aprovechar al máximo sus beneficios para la salud. Si apenas empiezas, recuerda que incluso una pequeña cantidad de movimiento es mejor que nada. Acéptate tal como eres en este aspecto; la idea es que incrementes tu actividad física con el tiempo.

Espero que te sientas menos intimidado(a) con el ejercicio y que tengas un plan claro para abordarlo en cualquier etapa de tu vida.

Hábitos esenciales para incorporarlos en el paso 4

A continuación ofrezco una lista de sugerencias para introducir movimiento básico en tu día a día. Aunque recomiendo dedicar una o dos semanas a un paso, esto no quiere decir que de la noche a la mañana vayas a adoptar una rutina de ejercicio completísima. Aprovecha estas dos semanas para cultivar pequeños hábitos que irán creciendo con el tiempo. El meollo del ejercicio es darle al cuerpo el tiempo que necesite para adaptarse y hacerse más fuerte. Confía en el proceso, pues no verás resultados de la noche a la mañana. Sin embargo, con consistencia, te sorprenderás de lo que tu cuerpo es capaz.

<table>
<tr><td colspan="2">Semana 7
Recuerda mantener los hábitos que ya integraste en los pasos previos. Sigue tu ritmo y vuelve a consultar las listas si necesitas motivación. Esta semana quiero que integremos movimiento elemental en tu día a día.</td></tr>
<tr><td></td><td>☐ Primero, quiero que pienses qué actividad cardiovascular es adecuada para ti: caminar, trotar o nadar; ciclismo, senderismo o baile. Si prefieres hacer ejercicio en grupo, busca una clase grupal que se adapte a tus horarios. No importa lo que elijas; la clave es que lo disfrutes.
☐ Si el ejercicio es nuevo para ti, empieza con caminatas diarias y suaves de 15 a 20 minutos. O bien esta semana prueba un entrenamiento integral como yoga o pilates.
☐ Si tienes más experiencia, esta semana haz por lo menos 150 minutos de actividad aeróbica moderada (zona 2). Pueden ser cinco días de sesiones de 30 minutos de caminatas rápidas, nadar o trotar. Esta semana también intenta llevar a cabo, por lo menos, dos sesiones de entrenamiento integral de fuerza; idealmente, levantamiento con pesas.
☐ No importa si eres nuevo o tienes experiencia; recuerda calendarizar días de descanso entre cada sesión del entrenamiento.</td></tr>
<tr><td colspan="2">Semana 8
Esta semana vamos a seguir desarrollando el progreso de la semana previa. Empieza a pensar cómo alimentar tu cuerpo antes y después de entrenar y monitorear tu ciclo menstrual, si es el caso.</td></tr>
<tr><td></td><td>☐ Intenta caminar todos los días entre 30 y 40 minutos a paso rápido (zona 2, intensidad moderada); todo dependerá de qué tan nuevo seas ejercitándote.
☐ Incorpora un entrenamiento integral dos veces a la semana; puedes continuar con yoga o pilates o entrenamiento con pesas. Recuerda agendar días de descanso entre cada sesión.
☐ Evita ejercitarte en ayuno si tu entrenamiento es moderado a intenso. Come proteínas y carbohidratos antes de tus entrenamientos y después de sesiones de cardio extensas o de alta intensidad o entrenamiento de fuerza.
☐ Si es tu caso, monitorea tu ciclo menstrual y, en consecuencia, empieza a ajustar la intensidad y la duración de tu rutina de ejercicio.
☐ Si estás en la perimenopausia o la menopausia, prioriza el entrenamiento de fuerza. Una excelente rutina puede ser tres días de entrenamiento de fuerza alternado con 30-40 minutos de caminatas rápidas los otros días.</td></tr>
</table>

Has integrado tantos hábitos nuevos en un par de semanas que ya se resetearon tus niveles de cortisol, disminuyeron tus estresores físicos y potenciaron tus reservas energéticas. Espero que hayas empezado a notar la diferencia. Regresa a los cuestionaros de las páginas 50-53 para evaluar cómo te sientes después de dos semanas más de trabajo. Recuerda, celebra cualquier triunfo por pequeño o grande que sea.

En el último paso vamos a abordar los estresores percibidos de los que hablamos en la primera parte. Es posible que encuentres cierta resistencia a medida que avanzas por este capítulo, pero ahora que tienes menos estresores físicos y más reservas energéticas —o "presupuesto"— tendrás la capacidad y la resiliencia necesarias para sortearlo mejor.

8

Paso 5. Desarrolla resiliencia y bienestar psicológicos

> En pleno invierno por fin aprendí que en
> mi interior reside un verano invencible.
>
> Albert Camus

Hasta ahora, con los primeros cuatro pasos del plan, abordamos los estresores físicos más comunes que suelen pasar inadvertidos, pero que contribuyen considerablemente a la carga alostática y a drenar tu energía y capacidades. Al poner en práctica los sencillos hábitos que detallamos en cada paso, ya redujiste estos estresores innecesarios, liberando energía que se había desperdiciado y aumentando la capacidad de tu "cubeta del estrés".

Reduciendo la activación de la respuesta al estrés (y la prevalencia del cortisol), conservando los recursos energéticos y, al mismo tiempo, incorporando hábitos que perfeccionan la función mitocondrial y la producción de energía, has estado potenciando la resiliencia ante el estrés. Esto te ayudará a gestionar y a adaptarte a los estresores de forma más efectiva, reduciendo el riesgo de sufrir desadaptaciones que podrían perjudicar tu salud. Ahora vamos a centrarnos en los estresores *percibidos*, no en los físicos.

Recordarás que los estresores percibidos son psicológicos o emocionales y pueden ser reales o imaginados. Los estresores físicos son amenazas reales a la homeostasis; por su parte, los estresores psicológicos y emocionales son anticipatorios y no siempre son reales. Por ejemplo, saludas a alguien y no te devuelve el saludo. Tu cerebro malinterpreta el intercambio: no le caes bien o está molesto contigo. Sin embargo, eso no quiere decir que sea cierto; tal vez esa persona no te escuchó o estaba distraída. Las características clave de estos estresores radican en que son capaces de activar la respuesta al estrés, sean amenazas reales o no.

Todos reaccionan de manera distinta a estos estresores; algunos tienen más tolerancia y flexibilidad que otros. ¿Alguna vez te has preguntado por qué hay quienes parecen manejar los desafíos con relativa facilidad, mientras hay otros que se agobian enseguida por cualquier contratiempo? Esto se debe a que, con el tiempo, el cerebro y el sistema nervioso están diseñados para responder de modo diferente. ¿Dónde crees estar en este rango?

Cómo interpretemos lo que sucede en nuestro entorno y cuánto control creemos que tenemos sobre él tiene que ver con muchos factores como la composición genética, los actuales niveles de estrés y las experiencias adversas del pasado, en particular durante la infancia. Estas interpretaciones y las reacciones que despiertan no son *conscientes,* sino respuestas "programadas", automáticas, mediadas por el sistema nervioso autónomo que opera debajo de nuestro nivel de conciencia.

Durante la infancia se forman, fortalecen y reorganizan las conexiones neuronales (células cerebrales) a gran velocidad. Esta neuroplasticidad dinámica permite a los niños aprender habilidades nuevas muy rápido, como hablar, caminar o escribir. Sin embargo, también supone que sus cerebros son muy sensibles a estímulos externos, tanto positivos como negativos. Durante esta etapa el cerebro está "programando" cómo interpretamos el mundo y respondemos a él, estableciendo patrones automáticos que persisten en la adultez. Los ambientes cálidos, en los que los padres o tutores demuestran mediante sus acciones la autorregulación emocional y estrategias saludables para gestionar los desafíos, fomentan mejor regulación emocional y respuestas más flexibles ante los estresores durante la adultez. Por el contrario, experiencias adversas o traumáticas, así como criarse en hogares de conflicto constante o con padres o tutores que reaccionan al estrés sin mucho control (por ejemplo, con gritos, discusiones constantes o aislamiento), pueden fomentar respuestas como la hipervigilancia y la incapacidad para adaptarse al estrés en la adultez.[1]

Las experiencias traumáticas durante etapas posteriores de la vida pueden tener efectos similares.[2] El trauma psicológico, no importa si proviene de la infancia o de experiencias posteriores, así como los excesivos niveles de estrés en el presente, pueden suscitar cambios en el cerebro y la desregulación del sistema nervioso. Como resultado, la respuesta del sistema nervioso ante señales de peligro es exagerada, lo que dificulta mantener un estado homeostático equilibrado. Además, el cerebro puede interpretar los mensajes sensoriales con menor precisión o de forma incorrecta, lo que reduce la capacidad para evaluar y responder con exactitud a las exigencias reales del entorno. En última instancia, este estado contribuye a que aumente el estrés y el cortisol. Resulta paradójico que el sistema diseñado para mantenernos a salvo (el sistema nervioso) termina contribuyendo a la carga alostática.

Cuando el organismo adopta un estado de alerta crónico, como ya lo detallamos, resulta "costoso" en términos metabólicos porque para mantenerlo se consume mucha energía y una gran cantidad de recursos. Para estar saludable, el organismo necesita permanecer en un estado de mínimo estrés la mayoría del tiempo. Un sistema nervioso desequilibrado perjudica la capacidad del organismo para sanar y mantener la salud a largo plazo.

La buena noticia es que nuestras experiencias del pasado no son una sentencia. La neuroplasticidad no se limita a la infancia: el cerebro y el sistema nervioso pueden cambiar y adaptarse en cualquier momento de nuestras vidas con práctica y repetición. Tal como has estado aprovechado la neuroplasticidad, incorporando nuevos hábitos en los primeros cuatro pasos, también tienes el poder de mejorar cómo el cerebro interpreta su entorno y cómo respondes y te adaptas a él.

En este paso nos vamos a concentrar en mejorar la flexibilidad y la resiliencia del sistema nervioso mediante la conciencia, el trabajo somático (basado en la percepción corporal) y el entrenamiento del cerebro; todo esto te ayudará a interpretar mejor las amenazas y a responder a los estresores con mayor control. A medida que vayas afinando tu capacidad de autorregulación, recuperarás el control de tu entorno y reducirás la activación frecuente de la respuesta al estrés. De esta forma el cuerpo no estará inundado de modo constante con hormonas del estrés como el cortisol y así reducirás tu carga alostática. Cuando el sistema nervioso es flexible, puedes restaurarlo rápidamente y recuperar el equilibrio sin consecuencias persistentes.

Los seis pilares de la resiliencia psicológica

Concebí un sistema para desarrollar resiliencia y bienestar psicológicos que empleo con mis clientes para enseñarles a gestionar el estrés sin que los agobie. Los seis pilares de la resiliencia psicológica son los siguientes:

1. *Conciencia*, para comprender y reconocer tu mundo interior de sentimientos, pensamientos y emociones.
2. *Conexión con el cuerpo*, para sintonizar con tus sensaciones físicas y regularlas mediante prácticas somáticas.
3. *Conexión con el yo*, basada en el modelo de los sistemas de la familia interna (IFS, por sus siglas en inglés), un modelo de psicoterapia creado por el doctor Richard Schwartz (véase la página 208) para integrar y equilibrar distintas partes de la psique.
4. *Conexión con los otros*, centrada en la importancia de las interacciones positivas con los otros y en las relaciones personales seguras y cálidas.
5. *Tiempo en la naturaleza*, cuyo efecto relajante en el sistema nervioso te hace sentir parte de algo más grande.
6. *Encontrar el sentido de tu vida*, que te puede conducir a un espacio de plenitud en tu vida.

Enseguida desmenuzaremos cada uno de estos pilares y presentaremos prácticas que te ayudarán a nutrir tu bienestar psicológico, desarrollar resiliencia emocional y alcanzar un estado más equilibrado y tranquilo.

El objetivo no es *eludir* las dificultades y las aflicciones (que son una parte normal de la vida), sino desarrollar la capacidad de navegar los desafíos de la vida y recuperarse de manera eficaz, previniendo de ese modo heridas persistentes en el cuerpo y en la mente.

Crea conciencia

Para ser capaz de regular el sistema nervioso es necesario *conocerlo* y entender tu mundo interior (sentimientos, sensaciones y emociones), así como tu patrón de reacciones y conductas en tu entorno. Esto se logra volviéndote *observador*. La mayoría de nuestras conductas y nuestras reacciones son automáticas, y al hacerlas conscientes establecemos el primer paso para modificar los patrones arraigados.

No eres una persona "ansiosa", "dependiente" o "hipersensible": tu sistema nervioso intenta mantenerte seguro de la mejor forma que sabe hacerlo. El asunto es que quizás aprendió respuestas que ya no son útiles para ti y podría estar malinterpretando señales de seguridad y peligro, un proceso conocido como *neurocepción* defectuosa, que contribuye al desequilibrio. Sin embargo, existe una solución.

El doctor Stephen Porges, quien desarrolló la teoría polivagal, acuñó el término *neurocepción* para referirse a los procesos automáticos (e inconscientes) del cuerpo para detectar e interpretar señales de seguridad o peligro tanto del entorno como del interior del cuerpo. La neurocepción interactúa con el sistema nervioso autónomo para gestionar las respuestas de supervivencia e influir en nuestros estados emocionales y físicos.[3]

Como mencionamos en el capítulo 1, la neurocepción se basa en dos clases de información sensorial:

1. *Interocepción*. La capacidad de percibir señales corporales internas como el hambre o la sed, cambios en la frecuencia cardiaca, patrones respiratorios, tensión y dolor muscular.
2. *Exterocepción*. La capacidad de percibir el entorno exterior mediante los cinco sentidos: vista, oído, gusto, olfato y tacto. Por ejemplo, nos ayuda a detectar un ruido fuerte, reconocer la expresión amigable o molesta de una persona o sentir el calor del sol en la piel.

El cerebro interpreta tanto la información interoceptiva como exteroceptiva de manera continua para evaluar si estamos a salvo o en peligro. La neurocepción, que recurre tanto a la interocepción como a la exterocepción, juega un papel fundamental, pues regula el sistema nervioso autónomo e influye en nuestras respuestas fisiológicas, emocionales y conductuales al entorno.

Vamos a explorar estas tres respuestas primordiales que el sistema nervioso autónomo puede implementar, de acuerdo con la teoría polivagal del doctor Porges. Las denominaremos *estados principales del sistema nervioso.*

RELAJADO (VENTRAL VAGAL)

Se trata del estado más cómodo y se origina cuando el sistema nervioso detecta señales de seguridad. En este estado se inhiben las respuestas de supervivencia. Nos sentimos relajados, seguros y anclados, y podemos pensar con claridad, albergar esperanza, sentirnos inspirados y curiosos. Se nos facilita expresarnos y establecer conexiones auténticas. Es un estado sumamente social y se siente natural cuidar y ayudar a los demás. Si el sistema nervioso detecta señales de peligro en este estado, es más probable que busquemos conexiones interpersonales y cooperar con los demás para buscar sentirnos seguros.

A este estado también se le conoce como "ventana de tolerancia", término que acuñó el doctor Daniel J. Siegel, profesor de psiquiatría clínica de la Facultad de Medicina de la Universidad de California, Los Ángeles (UCLA). Se refiere a la "zona" ideal en la que nos desempeñamos de manera más efectiva —y prosperamos— en nuestra vida cotidiana.[4]

Más allá de esta "zona óptima" se encuentran otros dos estados: la zona de hiperactivación (movilización) y zona de hipoactivación (inmovilización).

Respuestas biológicas: frecuencia cardiaca normal, respiración profunda y estable, músculos relajados, digestión óptima, organismo en estado de descanso y reparación.

MOVILIZACIÓN (SIMPÁTICO)

A medida que crece la neurocepción del peligro, si recurrir a la conexión interpersonal no ha resuelto la amenaza, el sistema nervioso pasará del estado ventral vagal al estado simpático o respuesta de pelea o huida (consulta la página 26 si necesitas un recordatorio).

La movilización es esencial para responder a los desafíos, te permite enfrentar la amenaza de manera frontal o huir de ella. En este estado de movilización puedes percibir una oleada de energía que te impide quedarte quieto. Es común sentirse ansioso, temeroso, preocupado o enojado. A este estado también se le conoce como "zona de hiperactivación".

Respuestas biológicas: aumenta la frecuencia cardiaca, se acelera la respiración y se vuelve superficial, los músculos se tensan, el cuerpo está preparado para actuar.

INMOVILIZACIÓN (DORSAL VAGAL)

Por último, si no es posible huir o enfrentar la amenaza, o si la respuesta simpática es demasiado abrumadora, el cuerpo se cierra y pasa al tercer estado: inmovilización o estado dorsal vagal. Se caracteriza por conservar la energía y el entumecimiento de las sensaciones físicas y emocionales. En este estado podemos sentirnos desesperados, deprimidos, paralizados y desconectados del cuerpo. Se dificultan las conexiones sociales y tendemos a aislarnos. También se le conoce como "zona de hipoactivación".

Respuestas biológicas: baja la frecuencia cardiaca para conservar energía, disminuye la tonificación muscular y la sensación general es de cansancio, entumecimiento, pesadez y desconexión.

También hay estados "híbridos" que combinan elementos de los tres estados principales. Por ejemplo, cuando practicamos deportes o bailamos con amigos, experimentamos una mezcla de los estados relajado y simpático: nos sentimos en paz, pero llenos de energía, listos para conectar y aceptar retos. O cuando estamos en un estado tranquilo y reflexivo, como meditando, podemos experimentar una mezcla de estados relajado e inmovilizado. Y cuando estamos con la necesidad de actuar, pero nos sentimos estancados, es una mezcla de los estados movilizado e inmovilizado, o "parálisis".

Cómo cultivar la conciencia

Naturalmente, queremos permanecer en el estado relajado (ventral vagal) todo lo posible, pero cada respuesta tiene un fin: protegernos adaptando el organismo a las condiciones cambiantes del entorno. Aunque es normal experimentar todos los estados, lo importante es no quedarnos estancados en los estados de supervivencia de la movilización o la inmovilización —tampoco en el estado híbrido de parálisis—, ser capaces de entrar y salir de ellos y volver a nuestro estado más sanador, el ventral vagal, lo más rápido posible.

Vamos a imaginar un escenario en el que acabas de sostener una discusión intensa con un amigo sobre un tema sensible que te apasiona mucho, pero no llegan a un acuerdo. Aumenta tu frecuencia cardiaca, sientes la cara roja y hablas cada vez más rápido y fuerte. Se despiden y te sientes inquieto; no dejas de repetir en tu mente lo que los dos dijeron y empieza a preocuparte que su relación se haya deteriorado. Horas después, cuando te vas a acostar, sigues pensando en lo que ocurrió y no puedes dormir. Tu sistema nervioso está estancado en un estado de supervivencia y le cuesta trabajo regularse y relajarse para que puedas conciliar el sueño.

Para recuperar esa regulación primero necesitas ser *consciente* de lo que sucede en tu cuerpo. Cuando lo haces, sintonizas con sensaciones, emociones, sentimientos e identificas los mensajes que te está enviando tu cuerpo, como una respiración superficial y el corazón desbocado, y te percatas de tus pensamientos reflexivos. Así es más fácil identificar tu estado autónomo ("me encuentro en un estado de movilización o simpático"). Al hacerlo activas una pausa, que puede detener la respuesta/reacción automática (sobrepensar), y entonces elijes una práctica reguladora (como moverte o hacer un ejercicio de respiración) que podría ser suficiente para salir del estado de supervivencia y regularte. Si bien te sigues sintiendo inquieto, ya no estás agobiado.

Para cultivar la conciencia emplearemos tres prácticas. La primera se enfoca en mejorar la precisión interoceptiva para escuchar y entender mejor lo que tu cuerpo intenta decirte. Las últimas dos te ayudarán a identificar y a reconocer los estados de tu sistema nervioso, así como los sucesos que generan cada uno de estos estados.

Es importante destacar que cultivar la conciencia no exige cambiar nada en este momento. En las siguientes secciones de este capítulo aprenderás prácticas de regulación. Comenzaremos con enfoques somáticos o ascendentes que recurren al cuerpo, seguidos de enfoques descendentes que recurren a la mente. De momento, concéntrate en adquirir conciencia del inconsciente.

PRÁCTICA 1. INTEROCEPCIÓN

Como ya detallamos, la interocepción es nuestra capacidad de percibir señales internas del cuerpo, como hambre, sed, temperatura, frecuencia cardiaca acelerada, respiración superficial, tensión o dolor, una retroalimentación constante que sirve para informar al cerebro qué sucede en el cuerpo. Esta información nos ayuda a entender los mensajes emocionales que envía el organismo. Es fácil "escuchar" algunos de estos mensajes, como las mariposas en el estómago cuando estamos emocionados, pero otros, como la mandíbula tensa o la respiración superficial cuando sentimos estrés, son más sutiles. Muchas personas estamos muy desconectadas de las sensaciones corporales, pero es posible practicar esto para mejorar. Cuanto más escuches a tu cuerpo, más fácil será interpretar sus necesidades. Al hacerlo comenzarás a influir en los estados del sistema nervioso y a responder en consecuencia.

La siguiente práctica te ayudará a ser consciente de la interocepción:

1. Siéntate y cierra los ojos. Si no te sientes cómodo cerrando los ojos, mantén una mirada contemplativa, suave, sin enfocarla en ningún punto específico.
2. Empieza concentrándote en tu respiración. No intentes cambiarla, solo observa si es rápida o lenta, artificial o profunda.
3. Ahora fíjate en tu postura. ¿Tienes los hombros tensos o relajados? ¿Tienes la espalda recta o encorvada?
4. ¿Qué tipo de energía sientes en el cuerpo? ¿Te sientes inquieto y nervioso? ¿Tranquilo y arraigado, ligero y con energía o pesado y aletargado?
5. Concéntrate en las sensaciones de tu cuerpo, en particular en el estómago, el pecho, el cuello y la mandíbula. ¿Percibes rigidez o tensión o estas zonas se sienten abiertas y relajadas?
6. Procura hacer este ejercicio todos los días para que sea más fácil escuchar los mensajes que te envía el cuerpo.

Si este ejercicio te agobia, en particular si te sientes reactivo y las señales del cuerpo son demasiado intensas (si percibes el corazón desbocado), abre los ojos y fíjalos en las señales externas del entorno. Concéntrate en lo que puedes ver o escuchar a tu alrededor y observa la sensación de los pies en el piso o en la silla en la que estás sentado. Esto te ayudará a arraigarte y recuperar la calma.

PRÁCTICA 2. IDENTIFICA LOS ESTADOS DEL SISTEMA NERVIOSO

La segunda práctica para agudizar la conciencia consiste en anotar los estados del sistema nervioso para identificarlos en cualquier momento.

Considera los tres principales estados autónomos: relajado (ventral vagal), de movilización (simpático) y de inmovilización (dorsal vagal). Vas a encarnar cada uno de estos tres estados y a tomar notas para articular, con la mayor claridad posible, las sensaciones corporales, los pensamientos y las emociones que los acompañan. Cuantos más detalles anotes, mejor. Imprime una hoja en blanco (https://www.marinawright.com/s/Identify-Your-Nervous-System.pdf) o utiliza la que se encuentra más adelante. (También incluí un ejemplo para que observes el ejercicio resuelto.)

Empieza con el estado *relajado*:

1. Cierra los ojos o mantén una mirada contemplativa y recuerda una experiencia reciente en la que te hayas sentido tranquilo, arraigado y receptivo. Por ejemplo, una caminata serena en el parque durante un día soleado o haberte puesto al día con un amigo bebiendo un café caliente. Intenta recordar esa experiencia con detalles como si estuvieras viendo una película.
2. Ahora concéntrate en las sensaciones de tu cuerpo. Percíbelas y descríbelas con el mayor detalle posible. Quizá tu respiración es lenta y profunda, tienes los hombros laxos y el cuerpo cálido y relajado. ¿Cuál es tu postura?
3. ¿Qué tipo de energía sientes? ¿Te percibes tranquilo y arraigado?
4. Ahora concéntrate en tus pensamientos y tus emociones. Descríbelos minuciosamente. Tus pensamientos pueden ser neutros o positivos y tus emociones pueden incluir satisfacción, optimismo, gratitud y seguridad por tu capacidad para gestionar cualquier desafío que surja.
5. En el curso del día, cuando notes que te encuentras en este estado, pon atención a las sensaciones de tu cuerpo, a tus pensamientos y a tus emociones. Comprueba si puedes identificar o articular otros detalles que se te hayan pasado y actualiza tu lista. Cuanto más sintonizado estés con estas señales, más fácil será reconocer y profundizar la conciencia de este estado.

Ahora pasemos al estado de *movilización*:

1. Cierra los ojos o mantén una mirada contemplativa y recuerda una experiencia reciente en la que te hayas sentido reactivo. Intenta no pensar en algo muy abrumador. Por ejemplo, tal vez un coche se te cerró en el tráfico o recibiste un correo del trabajo minutos antes de tu hora de salida. Intenta recordar la experiencia con detalles, de nuevo, como si estuvieras viendo una película.
2. Ahora concéntrate en las sensaciones de tu cuerpo. Percíbelas y descríbelas con el mayor detalle posible. Quizá tu respiración es rápida y superficial o estás apretando la mandíbula y sientes los hombros tensos. ¿Experimentas un nudo en el estómago? ¿Sientes una opresión en el pecho? ¿Aumentó tu frecuencia cardiaca?
3. ¿Qué tipo de energía percibes? Tal vez te sientes alerta y con disposición para resolver las cosas, pero también sabes que esa sensación de urgencia te hace sentir un poco de nervios. ¿Notas una ola de energía que te provoca inquietud?
4. Ahora concéntrate en tus pensamientos y tus emociones. Descríbelos minuciosamente. ¿Qué estás pensando? ¿Estás siendo autocrítico o estás juzgando a los demás con severidad? ¿Qué emociones experimentas? Podría ser frustración, irritación, enojo o ansiedad, o tal vez un sentido de urgencia, impaciencia e incluso agobio.
5. Cuando hayas articulado con claridad las sensaciones de este estado, intenta soltarlas, respirando profundamente desde el estómago, y exhala con lentitud. Concéntrate unos minutos en tu entorno. ¿Qué ves? ¿Qué sonidos percibes? Céntrate en la sensación de la silla que ocupas, en la experiencia de los pies tocando el piso o en cualquier otra sensación táctil en tu entorno que te ayude a regresar al momento presente.

Ahora pasemos al estado de *inmovilización*:

1. Cierra los ojos o mantén una mirada contemplativa y recuerda una experiencia reciente en la que te hayas sentido retraído o con cierta desesperanza, nada demasiado intenso ni tan abrumador. Por ejemplo, podría ser un momento en el que te hayas sentido excluido de una conversación grupal o un contratiempo menor en el trabajo que te haya hecho dudar de tus capacidades.

2. Ahora concéntrate en las sensaciones de tu cuerpo. Percíbelas y descríbelas con tus palabras. Tal vez sientas pesadez, entumecimiento o desconexión de tu cuerpo, o falta de energía. Quizá percibas rigidez u opresión en la garganta o en el pecho o un hoyo en el estómago.
3. ¿Qué tipo de energía experimentas? ¿Baja y aletargada? ¿Percibes cierta pesadez? ¿O más bien una energía dispersa y escasa, como si no te quedara nada?
4. Ahora concéntrate en tus pensamientos y tus emociones. Descríbelos con detalle. ¿Qué pensamientos y creencias pasan por tu mente? ¿Son pensamientos pesimistas o dudas o la sensación de que no tienes valía? ¿Qué emociones percibes? Podría ser vergüenza, soledad o tristeza; tal vez te sientes incompleto o desconectado.
5. Después de articular con claridad las sensaciones de este estado, muévete despacio para recuperar la energía. Camina, realiza estiramientos suaves, ponte de pie y mécete de un lado al otro para regular el sistema nervioso.

Estado autónomo	**Sensaciones físicas**	**Pensamientos**	**Emociones**
Relajado			
Movilización			
Inmovilización			

Por ejemplo:

Estado autónomo	Sensaciones físicas	Pensamientos	Emociones
Relajado	• Mi respiración es lenta y profunda. • Me invade una sensación de calidez. • Mi ritmo cardiaco está estable y tranquilo. • Mi pecho está abierto, y mis hombros, relajados. Mis expresiones faciales se sienten suaves.	• Me concentro en cosas positivas o neutras. • Estoy pensando cómo conectar con los demás. • Mi mente se siente abierta y receptiva a nuevas ideas.	• Me siento satisfecho. • Me siento optimista respecto del futuro. • Estoy agradecido. • Me siento conectado conmigo mismo y con los demás. • Puedo confiar.
Movilización	• Mi respiración es rápida y superficial. • Siento los músculos tensos. • Siento el corazón desbocado. • Siento la piel sudorosa y pegajosa. • Estoy inquieto y nervioso. • Siento el pecho comprimido y la mandíbula apretada. • Siento una ola de calor o energía en el cuerpo.	• Me concentro en posibles amenazas o problemas. • Me la paso pensando en los pendientes. • Intento buscar soluciones rápidas. • Soy autocrítico. • Juzgo a los demás.	• Me siento ansioso o temeroso. • Estoy frustrado y molesto. • Estoy enojado. • Me invade una sensación de urgencia.

Inmovilización	• Mi respiración es lenta o poco profunda. • Siento el cuerpo pesado y torpe. • Siento debilidad en los músculos. • Me siento paralizado. • Tengo las manos y los pies fríos. • Estoy encorvado. • Me siento desconectado físicamente.	• Albergo pensamientos derrotistas como: "No soy capaz de hacer esto". • Soy pesimista con respecto al futuro: "Las cosas nunca van a mejorar". • Me cuesta trabajo pensar con claridad.	• Estoy desesperado. • Me siento solo. • Estoy triste. • Me siento aislado. • Siento vergüenza o culpa. • Me siento indiferente, no me importa nada ni siento nada.

Cuando termines de llenar tu tabla, revísala diariamente. Evalúa con frecuencia tu estado de ánimo y pregúntate: "¿Cuál es el estado de mi sistema nervioso ahora mismo?".

A medida que empieces a observar los estados del sistema nervioso autónomo, durante el día comenzarás a identificar que ciertas situaciones (lugares, personas, sucesos) tienen la capacidad de llevarte de tu estado natural a tus estados de supervivencia (los vamos a llamar "detonantes"), en tanto que ciertas situaciones hacen lo opuesto (los vamos a llamar "destellos"). Ahora, utiliza la siguiente práctica para identificarlos.

PRÁCTICA 3. IDENTIFICA TUS DETONANTES Y TUS DESTELLOS

Cuando el sistema nervioso detecta detonantes —señales de peligro— activa los estados de supervivencia de movilización (simpático) y de inmovilización (dorsal vagal). Por otra parte, cuando percibe "destellos"[5] —concepto acuñado por Deb Dana, terapeuta especializada en el trauma y la teoría polivagal—, el sistema nervioso autónomo recupera el estado relajado, ventral vagal, el cual favorece una sensación de calma y conexión.

Los detonantes y los destellos son individuales, pero en cuanto los identifiques estarás en la mejor disposición para anticipar los sucesos que te llevan a la modalidad de supervivencia. Este conocimiento te permite realizar cambios para evitar el detonante o para crear señales de seguridad que te ayudarán a regular el sistema nervioso más rápido. Por ejemplo, quizá percibas que el tráfico te lleva a un estado simpático/movilizado. Una vez identificándolo, puedes cambiar la ruta o la hora de salida para evitar el detonante, o bien crear una señal de seguridad, como escuchar música relajante, practicar el canto *om* o respirar profundamente para recuperar el equilibrio.

Detonantes. Los detonantes nos hacen percibir peligro, por lo que el sistema nervioso autónomo activa la movilización simpática o la inmovilización dorsal vagal. Estos detonantes pueden ser personas, lugares o situaciones que crean una sensación de peligro.

Destellos. Los destellos propician una sensación de seguridad y nos dan la oportunidad de relajarnos para tener momentos de conexión con nosotros mismos, con otras personas o con el entorno. Le indican al sistema nervioso que se mantenga tranquilo o relajado, o bien contribuyen a regularlo si entramos en modalidad de supervivencia.

Es hora de crear la lista de detonantes y destellos. Visita mi página web (https://www.marinawright.com/s/Identify-Your-Triggers-and-Glimmers.pdf) e imprime una hoja en blanco, o bien utiliza la siguiente tabla. Incluyo algunos ejemplos para sugerirte unas ideas.

1. Primero identifica a todas las personas, lugares o sucesos que infunden la sensación de peligro o alteran la sensación de seguridad, calma y conexión. Estos son tus detonantes.
2. Después identifica a todas las personas, lugares o sucesos que infunden la sensación de seguridad, calma y felicidad, y que te hacen sonreír. Estos son tus destellos.

Mis detonantes	Mis destellos

Por ejemplo:

Mis detonantes	Mis destellos
• Lugares con multitudes • Ruidos fuertes • Un familiar difícil • Un jefe o colega difícil • Que me critiquen o me juzguen • El estrés financiero o un gasto inesperado • Ver las noticias • Que me ignoren en una conversación • Tráfico • Llegar tarde • Las redes sociales • Las notificaciones del teléfono	• Caminar en la naturaleza • Escuchar mi música favorita • Ver el amanecer o el atardecer • Realizar actividades creativas como pintar o escribir • Hablar con mi mejor amiga • Practicar la atención plena o meditar • Disfrutar una taza de té caliente o café en un espacio acogedor • Recibir un abrazo o apapachos de un ser querido • Jugar con mis hijos

Consulta con frecuencia esta lista y actualízala si es necesario para saber qué sucesos alteran tu sistema nervioso. Si conoces qué desencadena tu modalidad de supervivencia y qué te regresa la calma, tendrás mayor control sobre tu entorno.

Mediante estas tres prácticas estás cultivando la conciencia necesaria para escuchar y entender la conversación continua entre el cuerpo y la mente. Esta conciencia te empodera cuando te detienes y cambias las respuestas automáticas que contribuyen a la desregulación del sistema nervioso. Para integrar estas prácticas en tu rutina cotidiana, recomiendo observar tu cuerpo varias veces al día y recurrir a alguna señal específica, como tomar agua. Tómate un momento para respirar y percibir tus sensaciones físicas. Identifica tu estado autónomo (relajado, de movilización o de inmovilización) y trata de determinar los detonantes (por ejemplo: "Mi jefe me acaba de enviar un correo electrónico") y los destellos (por ejemplo: "Fui a caminar al parque para relajarme") que lo provocaron. El objetivo de este ejercicio es conocer mejor tu sistema nervioso. En cierta forma, la conciencia ya es una forma de regulación (incluso sin cambiar nada más) porque saca el cerebro de su modalidad automática, de sus tendencias predictivas, y te lleva al momento presente. Ahora vamos a partir de esa base centrándonos en la acción de conectar con el cuerpo para regular el sistema nervioso.

Conecta con el cuerpo

Ahora vamos a practicar el acto de salir intencionalmente de los estados de supervivencia del sistema nervioso (movilización e inmovilización) para adoptar nuestro estado más sanador y relajante. Lo haremos creando una sensación de seguridad con ejercicios somáticos basados en la percepción corporal.

Crear una sensación de seguridad corporal implica enviar mensajes seguros del cuerpo al cerebro. Lo haremos comprometiendo los mecanismos de regulación natural del cuerpo, en particular el nervio vago, clave del sistema nervioso periférico (consulta la página 39 para recordar el papel fundamental del nervio vago en la regulación).

Estoy segura de que cuando estás desregulado o percibes emociones fuertes, "racionalizarlo" (enfoque descendente) no es algo muy efectivo. Esto se debe a que cuando estamos estresados se activan las zonas más primitivas del cerebro a cargo de la supervivencia, mientras disminuye la actividad de la corteza prefrontal (responsable del pensamiento racional y de la regulación emocional). Como resultado, el cerebro pensante es menos efectivo para regular las emociones.

Un método más efectivo es centrarse en modificar las sensaciones físicas (enfoque ascendente). Este no depende de *racionalizar* sino de trabajar directamente con el cuerpo para cambiar tu estado emocional. Al abocarnos en ejercicios de respiración, movimiento y tacto, podemos involucrar al sistema nervioso periférico y recuperar la sensación de seguridad. Esto le permite al cuerpo autorregularse y, mediante la conexión mente-cuerpo, cambiar el estado emocional de la mente.

Solo cuando te sientes seguro en tu cuerpo puedes implicar la parte cognitiva y racional del cerebro, el pensamiento superior, la regulación de las emociones y la autorreflexión para mejorar la resiliencia psicológica (que exploraremos en las siguientes secciones de este capítulo).

Voy a presentar a continuación algunos ejercicios somáticos sencillos que se agrupan en tres categorías.

1. *Relajantes.* Ejercicios para practicar cuando estás en un estado movilizado/simpático y te tranquilices.
2. *Para activar.* Ejercicios para realizar cuando estás en un estado de inmovilización/dorsal vagal y necesites regularte.
3. *Práctica diaria.* Ejercicios para afinar el nervio vago y estar relajado más tiempo.

Ofrezco varias alternativas; pruébalas todas para descifrar cuál te sirve. Recomiendo dedicar varios minutos al día a los ejercicios de la *práctica diaria* y a utilizar los *relajantes* y *activadores* cuando se desregule el sistema nervioso. Con el tiempo y la práctica consistente empezarás a responder de forma automática a los detonantes con estas técnicas, en lugar de revertir los viejos patrones automáticos de desregulación.

Relajantes

Utiliza estas técnicas de regulación cuando te sientas sobreestimulado y tengas demasiada energía, tensión, ansiedad o enojo asociados con el estado de movilización/simpático (o hiperatento). Pruébalos todos y quédate con el que te funcione más.

RESPIRACIÓN DIAFRAGMÁTICA

Diversos estudios indican que la regulación voluntaria de la respiración puede tener un efecto significativo en los estados psicológicos y aliviar síntomas asociados con la ansiedad, la depresión y las respuestas postraumáticas.[6] La respiración profunda y lenta, acompañada de exhalación prolongada, estimula el nervio vago, disminuyendo la frecuencia cardiaca y la presión arterial.

La respiración diafragmática es una práctica sencilla para activar el nervio vago y el sistema nervioso periférico. Promueve la respiración lenta y profunda y contribuye a calmar el sistema nervioso hiperactivo, anulando la respuesta simpática y recuperando el estado de relajación:

1. Siéntate o recuéstate.
2. Cierra los ojos o mantén una mirada contemplativa.
3. Coloca una mano en el estómago y otra en el pecho.
4. Respira lenta y profundamente por la nariz. Inhala y siente cómo se expande el estómago. Debe sentirse como si este hiciera un empuje suave contra la mano que tiene encima.
5. Exhala despacio por la boca. Procura que tu exhalación sea más larga que tu inhalación; permite que el estómago se contraiga.
6. Cuenta los segundos de cada respiración para asegurarte de que la exhalación es más prolongada. Por ejemplo, inhala a la cuenta de 3-4 segundos y exhala en 5-6 segundos. O hazlo en el tiempo en que te sientas más cómodo.
7. Continúa con esta respiración profunda desde el estómago entre 5-10 respiraciones.
8. Cuando termines, identifica cómo te sientes.

SUSPIRO CÍCLICO

El suspiro cíclico, o fisiológico circular, es otro ejercicio sencillo de respiración que pone énfasis en las exhalaciones prolongadas y puede disminuir la frecuencia cardiaca y fomentar la relajación, pues imita los beneficios fisiológicos de un suspiro natural. De acuerdo con un estudio de la Facultad de Medicina de Stanford, el suspiro cíclico es más efectivo que otros métodos de respiración para relajarse:[7]

1. Siéntate o ponte de pie, o quédate como estés más cómodo.
2. Inhala profundamente y siente cómo se expanden tus pulmones. Cuando hayas inhalado casi todo el aire, inhala por segunda ocasión (más corta, rápida e intensamente) para volver a expandir los pulmones.
3. Exhala despacio por la boca, larga y constantemente.

4. Repite dos o tres veces.
5. Cuando termines, identifica cómo te sientes.

EJERCICIO DE LOS CINCO SENTIDOS

En este ejercicio emplearemos los sistemas sensoriales, en particular la exterocepción (consulta la página 185), para arraigarte y regularte en el momento presente. Esto ayudará a calmar el sistema nervioso al distraerte del ruido mental y enfocarte en lo que sucede a tu alrededor. En mi caso, este ejercicio es efectivo cuando las sensaciones de mi cuerpo son abrumadoras y están contribuyendo a mi desequilibrio (por ejemplo, con una frecuencia cardiaca acelerada).

1. Siéntate o ponte de pie, o quédate como estés más cómodo.
2. Respira profundamente por la nariz y exhala despacio por la boca. Empieza a percibir tu entorno. Enfócate en cada uno de los cinco sentidos.
3. Mira a tu alrededor y examina la habitación. Observa las ventanas, la puerta, el piso y los muebles, los objetos y los detalles de los que no te habías percatado, como la textura de las cortinas, el patrón de la alfombra o cómo cae la luz sobre alguna superficie.
4. Escucha con atención los sonidos que te rodean, dentro y fuera de la habitación.
5. Pon atención a lo que no puedes tocar. Cómo se siente la ropa en tu cuerpo, el piso debajo de tus pies o la silla en la que estás sentado.
6. ¿Qué aromas percibes en el aire? Tómate un momento para identificarlos.
7. ¿Qué sabor tienes en la boca? ¿Se trata del regusto de algo que usaste, comiste o bebiste?, ¿pasta dental, café?
8. Respira profundamente por la nariz y exhala por la boca para cerrar el ejercicio. Identifica cómo te sientes.

SACUDIDA

La sacudida involuntaria es una respuesta fisiológica natural al estrés intenso que afecta tanto a los seres humanos como a los animales. Por ejemplo, después de que los animales huyen de un depredador, tiemblan cuando están seguros. Se cree que estos temblores ayudan a liberar el exceso de energía acumulada durante la respuesta de pelea o huida.

La sacudida voluntaria imita este proceso natural y favorece la regulación del sistema nervioso al descargar energía acumulada y ayudar al cuerpo a adoptar un estado más relajado y equilibrado.

1. Acomódate en una silla con los dos pies apoyados en el piso.
2. Primero enfócate en las manos y sacúdelas con suavidad durante unos segundos.
3. Poco a poco expande el movimiento para incluir las muñecas y los brazos.
4. Ahora concéntrate en las piernas y empieza a sacudirlas con suavidad al mismo tiempo, sin despegar los pies del suelo.
5. Si estás cómodo, ponte de pie y sacude todo el cuerpo, de manera que se sienta fácil y natural, creando un movimiento rítmico.
6. Después de hacerlo, permanece inmóvil un momento y toma nota acerca de cómo se siente el cuerpo y cómo se experimenta el contraste entre la sacudida y la calma.

ACTIVACIÓN

Utiliza estas técnicas reguladoras cuando tengas poca energía y cuando te sientas aturdido, triste o disociado en tu estado de inmovilización/dorsal vagal (o hipoactivación). Pruébalas todas y repite las que te funcionen mejor.

ACTIVACIÓN TÁCTIL

Mediante la estimulación sensorial a través del tacto, este ejercicio fomenta la conciencia física y estimula los sistemas sensoriales. Esta activación gradual del sistema nervioso puede ser particularmente efectiva para acabar con el entumecimiento o la disociación. Te regresa al momento presente y energiza tu cuerpo.

1. Ponte de pie con los pies abiertos a la altura de la cadera.
2. Frota las palmas para generar calor.

3. Comienza dando golpecitos suaves en un brazo. Empieza en el hombro y baja hasta el codo, el antebrazo, la muñeca y la mano. Después, sube de nuevo por el interior del brazo hasta la axila. Céntrate en el ritmo del movimiento y en las sensaciones del cuerpo.
4. Cambia al otro brazo y repite el mismo patrón.
5. Ahora utiliza las dos manos para dar golpecitos suaves sobre el pecho y desciende al estómago, a la espalda baja y, por último, el trasero.
6. Prosigue con una de tus piernas; inclínate y utiliza las dos manos para dar golpecitos en el muslo. Sigue bajando la columna y da golpecitos en la rodilla, la espinilla, la pantorrilla y el tobillo.
7. Repite el mismo patrón con la otra pierna.
8. Regresa despacio a la posición de inicio. Tómate unos segundos para identificar cómo cambió la energía en tu cuerpo.

MOVIMIENTO CON CONCIENCIA PLENA

Cualquier movimiento suave —caminar, practicar yoga, estirar, balancearse o bailar— involucra la propiocepción (la percepción de la posición y el movimiento corporales) y el sentido vestibular (la percepción del equilibrio y la orientación espacial). Con ello reconectas con el cuerpo, particularmente para aliviar sentimientos de inmovilización e hipoactivación:

1. Ponte de pie con los pies abiertos a la altura de la cadera.
2. Inhala y eleva los brazos hacia arriba muy despacio.
3. Exhala y baja los brazos.
4. Repite el movimiento de los brazos entre 5-10 veces. Concéntrate en la respiración y en las sensaciones de los brazos en movimiento.
5. Con la espalda erguida y los brazos a los costados, balancéate despacio hacia los lados, cambiando el peso de un pie al otro. Muévete de manera que te sientas bien y notes el ritmo y el movimiento de tu cuerpo. Continúa de uno a dos minutos.
6. Luego gira lentamente el torso de lado a lado, permitiendo que tus brazos sigan ese movimiento. Continúa de uno a dos minutos más.

7. Haz una pausa, permanece inmóvil y tómate un tiempo para observar cómo se siente tu cuerpo.

MÚSICA Y MOVIMIENTO

La música alegre tiene la capacidad de influir en la actividad cerebral, sobre todo en zonas relacionadas con la atención, la excitación y la regulación de las emociones. Al combinarla con movimiento, puede infundir más energía al cuerpo y contribuir a regularlo:

1. Elige una canción movida y divertida que te guste mucho.
2. Empieza a bailar a tu ritmo; deja que la canción guíe tus movimientos.
3. Sigue la música durante todo el tiempo que dure; permite que tu cuerpo siga el ritmo de forma natural.
4. Cuando termine la canción, haz una pausa y permanece inmóvil un momento. Identifica cómo se siente tu cuerpo.

RESPIRACIÓN DE FUEGO

Como ya sabemos, respirar con exhalaciones largas y profundas activa el sistema nervioso periférico, relajando el organismo. Sucede lo mismo en el caso opuesto: la respiración rápida y superficial con exhalaciones cortas activa el sistema nervioso simpático, infundiendo energía cuando te sientes aletargado o con baja energía.

La respiración de fuego es una técnica de respiración que se emplea en el yoga kundalini para mover la energía y despertar el cuerpo. Atención: no practiques la respiración de fuego si estás embarazada, si tienes hipertensión o si padeces problemas respiratorios. Detente si te sientes mareado o aturdido:

1. Siéntate con la espalda erguida y los brazos relajados.
2. Cierra los ojos o mantén una mirada contemplativa.
3. Inhala profundamente por la nariz y dirige la respiración al estómago.
4. Exhala con fuerza por la nariz mientras contraes los músculos del estómago.

5. Contrae el estómago y exhala rápido y con fuerza; las inhalaciones se producirán de manera natural.
6. Si te sientes cómodo, continúa el ejercicio durante 30 segundos. Detente si te sientes mareado o aturdido.
7. Haz una pausa para observar cómo se siente tu cuerpo y si percibes cambios de energía.

Práctica diaria

Los siguientes ejercicios son prácticas diarias diseñadas para estimular el nervio vago y la actividad ventral vagal, lo que te permitirá permanecer relajado más tiempo. Al incorporarlos a tu rutina, puedes expandir tu ventana de tolerancia e incrementar la flexibilidad y la resiliencia del sistema nervioso.

Experimenta con cada ejercicio e incorpora los que supongan más beneficios para ti. Después, elige un horario y un lugar (señal) para practicarlos de manera consistente, hasta que se vuelvan un hábito. Por ejemplo, me gusta hacer 12 saludos al sol cuando me despierto en la mañana, y llevo haciéndolos (casi) diario desde hace 10 años; ya ni siquiera lo pienso. Vamos a ver cómo lo incorporas a tu rutina. Supongamos que lo que más te acomoda son los ejercicios de respiración y decides practicarlos entre 5 y 10 minutos todos los días. Para mantener el hábito aprovecha el circuito de los hábitos que exploramos en el capítulo 3.

> Señal (de camino al trabajo) → conducta (respiración resonante) → recompensa (más tranquilo y en paz)

Con el tiempo, a medida que repites el hábito, el cerebro reconoce la señal e incorpora la respuesta de manera automática. Así se vuelve parte de tu rutina sin que implique el menor esfuerzo.

RESPIRACIÓN RESONANTE

La respiración resonante consiste en respirar despacio, y la inhalación y la exhalación deben tener la misma duración. A un ritmo de entre 4.5

y 7 respiraciones por minuto se ha demostrado que incrementa la variabilidad de la frecuencia cardiaca (VFC).[8] Recuerda que la VFC elevada implica mayor regulación del sistema nervioso autónomo (consulta la página 22).

1. Siéntate con la espalda erguida y los hombros relajados.
2. Cierra los ojos o mantén una mirada contemplativa.
3. Inhala por la nariz a la cuenta de cinco segundos.
4. Exhala despacio por la nariz a la cuenta de cinco segundos.
5. Continúa así entre 5-10 minutos.
6. Practica una o dos veces al día.

CANTO "OM" (BHRAMARI PRANAYAMA)

La práctica del canto *om* compromete los músculos de la garganta que están cerca del nervio vago. Se cree que esta práctica estimula el tono vagal. Asimismo, algunos estudios han demostrado que puede mejorar la VFC.[9]

1. Siéntate con la espalda erguida y los hombros relajados.
2. Cierra los ojos o mantén una mirada contemplativa.
3. Inhala lenta y profundamente por la nariz, expandiendo el pecho y el estómago.
4. Al exhalar emite el sonido constante de "ommm". Sostenlo mientras exhalas y siente las vibraciones en la garganta.
5. Continúa durante cinco minutos.

EJERCICIO DE MEDIA SALAMANDRA

Este ejercicio, del libro de Stanley Rosenberg, *El nervio vago: su poder sanador*, estimula el nervio vago y mejora la movilidad del cuello y el flujo sanguíneo al cerebro, que auxilia la rama ventral vagal del nervio vago que fomenta la regulación.[10]

1. Siéntate con la espalda erguida y los hombros relajados.
2. Sin voltear la cabeza, mira a la derecha.
3. Sigue mirando a la derecha y ladea la cabeza hacia ese lado, hasta que la oreja toque el hombro (sin levantar el hombro).

4. Mantén esa postura durante 30 segundos.
5. Regresa a la postura neutral con el cuello y la columna alineados y mira al frente.
6. Repite el ejercicio mirando al otro lado. Ladea la cabeza a la izquierda hasta que la oreja toque el hombro. Mantén esa posición 30 segundos.
7. Reincorpórate y mira al frente.

SALUDOS DE YOGA AL SOL (SURYA NAMASKAR)

El yoga tiene la capacidad de incrementar la VFC y mejorar el equilibrio entre la actividad simpática y parasimpática, contribuyendo a regular el sistema nervioso autónomo.[11] Puedes completar esta secuencia sencilla y rápida en menos de 10 minutos. Es una forma maravillosa de empezar el día.

Si es la primera vez que practicas saludos al sol, sigue los pasos a continuación, pero quizá sea más fácil recurrir a un video tutorial. Hay una gran variedad en YouTube.

1. Empieza de pie, erguido, en la punta de tu tapete de yoga, con los pies separados a la altura de la cadera y los brazos a los costados (postura de la montaña).
2. Inhala y levanta los brazos hacia el techo; junta las palmas y extiéndelas al cielo.
3. Exhala e inclina el torso y apoya las manos en las espinillas, en los talones o en el piso (flexión hacia adelante/uttanasana).
4. Inhala y haz una plancha, con un pie a la vez. El cuerpo debe formar una línea recta de la cabeza a los talones, con los hombros contra las muñecas.
5. Exhala y desciende al piso; haz una pausa a la mitad del camino, en chaturanga, con los codos flexionados a 90 grados, o apoyándote en el estómago y manteniendo los codos cerca de las costillas.
6. Inhala y levanta el pecho en posición de cobra. Mantén los codos doblados, estíralos y forma la postura del perro mirando hacia arriba.
7. Exhala y levanta la cadera y los muslos, y llévalos hacia atrás, en la postura del perro mirando hacia abajo.

8. Inhala y coloca el pie derecho entre las manos.
9. Exhala y coloca el pie izquierdo hacia adelante (postura de la pinza/uttanasana).
10. Inhala y levanta el pecho, extiende los brazos al techo.
11. Exhala y regresa a la pose de la montaña, con los brazos a los costados.
12. Repite 12 rondas; alterna el pie que apoyas adelante.

Cuando cultivas la conciencia y conectas con los sistemas reguladores del cuerpo, aprendes a crear la sensación de seguridad desde el interior. Es una práctica reguladora y relajante por sí misma que además reduce la activación de la respuesta al estrés y equilibra los niveles de cortisol.

En cuanto aprendas a autorregularte con tu propio cuerpo, sigue con los próximos dos pilares de la resiliencia y el bienestar —conectar con uno mismo y con los demás—, comprometiendo la parte racional del cerebro.

Conectar con uno mismo

En este pilar serás un *observador* curioso que no juzga los pensamientos y las narrativas de su mente. A medida que adquieres conciencia de los mecanismos internos de la mente, podrás identificar, desafiar y modificar creencias limitantes y conductas desadaptativas o mecanismos de afrontamiento que suelen estar ligados a heridas de apego o a necesidades emocionales no cubiertas.

Para volverte un observador hace falta que conectes con esa parte de ti que tiene la capacidad de percibir y observar tus pensamientos, tus emociones y tus conductas sin dejarte enganchar. Puede ser como ver una película, donde te limitas a ser un espectador capaz de experimentar los sucesos sin engancharte en el drama. Si tienes experiencia meditando, es probable que conozcas este estado de conciencia al que se denomina el "yo".

El concepto del "yo" es fundamental en muchas prácticas de psicoterapia, espirituales y filosóficas, y es la clave de la resiliencia emocional, la sanación y el crecimiento espiritual. Al convertirte en observador te "alejas" del ruido de la mente y empiezas a experimentar la paz interior. En su libro *La práctica de la liberación del alma*, Michael Singer lo expresa de esta forma: "No hay nada más importante para el verdadero crecimiento que darte cuenta de que no eres la voz de la mente, sino quien la escucha".[12]

En el modelo de los Sistemas Familiares Internos (IFS, por sus siglas en inglés), desarrollado por el doctor Richard Schwartz, la mente está constituida por múltiples submentes o "partes", protectoras y heridas, lideradas por un yo central.[13] Las partes interactúan constantemente en el interior y albergan distintos pensamientos, creencias, emociones e impulsos. El yo central subyace en las partes y posee las cualidades de curiosidad, calma, seguridad, compasión, creatividad, claridad, valor y conexión (las 8 C, en inglés), así como paciencia, persistencia, presencia, perspectiva y carácter lúdico (las 5 P, en inglés).

Las partes en los IFS se clasifican en exiliados, gerentes y bomberos:

- Los *exiliados* son partes lastimadas que cargan con emociones y recuerdos dolorosos y que suelen provenir de heridas de apego en el desarrollo o de necesidades emocionales no cubiertas. Intentamos reprimir o bloquear estas partes porque nos producen demasiado dolor.
- Los *gerentes* son las partes protectoras que quieren controlar el entorno para evitar alterar a los exiliados. Su objetivo es eludir el dolor (y lo hacen con conductas como el perfeccionismo, la complacencia o el control).
- Los *bomberos* también son protectores, pero intervienen cuando inevitablemente los exiliados se alteran y producen dolor, y lo hacen mediante mecanismos de afrontamiento y, a veces, por medio de conductas extremas como el abuso de sustancias y el exceso en el comer o el trabajar para entumecer la intensidad emocional.

Los exiliados llevan las *cargas* de experiencias pasadas, en especial heridas de apego o de necesidades emocionales no cubiertas durante la infancia. A estas partes también se les conoce como "el niño interior" y adoptan creencias extremas como "no soy suficientemente bueno" o "no merezco amor". Este concepto es similar a los modelos operativos internos de la teoría del apego de John Bowlby, estructuras mentales que desarrollamos durante la infancia y que determinan cómo percibimos a los demás y a nosotros mismos y qué esperamos de nuestras relaciones interpersonales.[14]

En esencia, la teoría del apego sugiere que los niños necesitan un vínculo sólido al menos con un cuidador para sobrevivir y sentirse seguros. Cuando los cuidadores responden con consistencia a las necesidades de los niños, se crea confianza y seguridad y, como resultado, se forma un *apego seguro.* Sin embargo, las heridas de apego se producen cuando los cuidadores son inconsistentes, indiferentes, negligentes o emocionalmente ausentes, lo que crea la sensación de desconfianza y falta de seguridad. Como resultado, se desarrollan estilos de *apego inseguro,* como ansioso, evasivo o desorganizado, que influyen en nuestras relaciones interpersonales durante la adultez. Entender tu estilo de apego te ayudará a conectar mejor con los demás; esto lo abordaremos en la siguiente sección.

Sanar las heridas de apego exige una labor escrupulosa que va más allá del alcance de este libro. Sin embargo, conociendo a profundidad todo lo que te conforma, desarrollando una relación de compasión con cada una de tus partes, y conectando con tu yo que es empático y no emite juicios, puedes cultivar la confianza y la seguridad que necesita tu sistema nervioso. Esta seguridad favorece la regulación del sistema nervioso porque disminuye la activación constante de la respuesta al estrés, equilibrando los niveles de cortisol y reduciendo la carga alostática.

Lo haremos con dos ejercicios. El primero te ayudará a conocer tus "partes" sin que te identifiques con ellas. De esta forma, conectarás con tu yo más verdadero, que infundirá seguridad, amor, compasión y consuelo a esas partes para liberarlas de sus papeles protectores.

En las primeras etapas de la sanación nos concentramos en las partes protectoras (gerentes y bomberos) y no en los exiliados heridos o en los niños interiores. Las partes protectoras, como el crítico interior o el complaciente, han desarrollado mecanismos desadaptativos de afrontamiento para eludir el dolor emocional. Si empezamos a trabajar con estas partes se puede establecer la sensación de seguridad y confianza, sin el agobio que provoca trabajar directamente con los exiliados. En el segundo ejercicio, evaluaremos y cambiaremos los patrones desadaptativos de afrontamiento caducos.

Ejercicio de las partes y el yo

En este ejercicio vamos a conectar con distintas "partes" de nosotros y a encarnar el "yo". Recuerda que el yo es un observador compasivo, sereno, que no emite juicios y puede englobar a todas las partes sin abrumarse.

PASO 1. CONECTA CON TUS PARTES

1. Siéntate y cierra los ojos o mantén una mirada contemplativa.
2. Concéntrate en las partes protectoras que se están haciendo presentes en este momento. Estas partes se pueden manifestar como sentimientos, creencias e impulsos. Por ejemplo, quizá percibas una parte que asume el papel del "crítico interior", que te dice que deberías estar haciendo más y que no eres lo suficientemente bueno. O quizás observes que una parte evita la confrontación a toda costa y te impide expresarte cuando lo necesitas. O tal vez identifiques una parte que quiere ser complaciente con todos y no sabe decir que no, o bien una parte con baja autoestima que necesita validación constante. Quizás identifiques una parte a la que el futuro le genera ansiedad o miedo.
3. Reconoce cada una de tus partes con curiosidad y observa sus sentimientos, sus pensamientos y sus creencias. No intentes cambiarlas ni juzgarlas. Escúchalas con compasión y recuerda que su objetivo es mantenerte seguro, a ti y a todas tus partes, de la única manera que saben hacerlo.

PASO 2. CONECTA CON EL YO

1. Ahora imagina que te distancias de estas partes, aunque procura acceder a su conciencia autónoma. Es tu verdadero yo, al que no define ninguna parte.
2. Imagina que el yo es una presencia cariñosa y serena sentada en tu interior, capaz de observar todas las partes sin engancharse en sus historias ni en sus emociones.
3. Conecta con las cualidades del yo —curiosidad, serenidad, seguridad, compasión, valor y paciencia— y observa cómo se sienten

en el cuerpo. Encarnar estas cualidades te infunde la sensación de amplitud y seguridad.

PASO 3. ENTABLA UN DIÁLOGO CON TUS PARTES

1. Ahora entabla un diálogo con tus partes. Pregúntales qué necesitan de ti en este momento. ¿Se sienten descuidadas, cansadas o enojadas? ¿Qué te piden saber o entender?
2. Ofrécele consuelo y comprensión a cada parte. Transmíteles que no están solas y que las escuchas. A la parte ansiosa podrías decirle: "Entiendo que estás asustada y preocupada, pero ya estoy aquí y te puedo proteger", y a la parte perfeccionista: "Me doy cuenta de que quieres controlar las cosas y te puedo brindar descanso".

Recomiendo que practiques este ejercicio con regularidad para estrechar la conexión con tus partes. En la medida en que estas aprendan a confiar en ti, van a renunciar a sus papeles protectores para que tú, el yo, tomes las riendas. Este diálogo puede ser increíblemente sanador: es como un padre o una madre serenos, cariñosos, que escuchan las necesidades de su hijo. Con tu apoyo, estas partes al fin podrán relajarse.

También puedes realizar este ejercicio en el curso de tu rutina. Por ejemplo, si te percatas de la vocecita de tu crítico interior, haz una pausa y conecta con esa parte, como haría una madre o un padre compasivo con su hijo. Escucha qué quiere decir, pregúntale cuáles son sus necesidades y asegúrale que puede contar contigo.

Evalúa tus mecanismos de afrontamiento

Los mecanismos de afrontamiento son conductas que desarrollan tus partes protectoras para hacerte sentir mejor o insensible ante el dolor emocional. Por ejemplo, tomarte una copa de vino para relajarte después de un día difícil en la oficina o ir a correr después del trabajo. No son ni "buenos" ni "malos" por naturaleza porque el objetivo de ambos es hacerte sentir mejor. No obstante, es posible que algunos mecanismos de afrontamiento causen que te estanques en patrones infructuosos o provoquen mayor desregulación. Al reconocer estas conductas con compasión y no con vergüenza, podrás entender su intención (mantenerte seguro) y empezar el proceso de adoptar estrategias más sanas y favorables.

El objetivo de esta sección es brindarte una serie de estrategias para que puedas gestionar mejor tus detonantes y fomentar la salud de tu sistema nervioso a largo plazo.

PASO 1. IDENTIFICA TUS MECANISMOS DE AFRONTAMIENTO

Detente un momento para reflexionar sobre los mecanismos de afrontamiento a los que recurres en la actualidad y anótalos en una libreta o en la *app* de notas de tu teléfono. Recuerda, no tienen que avergonzarte de las estrategias de afrontamiento que quizá tienen efectos negativos a largo plazo.

PASO 2. IDENTIFICA LA CAUSA Y LA INTENCIÓN

Pregúntate: "¿De qué emoción me quiere proteger este mecanismo de afrontamiento" o "¿Qué necesidad emocional quiere satisfacer esta conducta?". Por ejemplo, quizá te des cuenta de que pasas demasiado tiempo en las redes sociales los fines de semana. Consideras los motivos y te das cuenta de que te ayuda a aliviar los sentimientos de soledad después de una separación reciente. Antes pasabas los fines de semana con tu pareja y ahora, con más tiempo a solas y sin la distracción del trabajo, esos fines de semana se han vuelto difíciles.

PASO 3. EXPLORA LAS ALTERNATIVAS

Ahora vamos a dedicarnos a expandir la caja de herramientas de tus mecanismos de afrontamiento. Ya que identificaste la causa (y la intención) de cada uno de ellos, haz una lluvia de ideas con alternativas más saludables que satisfagan la misma necesidad. En el ejemplo de arriba, podrías llamar a un amigo para salir a caminar o ir por un café, o bien considerar un nuevo *hobby* para conectar con personas que compartan tus intereses.

A continuación te ofrezco una lista de mecanismos de afrontamiento saludables que puedes probar. Siempre es buena idea considerar algunos para saber cuáles funcionan para ti:

- Llámale a un amigo o a un familiar que te haga sentir bien y seguro.
- Sal a caminar a la naturaleza, a un parque o a un espacio verde para conectar con el exterior.
- Empieza a practicar un nuevo *hobby* que implique movimiento físico, como golf, tenis o baile.
- También empieza a practicar un nuevo *hobby* que implique creatividad, como pintura, dibujo o escritura.
- Haz algunos ejercicios de arraigo, como caminar descalzo en el pasto o en la arena.
- Asiste a una clase de yoga o improvísala desde tu casa.
- Haz tareas de la casa, como limpiar u organizar tu clóset.
- Báñate con agua tibia.
- Busca una nueva receta y prepara una comida deliciosa.
- Ofrécete como voluntario para una buena causa.
- Duerme una siesta.
- Utiliza una *app* de conciencia plena o realiza una meditación guiada.
- Ve una comedia.
- Lee un libro.
- Piensa en la solución de un problema y haz una lista de sus pros y sus contras.

Recuerda, para adoptar un hábito es necesario que este suponga una recompensa, que te haga sentir bien para que quieras más.

PASO 4. PRACTICA CON CONSTANCIA

Incorpora estas alternativas a tu rutina diaria hasta que se vuelvan hábitos automáticos. Por ejemplo, si después del trabajo te sientes muy activo porque este es muy exigente y te cuesta relajarte, adopta un mecanismo sencillo de afrontamiento. La señal podría ser salir de la oficina, y la nueva conducta, ir a nadar o caminar en el parque. Quizás alguna de estas actividades te ayude a relajarte casi enseguida, termines sintiéndote más tranquilo y la transición a la rutina nocturna sea más fácil (esta es la recompensa). Con consistencia, este mecanismo de afrontamiento se puede convertir en un hábito nuevo y automático que te ayudará a sentirte mejor en el momento y también proporcionará regulación emocional a largo plazo.

Conecta con los demás

La conexión interpersonal es una especie de alianza y de cuidado que nos permite crear interacciones positivas y desarrollar relaciones empáticas e importantes con los demás.[15]

Los seres humanos somos criaturas sociales por naturaleza. Desde el punto de vista evolutivo, nuestra supervivencia dependía de nuestra capacidad de interactuar con los otros y ser solidarios. Vivir en grupos y apoyarnos mejoró nuestras posibilidades de supervivencia, y así está determinado por nuestra biología.

De acuerdo con algunos estudios, las conexiones sociales positivas promueven la longevidad y la reducción de la mortalidad.[16] Las personas que poseen sistemas de apoyo sociales están mejor equipadas para gestionar el estrés y la adversidad y es menos común que experimenten depresión, ansiedad y otras enfermedades mentales; también es más probable que gocen de mejor salud física. El Estudio del Desarrollo Adulto de Harvard, también conocido como Estudio Grant, examinó qué factores influyen en el envejecimiento saludable y en el bienestar en el curso de una vida.[17] Demostró la importancia de las conexiones sociales para la salud física y el bienestar emocional. La investigación expuso que las personas con conexiones sociales sólidas suelen ser más felices, saludables y resilientes.

En esta sección vamos a reforzar tu capacidad para desarrollar conexiones sociales y para fomentar las relaciones interpersonales, así como la pertenencia. Empezaremos identificando tu estilo de apego, lo que te permitirá observar y desafiar tus constructos sociales o cómo percibes a los demás. A partir de ahí desarrollaremos dos cualidades que mejorarán cómo percibes a los otros (reconocimiento y compasión), y dos cualidades con las que construirás relaciones más sanas y significativas (bondad y límites saludables).

Como ya vimos, de acuerdo con la teoría del apego, las experiencias y los vínculos en la infancia con nuestros cuidadores determinan cómo nos percibimos y cómo percibimos a los demás. A partir de estos vínculos desarrollamos ciertos patrones o estilos de apego a la hora de relacionarnos durante la adultez. Es más probable que los niños con apegos seguros sean adultos que confíen en los demás y se sientan merecedores de ser amados. Por el contrario, es más probable que los niños con apegos inseguros sean adultos que no confíen en la gente y no se sientan merecedores de ser amados.

Estos son los cuatro estilos de apego:

1. *Seguro.* Las personas con estilo de apego seguro suelen percibir a los demás con confianza y saben que pueden contar con ellos. Se sienten cómodas dando y recibiendo y son capaces de desarrollar relaciones saludables y de confianza.
2. *Ansioso.* Las personas con estilo de apego ansioso suelen percibir las relaciones con ansiedad, temor al abandono o rechazo. Acostumbran interpretar las acciones ajenas como señales de rechazo o de abandono, lo que provoca la necesidad constante de validación. También tienden a sobrecompensar para sentirse seguras en sus relaciones (siendo complacientes o no teniendo límites).
3. *Evitativo.* Para quienes tienen un estilo de apego evitativo la intimidad y la cercanía emocional son incómodas o invasivas. Suelen ser muy independientes y temen confiar en los demás.
4. *Desorganizado.* Esta es una combinación de apego ansioso y evitativo. Es un estilo menos frecuente. Las personas con apego desorganizado buscan intimidad y, al mismo tiempo, alejan a la gente, les cuesta confiar en los demás y consideran que las relaciones son inseguras.

Identifica tu estilo de apego

Evoca un desacuerdo o una discusión reciente que hayas tenido con alguien cercano. Podría ser una pareja romántica, un familiar o un amigo cercano. Ahora piensa cómo te sentiste y cómo te comportaste durante esa discusión.

Estas son las manifestaciones de cada estilo:

Seguro

- *Sentimientos.* Posiblemente te sentiste herido, pero también seguro de tu capacidad para resolver el problema y mantener la conexión.
- *Conductas.* Te mostraste abierto a la comunicación y dispuesto a escuchar, y pudiste expresar tus necesidades.

Ansioso

- *Sentimientos.* Posiblemente te sentiste herido, pero también ansioso y preocupado por que el conflicto terminara en abandono o rechazo. Quizá sentiste que no eras digno de amor y temiste que la otra persona te dejara de querer.
- *Conductas.* Quizá buscaste consuelo o te portaste muy inseguro, te disculpaste o intentaste complacer a la otra persona.

Evitativo

- *Sentimientos.* Tal vez te sentiste frustrado o herido, pero enseguida te replegaste o te cerraste emocionalmente.
- *Conductas.* Es posible que te hayas distanciado, ya sea física o emocionalmente, para evitar hablar del tema, o de plano lo ignoraste. Posiblemente fingiste estar bien, aunque no era así.

Desorganizado

- *Sentimientos.* Quizá sentiste una mezcla confusa de dolor, miedo al abandono e incertidumbre, así como inseguridad sobre la estabilidad de la relación.
- *Conductas.* Posiblemente buscaste cercanía (queriendo hablar sobre el problema) y alejar a la persona (cerrándote o mostrándote a la defensiva).

Entender tu estilo de apego te puede ayudar a identificar patrones en tus relaciones y a reconocer que ciertas creencias desvirtúan el lente a través del que avizoras a los demás, y no siempre refleja la realidad. Al adquirir conciencia de estos patrones puedes desafiar y cambiar las percepciones de poca utilidad, lo que resultará en mejores interacciones y relaciones más saludables. Esto es fundamental porque los problemas relacionales figuran entre los desencadenantes más frecuentes de la respuesta al estrés. Cuando no se resuelven, pueden elevar los niveles de estrés de forma permanente, alterando el equilibrio del cortisol y contribuyendo a la carga alostática. Cuando mejoras la calidad de tus relaciones, reduces una fuente muy importante de estrés.

El siguiente paso es fortalecer ciertas cualidades que mejorarán tu percepción de los otros.

Apreciación

La apreciación es la capacidad de buscar y reconocer los aspectos positivos de los demás. Por desgracia, debido a la tendencia del cerebro hacia el sesgo negativo, solemos concentrarnos en los rasgos negativos y no en los positivos de los demás. Por ejemplo, tal vez te obsesiona que tu pareja sea desorganizada en la cocina o que le cuesta trabajo hablar de sus sentimientos, y pasas por alto las muchas otras maneras en que contribuye a su relación. Esta tendencia de obsesionarse en los rasgos negativos puede resultar en dolor, desconexión y aislamiento porque asumimos lo peor de la gente.

Dicha tendencia está influida por nuestros estilos de apego. Por ejemplo, alguien con estilo de apego ansioso podría obsesionarse con conductas menores que parecen mostrar falta de interés, e interpretarlas como señales de rechazo o abandono.

Para contrarrestar esta tendencia, podríamos esmerarnos en buscar rasgos positivos. Esto no quiere decir que debamos ignorar los rasgos o las conductas negativas; al contrario, implica apreciar el panorama completo y verlo todo. Al hacerlo, te puedes dar cuenta de que lo bueno pesa más que lo malo.

Este ejercicio te ayudará a cultivar mayor apreciación:

1. Elige a alguien de tu círculo social (pareja, familiar, amigo o colega).
2. Anota tres rasgos positivos de esa persona. Sé lo más específico posible. Por ejemplo, en lugar de decir: "Es amable", podrías decir: "Es amable porque, cuando di a luz, me trajo comida casera".
3. Tras enlistar estas cualidades piensa cómo contribuyen a tu relación con esa persona y el impacto positivo que tiene en tu vida.

4. Cuando te sorprendas fijándote en un rasgo o una conducta negativos de esa persona, haz una pausa y recuerda los rasgos positivos que anotaste.
5. Si te sientes cómodo, podrías compartir con esa persona lo mucho que valoras tenerla en tu vida. Se ha demostrado que la gratitud mejora la percepción del apoyo social y tiene la capacidad de fortalecer la relación al hacer que aquella persona se sienta valorada.[18]

Compasión

Un cambio de mentalidad que puede modificar por completo cómo percibes a las demás personas consiste en darte cuenta de que, al igual que tú, todos en este mundo tienen sus batallas y están haciendo todo lo posible por ser felices y por evitar el sufrimiento. Comprender este hecho absolutamente humano ayuda a que percibas las conductas ajenas con más comprensión y entendimiento.

Esto no quiere decir que debas condonar o aceptar todas las conductas. Al contrario, quiere decir que te puedes poner en los zapatos ajenos para entender la postura de una persona y reconocer que, incluso si su mejor esfuerzo se queda corto, en ese momento está haciendo lo mejor que puede. Tal como nos acercamos a nuestras "partes" internas con compasión, reconociendo que, incluso cuando sus emociones y sus conductas son perjudiciales, su fin es protegernos y evitarnos el dolor, así también podemos ser compasivos con los demás.

Algunos estudios han demostrado que cuando experimentamos compasión se activan áreas del cerebro asociadas con emociones positivas y conexión social.[19] Cuando practicamos la compasión, tanto con nosotros como con los demás, fortalecemos nuestras relaciones y mejoramos nuestra resiliencia emocional.

Ahora vamos a detallar cómo mejorar la calidad de nuestras relaciones: cultivando bondad y poniendo límites saludables.

Bondad

La bondad es una de las cualidades más potentes de las interacciones humanas. En esencia, se trata de hacer cosas por los demás sin esperar nada a cambio.

La bondad contribuye a desarrollar confianza en las relaciones porque hace que la gente se sienta valorada y querida. De ese modo se genera reciprocidad porque cuando somos bondadosos es más probable que los demás hagan lo mismo por nosotros, lo que produce relaciones más solidarias. La bondad cambia nuestra mentalidad de "estoy solo" a "estamos juntos en esto", lo cual reduce los sentimientos de aislamiento y fortalece nuestra sensación de pertenencia.

Si bien el objetivo principal de la bondad es beneficiar a los demás, estudios recientes demuestran que la persona bondadosa también disfruta de muchos beneficios: menores niveles de estrés, mayor resiliencia,[20] mejor salud mental y física, vínculos sociales más sólidos y, a su vez, retraso del envejecimiento biológico.[21]

La bondad es una habilidad que se puede desarrollar con la práctica. Cuanto más la pongas en práctica, mayor es tu capacidad de albergarla, igual que desarrollar los músculos. También es contagiosa; algunas investigaciones sostienen que incluso el hecho de atestiguar actos de bondad de forma indirecta puede alentar a la gente a ser más bondadosa.[22] La bondad es inspiradora y crea un efecto dominó que puede beneficiar a toda una comunidad.

Existen distintas formas de cultivar bondad en tu vida cotidiana:

- Empieza por escuchar con atención cuando otras personas hablen, pues eso demuestra que te interesan y que estás presente.
- Busca oportunidades para ayudar a la gente sin que te lo pida, como hacer un recado para algún amigo ocupado, ayudar a un colega con un proyecto, llevar comida casera a un enfermo u ofrecerte a cuidar a los hijos de un amigo cuando necesite descansar.
- Apoya causas que toquen una fibra sensible, donando a beneficencias que coincidan con tus valores.
- A veces, incluso tomarte un tiempo para contactar a un amigo con un mensaje sencillo, para preguntarle cómo está y recordarle que cuenta contigo, puede suponer una diferencia enorme.

Otra forma de cultivar la bondad es mediante una meditación de bondad amorosa. Esta práctica se centra en generar sentimientos de amor, bondad y compasión, comenzando con uno mismo y extendiéndola a los demás: primero, a alguien cercano; después, a alguien neutro; luego, a alguien con dificultades y, en última instancia, a todos los seres humanos. La meditación de bondad amorosa tiene sus orígenes en el budismo, pero se ha popularizado entre instructores de conciencia plena y meditación como Sharon Salzberg.[23]

Esta es una adaptación de la meditación de bondad amorosa:

1. Siéntate en una posición cómoda, cierra los ojos o mantén una mirada contemplativa y respira profundamente.
2. Comienza contigo. Coloca la mano sobre el corazón y repite estas frases en silencio:
   - "Que sea feliz".
   - "Que esté bien".
   - "Que esté libre de sufrimiento".
3. A continuación, piensa en una persona muy cercana, como tu pareja, tus padres o tus hijos. Repite estas frases:
   - "Que seas feliz".
   - "Que estés bien".
   - "Que estés libre de sufrimiento".
4. Ahora, piensa en alguien neutro que no te genere sentimientos ni positivos ni negativos. Podría ser un conocido o una persona a quien veas con frecuencia, como el barista de la cafetería. Envíale el mismo amor bondadoso:
   - "Que seas feliz".
   - "Que estés bien".
   - "Que estés libre de sufrimiento".
5. A continuación, piensa en alguien que te provoque sentimientos más complejos. Podría ser alguien que no te cae muy bien o con quien has tenido desencuentros. Ofréceles los mismos deseos:
   - "Que seas feliz".
   - "Que estés bien".
   - "Que estés libre de sufrimiento".
6. Por último, extiende el amor bondadoso a todos los seres humanos y repite:
   - "Que seamos felices".
   - "Que estemos bien".
   - "Que estemos libres de sufrimiento".
7. Cuando termines de enviarte amor bondadoso a ti mismo y a los demás, quédate sentado unos momentos e identifica cómo te sientes.

Límites saludables

El segundo aspecto para mejorar la calidad de tus relaciones radica en establecer límites saludables. Podría parecer que los límites van en contra de la cualidad anterior, la bondad, pero la realidad es que la capacidad de ponerlos es uno de los mayores actos de bondad para contigo mismo.

La idea de los límites es proteger tus necesidades y tu energía a la vez que respetas los de los demás. Cuando estableces límites claros sabes lo que estás dispuesto a aceptar y lo que no, lo que facilita que los comuniques sin culpa. Los límites fomentan el respeto, la confianza y el entendimiento mutuos, y ayudan a evitar conflictos y resentimientos en tus relaciones con los demás.

Para algunas personas, en particular para quienes tienen apego ansioso, puede ser difícil poner límites. Quizás en el fondo creas que para recibir amor y aceptación necesitas complacer a todo el mundo. Sin embargo, comprometerse a hacer más de lo que se puede y decir que sí a todo suele generar fatiga y resentimiento, lo que tarde o temprano te perjudicará a ti y a la relación. En mi trabajo con mis clientes he identificado una relación seria entre la falta de límites claros y el estrés crónico, la desregulación del cortisol y el síndrome de desgaste profesional.

Una estrategia efectiva para establecer límites es conectar con tus sentimientos cuando alguien te pide hacer algo. Si tu reacción inmediata es una fuerte voz interior que dice: "No, no quiero hacerlo", es importante respetar ese instinto y decir que no en ese momento. Estas son algunas recomendaciones para decir que no con amabilidad:

- "Gracias por pensar en mí, pero ahora mismo no puedo".
- "Me encantaría ayudarte, pero, por desgracia, tengo otros compromisos".
- "No soy la mejor, pero te puedo ayudar a encontrar a quien lo sea".

Otra estrategia para ese propósito es escribir tus límites, a fin de que resulte más sencillo decir que no y comunicarlo con claridad:

1. *Piensa cuáles son tus límites.* Tómate el tiempo para reflexionar acerca de lo que te hace sentir incómodo e identifica áreas en las

que necesites poner límites. Por ejemplo, considera cómo te sientes cuando un colega espera que respondas correos del trabajo el fin de semana. También recuerda experiencias en las que no respetaron tus límites, pero tal vez no los comunicaste con claridad y eso generó resentimiento.

2. *Define tus límites.* A partir de tus reflexiones, anota los límites que quieres marcar. Expresa con detalle lo que consideras inaceptable y considera la forma en que quieres comunicar estos límites. Por ejemplo, podrías decidir que no está bien que tu colega espere que respondas correos los fines de semana; ese es un límite.
3. *Comunica tus límites.* Ahora empieza comunicando tus límites. Procura ser amable pero firme y no temas volver a aclararlos si no los respetan. Por ejemplo, podrías decir: "Cuando reviso mis correos durante el fin de semana me siento agotada. Ya no voy a revisar mi bandeja de entrada para desconectarme y descansar, pero te responderé el lunes en la mañana".

La belleza de poner límites es que la mayoría de las veces solo hace falta hacerlo una vez. La gente suele respetarlos en cuanto los comunicas con claridad y los entienden bien.

Por último, para establecer límites saludables es importante ser consciente de la gente de la que te rodeas. Si después de convivir con alguien te sientes agotado y no puedes ser auténtico en su compañía, procura limitar el tiempo que pasas con esa persona. No es necesario ser amigo de todos y no a todos les vas a caer bien. Mejor concéntrate en las personas que te hacen sentir bien e invierte más para nutrir esas relaciones.

Antes de pasar al quinto pilar de la resiliencia psicológica vamos a pensar cómo conectar con tu yo y los otros esta semana. Por ejemplo, si percibes la voz de tu crítico interior, ¿puedes adquirir conciencia de esa parte? En lugar de identificarte con ella, ¿puedes escucharla con curiosidad y compasión involucrando a tu yo en la conversación? Recuerda que el yo es una presencia amorosa y serena en tu interior. Del mismo modo, considera cómo puedes aplicar más *apreciación* y más *compasión* en tus interacciones. Si la conducta de una persona te molesta, ¿puedes hacer una pausa para ver el panorama completo? ¿Es un problema serio o te puedes concentrar en sus rasgos positivos? ¿Te puedes poner en sus zapatos para entenderla mejor? ¿Se te ocurren estrategias sencillas para practicar la bondad? ¿Tal vez un mensaje breve para saludar a un amigo? ¿Y qué tal *límites* saludables? ¿Podrías decirle que no a un proyecto que no coincide con tus metas para respetar tus necesidades?

Pasa tiempo en la naturaleza

El quinto pilar de la resiliencia psicológica es la conexión con la naturaleza. Los seres humanos tenemos un deseo nato de pasar tiempo en la naturaleza, arraigado en el hecho de que hemos pasado la mayoría de nuestra historia evolutiva muy cerca de ella. Hemos dependido de la naturaleza para sobrevivir, y nos ha proporcionado alimento, agua, energía, medicina y mucho más. Más allá de la supervivencia, la naturaleza también ha sido una fuente constante de asombro e inspiración, y ha influido en el arte y la cultura desde hace milenios.

Sin embargo, con el auge de la urbanización, hoy en día muchas personas pasan menos tiempo en la naturaleza, lo que ha generado una desconexión cada vez mayor con el mundo natural. A esta desconexión se le atribuyen efectos negativos en la salud física y mental, así como menor conciencia de los problemas ambientales que, a su vez, afectan su compromiso para proteger el medio ambiente.

Un análisis de 832 estudios mostró que la conexión física y psicológica con la naturaleza puede tener muchos beneficios para nuestra salud mental y física, como disminuir el estrés, mejorar el estado de ánimo, estimular la función inmune, aumentar la función cognitiva y optimizar nuestras actitudes frente a la conservación ambiental.[24]

La conexión física que tenemos con la naturaleza supone relacionarnos de manera activa con los entornos naturales, como caminar en el parque, nadar en el mar o en un lago, hacer senderismo en el bosque o acampar en la naturaleza. Por otra parte, la conexión psicológica con la naturaleza supone el lazo emocional y espiritual con el mundo natural. Sentir asombro y fascinación. Por ejemplo, cuando ves una imponente puesta de sol o miras las estrellas de noche, puedes experimentar la sensación de que eres parte de algo más grande que tú.

Al alimentar la conexión con la naturaleza y abrazar el sentimiento de asombro que inspira, puedes sentir pertenencia y conexión con el mundo, lo que fomentará tu resiliencia emocional.

Con estas prácticas puedes profundizar tu conexión con la naturaleza:

- *Pasa más tiempo en el exterior.* Asegúrate de pasar tiempo en el exterior todos los días, ya sea caminando en tu parque más cercano, yendo a la playa, sentándote en el jardín o simplemente tomándote un instante para levantar la vista y contemplar el cielo y las nubes.
- *Emplea tus habilidades de exterocepción.* Presta atención a tus sentidos e identifica la vista, los sonidos, los aromas y las sensaciones de la naturaleza. Escucha el viento, el canto de las aves o el sonido de las olas al romper en la playa. Absorbe los colores en tu entorno, como las hojas verdes del árbol, el agua azul del río o las flores coloridas en el jardín. Inhala profundamente y disfruta los aromas de la naturaleza y acaricia el pasto, el agua o la arena.
- *Planea más actividades en el exterior.* Prueba nuevas actividades en el exterior que te permitan interactuar con la naturaleza, como el senderismo, un campamento o la jardinería.

¿Cuál es la forma más sencilla de conectar con la naturaleza esta semana? Tal vez podrías ir al parque a ver a los árboles, a escuchar a los pájaros y a sentir el viento en la cara. O bien, si tienes la fortuna de vivir cerca de un río o del mar, dedica unos minutos para contemplar el agua y el horizonte y escuchar el sonido de las olas o de la corriente.

Encuentra tu propósito

El último pilar de la resiliencia emocional es el propósito. El propósito es lo que le da sentido y dirección a la vida, y puedes cultivarlo si conoces bien lo que te importa (tus valores) y después lo compaginas con tus acciones, tus decisiones y tus conductas diarias.

Cuando estás conectado con tu propósito eres capaz de ver el panorama general, tomar mejores decisiones y ser fiel a ti mismo, lo que te dará la seguridad necesaria para seguir adelante, incluso cuando se dificulten las cosas.

Tener propósito también supone beneficios para la salud. De acuerdo con algunos estudios, las personas con un propósito sólido viven más,[25] padecen menos enfermedades crónicas y registran menores niveles de estrés, así como mejor salud y resiliencia mentales.[26]

Para encontrar tu propósito, comienza por responder estas preguntas:

- *¿Cuándo me siento más satisfecho?* Identifica lo que te hace feliz y satisface. Podría ser convivir con tus seres queridos, estar en la naturaleza o hacer un trabajo específico.
- *¿Qué considero verdaderamente importante en la vida?* Podría ser ayudar a los demás, tus logros profesionales o tener un impacto positivo en el ambiente o en la sociedad.
- *¿Cuáles son mis valores?* Piensa cuáles son los valores que consideras más importantes. Podrían ser integridad, autenticidad, bondad, comunidad, compasión, valentía, crecimiento personal, creatividad, justicia o aprendizaje.

Ahora considera las metas que coinciden con esos valores. Por ejemplo, si la comunidad es uno de tus valores, podrías proponerte ser voluntario en esa comunidad. Evalúa si tus acciones cotidianas observan estos valores y haz los cambios necesarios para garantizarlo. Cuando te enfrentes a decisiones difíciles, pregúntate: “Si acepto esto, ¿me va a acercar a la vida que quiero?”.

Vivir en correspondencia con tus valores involucra seguridad, estabilidad y confianza en uno mismo, y todo eso es muy sanador para el sistema nervioso. Además de reducir el estrés, desarrollarás mayor resiliencia frente a las situaciones que surjan, disminuyendo la activación crónica de la respuesta al estrés y manteniendo los niveles de cortisol bajo control. Por otra parte, tener la costumbre de tomar decisiones que se opongan a tus valores puede suscitar conflicto interno, sufrimiento emocional y más estrés.

Antes de concluir este capítulo me gustaría destacar que, muy probablemente, este último paso —desarrollar resiliencia emocional— sea el más complejo de todo el plan. Te animo a considerarlo como parte de un viaje de crecimiento y de desarrollo personal continuo y no como una solución temporal.

Hábitos esenciales para incorporarlos en el paso 5

No sería realista esperar que, tras solo dos semanas de llevar a cabo los hábitos de este capítulo, hayas logrado resiliencia emocional total. Sin embargo, en la siguiente lista encontrarás algunas recomendaciones para empezar a hacerlo. Regresa a este paso las veces que sean necesarias.

<table>
<tr><td colspan="2">Semana 9
Con suerte, para este punto los hábitos de los pasos previos ya están bien afianzados. Has empezado a notar la diferencia en los niveles de energía y has aumentado la capacidad de tu “cubeta del estrés”. Esta semana nos vamos a concentrar en los primeros dos pilares de la resiliencia psicológica: conciencia y conexión con el cuerpo. Recuerda aprovechar el poder del circuito de los hábitos del capítulo 3 (página 47) para integrar nuevas prácticas en tu día a día.</td></tr>
<tr><td></td><td>☐ Conciencia: tómate unos minutos todos los días para percibir las sensaciones corporales, los pensamientos y las emociones. Observa tu respiración, si estás apretando la mandíbula, la tensión en tus hombros y tu postura. Pon atención a las sensaciones en el estómago, en el pecho y en la garganta. Escucha los pensamientos desde tu yo observador (recuerda, no eres tus pensamientos: eres quien los escucha): ¿son negativos, positivos o neutros? ¿Identificas alguna emoción? ¿Cómo se encuentra tu sistema nervioso?, ¿relajado, en estado de movilización o de inmovilización?
☐ Conexión con tu cuerpo: si tu sistema nervioso está en estado de movilización o de inmovilización, ejercita alguna de las prácticas para regularlo (una práctica relajante en caso de movilización o una práctica activadora en caso de inmovilización).
☐ Práctica somática diaria: incorpora una de las actividades de la sección de prácticas diarias (páginas 204-207). Hazlas a la misma hora todos los días, ya sea al despertar o después del trabajo.</td></tr>
</table>

Semana 10 Esta semana continuaremos con el trabajo de las semanas previas y abordaremos los otros cuatro pilares de la resiliencia psicológica: conexión con el yo, conexión con los demás, tiempo en la naturaleza y encontrar nuestro propósito. No olvides seguir practicando los ejercicios reguladores de la semana pasada todos los días.	
	☐ Conexión con el yo: esta semana tómate un tiempo para identificar las partes más activas. ¿Qué necesitan? Encarna las cualidades del yo: curiosidad, serenidad, seguridad, confianza, creatividad, claridad, valor y conexión (las 8 C), así como paciencia, persistencia, presencia, perspectiva y carácter lúdico (las 5 P), lo que permite que tus "partes" sepan que estás aquí, como un padre o una madre cariñosa que puede brindar cuidados. Si necesitas más regulación, elige un mecanismo saludable de afrontamiento de la lista en la página 213. ☐ Conexión con los demás: intenta practicar la apreciación, la compasión, la bondad y los límites saludables todos los días. Por ejemplo, escucha y pon atención cuando alguien te hable, ten un acto de generosidad sin que te lo pidan, expresa tu gratitud, practica una meditación de bondad amorosa, recuerda los rasgos positivos de una persona cuando haga algo que te moleste o di que "no" para proteger tus límites. ☐ Tiempo en la naturaleza: pasa unos minutos en la naturaleza todos los días. Podrías incorporar este hábito en tu caminata diaria del paso 4 y pasear por el parque durante tu hora de la comida, o bien practicar senderismo o ir a la playa el fin de semana. ☐ Encuentra tu propósito: regresa a las preguntas de la página 225 y empieza a pensar cómo puedes vivir en consecuencia con tus valores. Al final del día, reflexiona si tus acciones coincidieron con tu propósito. De no ser así, ¿qué podrías hacer distinto el día siguiente?

En algunos casos conviene buscar el apoyo de un terapeuta profesional. Quiero reconocer la importancia de optar por esa vía con la seguridad de que las habilidades que aprendiste en este paso pueden complementar e incluso acelerar tu proceso de sanación.

Ya completamos los cinco pasos del plan, así que regresa a los cuestionaros de las páginas 50-53 y evalúa tus síntomas. Compara tus resultados de esta semana con los de la semana uno. ¿Tu puntaje total disminuyó con respecto a la primera semana? Un cambio a la baja sugiere que tus síntomas son menos frecuentes o intensos, precisamente lo que queremos. ¿Tienes más energía? ¿Estás durmiendo mejor? ¿Tienes menos antojos, inflamación y la mente más tranquila? Algunas mejoras son evidentes mientras que otras son más sutiles o graduales, pero todas son señales de que vas por buen camino.

Este es el fin del plan y el comienzo de un estilo de vida. La tercera parte consiste en deliciosas recetas para nutrir el cuerpo y sustentar tu transformación en los meses venideros.

TERCERA PARTE

Recetas para equilibrar el cortisol

Bienvenido a la tercera parte del "Plan para equilibrar el cortisol". Algunos de ustedes ya completaron los cinco pasos, otros llegaron aquí directo del paso 1 o del paso 2 para poner en práctica lo que aprendieron mientras siguen trabajando en los pasos faltantes de la segunda parte. Si ya terminaste los cinco pasos y ya probaste las recetas, sigue a la última sección del libro, "¿Qué sigue? La vida después del plan" (página 259). Si sigues trabajando en el plan, esta sección te servirá para poner en práctica lo que has aprendido hasta ahora y convertirlo en ricas comidas.

Te sugiero que aproveches estas recetas como punto de partida para desarrollar confianza e ir estableciendo una base sólida para fortalecer tus hábitos alimenticios. A medida que te vayas familiarizando con esta forma de comer, estarás creando un método a largo plazo que vas a utilizar de aquí en adelante. Estas recetas son una guía para que arranques, pero en última instancia el objetivo es empoderarte para que diseñes comidas de acuerdo con tus necesidades.

Cada receta está formulada con ingredientes nutritivos y con un buen equilibrio de proteínas, carbohidratos ricos en fibra y grasas para favorecer niveles de glucosa armónicos. No importa si las sigues al pie de la letra o como inspiración para tus propias creaciones, ¡tú decides!

Nota: los valores de los macronutrientes son aproximados y varían de acuerdo con la marca o la variedad de los ingredientes. A menos que se indique lo contrario, no es necesario pelar las verduras o las frutas, siempre y cuando sean orgánicas (así tienen más fibra).

DESAYUNO

Avena caliente de moras azules y queso cottage

1 porción

Ingredientes
25 g de hojuelas de avena
150 g de queso cottage
1 cucharada (12 g) de proteína en polvo
50 g de moras azules

Instrucciones

1. Sigue las instrucciones del empaque para cocer la avena.
2. Mezcla el queso cottage y la proteína en polvo en un tazón. Agrega la avena cocida y revuelve bien.
3. Espolvorea las moras y listo.

Proteínas ≈ 30 g, carbohidratos ≈ 29 g, grasas ≈ 8 g

Revuelto de salmón y camote

1 porción

Ingredientes
1 cucharadita de aceite de aguacate o aceite de oliva extra virgen
1 camote mediano cortado en cuadritos de 1 cm
½ tallo de apio finamente picado
½ cebolla amarilla finamente picada
120 g de filetes de salmón salvaje sin piel (picados gruesos)

1 cucharada de eneldo fresco picado (extra para espolvorear)
1 cucharadita de hojas de tomillo fresco
Sal de mar y pimienta negra, al gusto

Instrucciones

1. Pon a calentar el aceite en una sartén a fuego medio. Agrega el camote, apio y cebolla. Saltea un minuto.
2. Tapa el sartén y deja cocinar de 5 a 7 minutos. Revuelve.
3. Quita la tapa y sube la flama a medio-alta. Agrega el salmón, el eneldo, el tomillo, la sal y la pimienta.
4. Deja cocinar de 5 a 8 minutos revolviendo con frecuencia hasta que el camote se dore y el salmón se cueza.
5. Cuando el salmón esté cocido y el camote esté tierno, apaga el fuego.
6. Corona con eneldo fresco (opcional).

Proteínas ≈29 g, carbohidratos ≈ 34 g, grasas ≈ 17 g

Smoothie de pre + probióticos

1 porción

Ingredientes

120 ml de kéfir natural sin azúcar
1 plátano chico
70 g de mezcla de moras congeladas
1 cucharada (7 g aproximadamente) de linaza molida
1 cucharadita de semillas de chía
3 cucharadas aproximadamente (30 g) de proteína en polvo
1 pizca de canela

Instrucciones

1. Agrega el kéfir, el plátano, las moras congeladas, la linaza, la chía, la proteína en polvo y la canela a la licuadora con 60 ml de agua.
2. Licúa hasta obtener una consistencia sedosa.
3. Agrega otros 60 ml de ser necesario, dependiendo de la consistencia que prefieras.
4. Sirve en un vaso.

Proteínas ≈ 32 g, carbohidratos ≈ 44 g, grasas ≈ 8.5 g

Taco de huevo y frijoles negros

1 porción

Ingredientes

3 huevos
1 cucharadita de aceite de aguacate o aceite de oliva extra virgen
60 g de frijoles negros (cocidos o en lata), escurridos y enjuagados
2 tortillas de maíz o harina chicas
50 g de jitomate cherry cortados a la mitad o en cuartos
10 g de cilantro fresco picado para decorar
Sal de mar, al gusto

Instrucciones

1. Revuelve los huevos en un tazón pequeño.
2. Pon a calentar el aceite en una sartén a fuego medio y agrega los huevos. No dejes de revolver hasta que estén cocidos.
3. Agrega los frijoles y cocina otros 30 segundos para que los huevos se terminen de cocer y se calienten los frijoles.
4. Agrega una pizca de sal.
5. Arma los tacos.
6. Agrega los jitomates picados y el cilantro picado.

Proteínas ≈ 28 g, carbohidratos ≈ 40 g, grasas ≈ 21 g

Tazón de quinoa y yogurt de frambuesa remojado toda la noche

1 porción

Ingredientes

160 g de yogurt griego natural

60 ml de leche (de vaca o vegetal)

20 g (¼ taza aproximadamente) de hojuelas de quinoa

1 cucharada (10 g aproximadamente) de semillas de cáñamo

½ cucharadita de canela

1 cucharadita de miel

60 g de frambuesas

1 cucharada (15 g aproximadamente) de semillas de calabaza

Instrucciones

1. Combina el yogurt, la leche, las hojuelas de quinoa, las semillas de cáñamo, la canela y la miel.
2. Mezcla hasta que se integren todos los ingredientes y refrigéralo toda la noche.
3. Corona la mezcla con frambuesas y semillas de calabaza y disfruta.

Proteínas ≈ 29 g, carbohidratos ≈ 39 g, grasas ≈ 18 g

Huevos revueltos con salchicha de pollo y verdura salteada

1 porción

Ingredientes

1 cucharadita de aceite de aguacate o aceite de oliva extra virgen

100 g de salchicha de pollo orgánica

100 g de hongos rebanados

30 g de espinaca fresca

2 huevos grandes

Sal de mar y pimienta negra, al gusto
1 naranja chica, pelada y cortada en gajos, para servir

Instrucciones

1. Pon a calentar el aceite en una sartén a fuego medio.
2. Agrega la salchicha de pollo y cocina entre 8 y 10 minutos hasta que se dore y se cueza bien por dentro. Voltéala. Retira de la sartén y reserva.
3. En la misma sartén agrega los hongos rebanados y saltéalos unos 3 minutos hasta que se suavicen.
4. Agrega la espinaca fresca y cocina otro minuto hasta que se reduzca.
5. Sazona con una pizca de sal y pimienta. Retira de la sartén y reserva con la salchicha.
6. Revuelve los huevos en un tazón.
7. Vierte los huevos en la misma sartén. Revuelve hasta que se cuezan y queden esponjosos. Agrega una pizca de sal y pimienta.
8. En un plato sirve los huevos, la salchicha y los hongos y la espinaca salteados.
9. Coloca la naranja como guarnición.

Proteínas ≈ 31 g, carbohidratos ≈ 20 g, grasas ≈ 27 g

COMIDA

Sustanciosa sopa de pollo, verduras y alubias

4 porciones

Ingredientes

2 cucharadas de aceite de aguacate
1 cebolla amarilla grande picada
2 zanahorias medianas peladas y finamente picadas
1 calabacita mediana picada
200 g de calabaza pelada y finamente picada
4 dientes de ajo picados
2 cucharaditas de orégano deshidratado
500 g de pechuga de pollo sin piel, picada en trocitos
1.2 l de caldo de hueso (consulta la página 256)
150 g de hojas de kale finamente picadas
400 g de alubias cocidas o en lata
Jugo de ½ limón
Sal de mar y pimienta negra, al gusto

Instrucciones

1. Pon a calentar el aceite en una olla grande a fuego medio-alto. Agrega la cebolla y saltea entre 3 y 5 minutos hasta que se suavice.
2. Agrega el apio, las zanahorias, la calabacita, la calabaza, el ajo y el orégano, y sigue cocinando y revolviendo de 3 a 5 minutos.
3. Incorpora el pollo y el caldo de hueso y deja que hierva.
4. Una vez que hierva, baja la flama y deja cocer a fuego lento entre 20 y 30 minutos, hasta que se reblandezca la calabaza.
5. Agrega el kale finamente picado y cocina otros 5 minutos.

6. Añade las alubias y cocina otro minuto hasta que se calienten.
7. Salpimienta al gusto.
8. Vierte el jugo de limón y ajusta la sazón.
9. Sirve la sopa bien caliente en tazones.

Proteínas ≈ 39 g, carbohidratos ≈ 30 g, grasas ≈ 11 g

Tazón de camarones y quinoa

2 porciones

Ingredientes

250 g de camarones pelados y desvenados
1 cucharadita de paprika dulce
1 cucharadita de aceite de aguacate
100 g de quinoa cocida
½ pimiento morrón rojo finamente picado
1 pepino mediano finamente picado
1 puñito de arúgula
2 cebollines en juliana
1 cucharada de aceite de oliva extra virgen
Jugo de 1 limón

Instrucciones

1. En un tazón mezcla los camarones con la paprika y el aceite de aguacate. Salpimienta al gusto.
2. Pon a calentar una sartén a fuego medio. Agrega los camarones sazonados y ásalos de 2 a 3 de cada lado hasta que estén bien cocidos.
3. Divide la quinoa en dos tazones.
4. Agrega los camarones cocidos, el pimiento morrón, el pepino, la arúgula y el cebollín.
5. Rocía aceite de oliva y jugo de limón en los tazones.
6. Ajusta la sazón.

Proteínas ≈ 34 g, carbohidratos ≈ 40 g, grasas ≈ 13 g

Ensalada de tempeh y aguacate con aderezo de tahini

2 porciones

Ingredientes

220 g de tempeh rebanado en tiritas o cortado en cubos
2 cucharaditas de aceite de oliva extra virgen
100 g de verduras de hoja verde mixtas
6 rábanos rebanados en tiritas delgadas
60 g de ejotes franceses rebanados
1 zanahoria rallada
1 cucharadita de tahini
1 cucharadita de jugo de limón
1 cucharadita de tamari
½ aguacate maduro rebanado
2 cucharas de semillas de cáñamo para decorar
Sal de mar y pimienta negra, al gusto

Instrucciones

1. Asa el tempeh en una sartén con 1 cucharadita de aceite entre 5 y 7 minutos; voltea hasta que esté dorado y crujiente. Salpimienta al gusto.
2. En un tazón grande combina la verdura de hoja verde, los rábanos, los ejotes y la zanahoria.
3. En un tazón chico mezcla el tahini, el jugo de limón, el tamari, 1 cucharadita de aceite de oliva y 1 pizca de sal y pimienta. Agrega un poquito de agua hasta que adquiera la consistencia deseada.
4. Saca el tempeh de la sartén y déjalo enfriar. Agrégalo al tazón de ensalada.
5. Rocía el aderezo de tahini y revuelve bien hasta que quede perfectamente incorporado.
6. Decora con rebanadas de aguacate y semillas de cáñamo.

Proteínas ≈ 29 g, carbohidratos ≈ 26 g, grasas ≈ 30 g

Sopa de lentejas con albóndigas de pavo

4 porciones

Ingredientes

500 g de carne molida de pavo
2 dientes de ajo picados
2 cucharaditas de aceite de aguacate
1 cebolla amarilla rebanada
1 bulbo de hinojo rebanado
2 poros medianos rebanados en tiritas delgadas
1 l de caldo de hueso (véase página 256)
500 g de lentejas cafés o verdes cocidas o 2 latas escurridas y enjuagadas
20 g de perejil fresco picado
Sal de mar y pimienta negra, al gusto

Instrucciones

1. Prepara las albóndigas de pavo. En un tazón mezcla la carne molida con ajo, sal y pimienta. Forma albóndigas pequeñitas y reserva.
2. Pon a calentar el aceite en una olla a fuego medio. Agrega la cebolla, el hinojo y los poros. Saltea 10 minutos o hasta que se pongan traslúcidos y se reblandezcan.
3. Vierte el caldo de hueso y salpimienta. Revuelve bien y deja que hierva a fuego lento.
4. Incorpora las albóndigas al caldo. Tapa y déjalo hervir a fuego lento durante 15 minutos.
5. Destapa y agrega las lentejas. Revuelve con cuidado y deja la sopa hervir a fuego lento otros 10 minutos.
6. Retira del fuego y agrega el perejil.
7. Divide la sopa en tazones y disfruta.

Proteínas ≈ 40 g, carbohidratos ≈ 36 g, grasas ≈ 15 g

Wrap de ensalada de pollo

1 porción

Ingredientes

100 g de pollo rostizado desmenuzado
1 tallo de apio finamente picado
30 g de cebolla morada finamente picada
2 cucharadas de perejil fresco finamente picado
3 cucharadas de yogurt griego natural
Jugo y ralladura de ¼ de limón amarillo
1 cucharadita de mostaza Dijon
30 g de arúgula
1 tortilla de arroz integral
Sal de mar y pimienta negra, al gusto

Instrucciones

1. En un tazón mediano combina el pollo, el apio, la cebolla morada, el perejil, el yogurt, el jugo y la ralladura de limón, la mostaza, la sal y la pimienta. Revuelve bien.
2. Agrega la arúgula a la tortilla.
3. Agrega la ensalada de pollo sobre la arúgula.
4. Enrolla la tortilla para hacer un wrap.
5. Pártelo a la mitad y sirve.

Proteínas ≈ 37 g, carbohidratos ≈ 34 g, grasas ≈10 g

CENA

Salmón pochado con alcachofas y camote

2 porciones

Ingredientes

500 ml de caldo de hueso (página 255 o 256)
1 camote cortado en cubitos
2 dientes de ajo finamente picados
300 g de filetes de salmón sin piel
150 g de corazones de alcachofa marinados, escurridos y partidos a la mitad
3 cebollines rebanados
Jugo de ½ limón
30 g de hierbas frescas (perejil o eneldo) picadas
Sal de mar y pimienta negra, al gusto

Instrucciones

1. Pon a hervir el caldo en una olla. Incorpora el camote y el ajo. Tapa y deja hervir a fuego lento durante 5 minutos.
2. Con cuidado añade los filetes de salmón, los corazones de alcachofa y los cebollines. Tapa y sigue cocinando de 4 a 7 minutos o hasta que el salmón esté bien cocido y el camote, suave.
3. Retira de la lumbre y vierte el jugo de limón. Agrega las hierbas frescas y salpimienta al gusto.
4. Divide en tazones para servir.

Proteínas ≈ 38 g, carbohidratos ≈ 29 g, grasas ≈ 20 g

Pollo rostizado a las hierbas con verduras

4 porciones

Ingredientes

3 papas medianas cortadas en cubitos
1 calabacita rebanada
1 pimiento morrón rojo rebanado
2 cabezas pequeñas o 1 grande de brócoli cortadas en cabezuelas
1 cebolla morada rebanada
2 cucharaditas de aceite de oliva extra virgen
1 cucharadita de orégano deshidratado
½ cucharadita de tomillo deshidratado
½ cucharadita de paprika ahumada
500 g de pechuga de pollo o muslos en filetes, cortados en trozos
Jugo de ½ limón
20 g perejil o albahaca fresca picada para decorar
Sal de mar y pimienta negra, al gusto

Instrucciones

1. Precalienta el horno a 180-200 °C con ventilador y forra una charola para hornear con papel encerado.
2. En un tazón grande mezcla papa, calabacita, pimiento, brócoli y cebolla con 1 cucharadita de aceite, orégano, tomillo, paprika y sal y pimienta.
3. En un tazón aparte cubre las piezas de pollo con el aceite restante, sal y pimienta.
4. Acomoda las verduras en la charola.
5. Coloca el pollo sobre la verdura.
6. Hornea de 25 a 30 minutos hasta que el pollo esté cocido y las papas, doradas y suaves.
7. Vierte el jugo de limón sobre la charola y decora con el perejil o la albahaca fresca. Sirve caliente y disfruta.
8. Sirve caliente y disfruta.

Proteínas ≈ 35 g, carbohidratos ≈ 38 g, grasas ≈ 10 g

Albóndigas de cerdo con ajo y miel y espárragos con zanahorias

4 porciones

Ingredientes

500 g de carne molida de cerdo magra
4 dientes de ajo picados
1 cucharadita de jengibre fresco rallado
4 cebollines rebanados
1 cucharadita de sal de mar
300 g de espárragos picados en trocitos pequeños
2 zanahorias grandes finamente picadas
2 cucharadas de tamari
1 cucharada de vinagre de sidra de manzana
2 cucharadas de miel
1 cucharadita de polvo de tapioca

Instrucciones

1. Precalienta el horno a 180-200 °C con ventilador y forra una charola para hornear con papel encerado.
2. En un tazón mezcla la carne, la mitad del ajo, el jengibre, ⅔ del cebollín y sal. Combina bien los ingredientes con las manos. Forma albóndigas pequeñitas y acomódalas en la charola. Hornéalas entre 18 y 20 minutos; voltéalas una vez hasta que estén bien cocidas.
3. Mientras tanto, blanquea el espárrago y la zanahoria en agua hirviendo durante 5 minutos o hasta que estén suaves.
4. En una olla mediana mezcla ajo, tamari, vinagre de sidra de manzana y miel. En un tazón pequeño mezcla la tapioca en polvo con 2 cucharadas de agua hasta formar una pasta e incorpórala a la olla. Cocina a fuego medio hasta que hierva; baja la flama y hierve a fuego lento durante 2 o 3 minutos, hasta que la salsa espese.
5. Agrega las albóndigas cocidas a la salsa. Sirve en platos con las verduras blanqueadas. Decora con el cebollín.

Proteínas ≈ 28 g, carbohidratos ≈ 25 g, grasas ≈ 19 g

Pescado blanco al horno con calabacita y papitas de cambray

2 porciones

Ingredientes

8 papitas de cambray a la mitad
1 cucharada de aceite de aguacate
2 filetes de bacalao, mero, lenguado u otra especie de pescado blanco suave (de unos 150 g cada uno)
2 calabacitas medianas rebanadas
2 cucharadas de alcaparras enjuagadas y escurridas
1 cucharada de eneldo fresco picado para decorar
Jugo de ½ limón amarillo
Sal de mar y pimienta negra, al gusto

Instrucciones

1. Precalienta el horno a 200-220 °C con ventilador y forra una charola para hornear con papel encerado. Coloca las papitas de cambray y rocía con aceite, salpimienta y revuelve.
2. Hornea 20 minutos hasta que las papitas se doren y estén tiernas.
3. Saca la charola del horno y agrega los filetes y la calabaza. Encima coloca las alcaparras.
4. Baja la temperatura del horno a 180-200 °C con ventilador y vuelve a meter la charola. Hornea entre 15 y 20 minutos o hasta que el pescado esté bien cocido y puedas desmenuzarlo con un tenedor.
5. Decora con eneldo fresco y un chorrito de jugo de limón.

Proteínas ≈ 29 g, carbohidratos ≈ 46 g, grasas ≈ 11 g

Sustancioso estofado de res, hongos y chícharos

4 porciones

Ingredientes

2 cucharadas de aceite de oliva extra virgen
500 g de lomo o espaldilla magra de res

1 cebolla picada
2 dientes de ajo finamente picados
2 zanahorias rebanadas
2 tallos de apio rebanados
200 g de hongos rebanados
1 cucharada de puré de tomate
1 cucharada de romero fresco finamente picado (o 1 cucharadita romero deshidratado)
1 cucharadita de sal de mar
½ cucharadita de pimienta negra
1 l de caldo de hueso (véase página 255)
300 g de chícharos frescos o cocidos
1 cucharada de vinagre de sidra de manzana
20 g de perejil fresco para decorar

Instrucciones

1. Pon a calentar el aceite en una olla grande a fuego medio. Dora la carne molida unos 5 minutos. Apártala.
2. En la misma olla agrega la cebolla, el ajo, las zanahorias y el apio; saltéalos unos 5 minutos hasta que se reblandezcan.
3. Agrega los hongos y saltéalos otros 5 minutos.
4. Incorpora el puré de tomate, el romero, la sal y la pimienta. Cuece 2 minutos.
5. Regresa la carne a la olla y vierte el caldo de hueso. Cuando hierva, baja el fuego y déjalo cocer a fuego lento durante 30 minutos o hasta que la carne esté tierna.
6. Añade los chícharos y cocina de 5 a 10 minutos.
7. Vierte el vinagre y ajusta la sazón.
8. Sirve el estofado en tazones y decora con perejil fresco.

Proteínas ≈ 37 g, carbohidratos ≈ 22 g, grasas ≈ 19 g

Minipizzas de garbanzo ricas en proteína

2 porciones (tres minipizzas por persona)

Ingredientes

230 g (1 lata) de garbanzos cocidos, enjuagados y escurridos
2 huevos grandes
2-3 cucharadas de pasta de jitomate (o salsa de jitomate)
80 g de queso mozzarella desmenuzado
Sal

Guarniciones (elige tus favoritas)

100 g de pollo rostizado desmenuzado
100 g de verdura fresca (por ejemplo, pimiento morrón, cebolla, hongos) rebanada
1 cucharadita de orégano deshidratado
Hojas de albahaca fresca

Instrucciones

1. Precalienta el horno a 180-200 °C de ventilador. Forra una charola para hornear con papel encerado.
2. Seca los garbanzos con una toalla para retirar la humedad.
3. En un procesador de alimentos mezcla los huevos, los garbanzos y un poco de sal hasta que adquieran una consistencia suave.
4. Sirve la mezcla en la charola; dale forma de 6 bases delgadas para minipizza.
5. Hornea de 15 a 20 minutos o hasta que las bases se doren y estén un poco crujientes.
6. Saca las bases del horno, cúbrelas con la pasta o la salsa de tomate, espolvoréales el queso y después agrega el pollo desmenuzado o las verduras.
7. Coloca las pizzas debajo de la parrilla durante 3-5 minutos o hasta que el queso se haya derretido y esté burbujeando.

Proteínas ≈ 39 g, carbohidratos ≈ 37 g, grasas ≈ 21 g

REFRIGERIOS

Yogurt griego, moras azules y semillas de cáñamo

1 porción

Ingredientes

160 g de yogurt griego natural
1 cucharada de semillas de cáñamo
60 g de moras frescas

Instrucciones

1. En un tazón combina las semillas con el yogurt.
2. Agrega las moras y sirve.

Proteínas ≈ 19 g, carbohidratos ≈ 17 g, grasas ≈ 11 g

Botana de pollo rostizado y hummus

1 porción

Ingredientes

60 g de pollo rostizado desmenuzado
30 g de hummus
4-6 galletas integrales saladas chicas
1 pepino chico rebanado
1 zanahoria chica rebanada en palitos

Instrucciones

1. Acomoda el pollo, el humus, las galletas, el pepino y las zanahorias en un plato.
2. Disfrútalo como una botana ligera y con mucha proteína.

Proteínas ≈ 16 g, carbohidratos ≈ 15 g, grasas ≈ 11 g

Zanahoria con dip de salmón

1 porción

Ingredientes
1 latita de salmón (95-105 g drenado)
3-4 cucharadas de yogurt griego natural
1 cucharada de cebollín finamente picado
1 chorrito de jugo de limón amarillo
1 zanahoria mediana pelada y cortada en palitos
Sal de mar y pimienta negra, al gusto

Instrucciones

1. En un tazón mezcla el salmón, el yogurt, el cebollín y el jugo de limón.
2. Salpimienta al gusto.
3. Sirve la mezcla con los palitos de zanahoria.

Proteínas ≈ 24 g, carbohidratos ≈ 9 g, grasa ≈ 10 g

Muffin de huevo con brócoli y camote

4 porciones (dos muffins por persona)

Ingredientes
1 camote mediano pelado y cortado en cubitos
1 cabeza de brócoli mediana cortada en cabezuelas
8 huevos

½ cucharadita de sal de mar
½ cucharadita de pimienta negra

Instrucciones

1. Precalienta el horno a 160-180 °C con ventilador. Engrasa una charola para muffins o con moldes para hornear.
2. Pon a cocer el camote 10 minutos en una olla de vapor.
3. Agrega el brócoli a la olla y cuece otros 5 minutos. Distribuye las verduras en partes iguales en los moldes para hornear.
4. En un tazón revuelve los huevos y salpimienta.
5. Agrega los huevos batidos a los moldes, cubriendo bien las verduras.
6. Hornea de 15 a 18 minutos o hasta que los huevos estén listos.
7. Guarda los muffins en el refrigerador y tendrás un refrigerio práctico y nutritivo.

Proteínas ≈ 15 g, carbohidratos ≈ 14 g, grasas ≈ 13 g

Manzanas estofadas y queso cottage

1 porción

Ingredientes
160 g de queso cottage
85 g de manzanas estofadas (consulta la página 255)

Instrucciones

1. Sirve las manzanas con queso y disfruta.

Proteínas ≈ 20 g, carbohidratos ≈ 18 g, grasas ≈ 2 g

RECETAS PARA SANAR EL INTESTINO

Manzanas estofadas

Ingredientes

6 manzanas lavadas, sin centro y rebanadas en piezas uniformes
2 cucharaditas de canela molida
1 cucharada de extracto puro de vainilla

Instrucciones

1. Coloca las manzanas rebanadas en una olla y agrega la canela y el extracto de vainilla.
2. Vierte 120 ml de agua en la olla. Pon a hervir a fuego medio-alto. Baja la flama y tapa la olla.
3. Deja que las manzanas hiervan a fuego lento unos 10 minutos o hasta que queden tiernas, pero no pastosas; muévelas de vez en cuando.
4. Cuando las manzanas adquieran la consistencia deseada, quítalas del fuego y déjalas enfriar antes de servir.
5. Guarda las sobras en un contenedor hermético y refrigéralas hasta 5 días.

Caldo de hueso de res

Ingredientes

1-1.5 kg de huesos de res (tuétano o codillo, de preferencia)
2 zanahorias picadas en trozos irregulares
2 tallos de apio picados en trozos irregulares

1 cebolla pelada y partida en cuatro
4 dientes de ajo aplastados
2 hojas de laurel
2 cucharadas de vinagre de sidra de manzana

Instrucciones

1. Precalienta el horno a 180-200 °C con ventilador.
2. Coloca los huesos de res en una charola para hornear y rostízalos unos 30 minutos o hasta que se doren y caramelicen.
3. Transfiérelos a una olla grande u olla de cocción lenta.
4. Agrega las zanahorias, el apio, la cebolla, el ajo, las hojas de laurel y el vinagre de sidra de manzana a la olla.
5. Vierte agua hasta tapar los huesos por completo.
6. Deja hervir a fuego alto y baja la flama para hervir a fuego lento por lo menos 12 horas (por ejemplo de 8:00 p. m. a 8:00 a. m.) o más (24 horas) en una olla de cocción lenta o en una olla exprés con función de cocción lenta.
7. Cuando el caldo esté listo, retíralo del fuego y déjalo enfriar.
8. Cuélalo en una coladera delgada o con un paño para queso y guárdalo en un contenedor limpio.
9. Déjalo enfriar por completo antes de guardarlo en el refrigerador o en el congelador.

Caldo de hueso de pollo

Ingredientes

1-1.5 kg de huesos de pollo (pescuezos, alas, etcétera)
2 zanahorias picadas en trozos irregulares
2 tallos de apio picados en trozos irregulares
1 cebolla pelada y partida en cuatro
4 dientes de ajo aplastados
2 hojas de laurel
2 cucharadas de vinagre de sidra de manzana

Instrucciones

1. Precalienta el horno a 180-200 °C con ventilador.
2. Coloca los huesos de pollo en una charola para hornear y rostízalos unos 30 minutos o hasta que se doren y caramelicen.
3. Pásalos a una olla grande u olla de cocción lenta.
4. Agrega las zanahorias, el apio, la cebolla, el ajo, las hojas de laurel y el vinagre de sidra de manzana a la olla.
5. Vierte agua hasta tapar los huesos por completo.
6. Deja hervir a fuego alto y baja la flama para hervir a fuego lento por lo menos de 6 a 8 horas o más (18 horas) en una olla de cocción lenta o en una olla exprés con función de cocción lenta.
7. Cuando el caldo esté listo, retíralo del fuego y déjalo enfriar.
8. Cuélalo con una coladera delgada o con un paño para queso y guárdalo en un contenedor limpio.
9. Déjalo enfriar por completo antes de guardarlo en el refrigerador o en el congelador.

Sauerkraut casero

Ingredientes

1 kg de col verde (cuanto más delgada, mejor) rallada
15-20 g sal de mar (1.5-2 % del peso de la col)

Instrucciones

1. Esteriliza un frasco de vidrio, con capacidad para 1 litro, y un tazón vertiendo agua hervida; así garantizas que estén limpios.
2. Agrega la col al tazón y espolvoréale la sal.
3. Amasa y aplasta la col unos minutos hasta que suelte agua.
4. Tapa el tazón y déjalo reposar; cada 10 minutos vuelve a amasar y aplastar la col. Repite hasta que salga líquido suficiente para tapar la col cuando la presionas.
5. Pasa la col con el líquido al frasco esterilizado; apriétala con fuerza para que quede bien sumergida en el líquido.

6. Utiliza una pesa para fermentar, con el objetivo de mantener la col bien sumergida. Si no hay líquido suficiente para tapar la col por lo menos 1 cm, prepara más salmuera disolviendo 1 cucharadita de sal de mar con 250 ml de agua pura y viértela hasta que tape la col.
7. Cubre el frasco con una tapa de fermentación con esclusa. Guarda en un lugar fresco y oscuro (18-22°C) entre 1 y 2 semanas. Cuanto más caluroso esté, más rápido fermentará, así que ten cuidado durante el verano.
8. Revísalo con frecuencia, presionando la pesa de ser necesario para sumergir la col. Si ves que la col sale del agua, vuelve a sumergirla.
9. Pruébala después de una semana; está lista cuando adquiere la acidez deseada (en general, en 10 días).
10. Cuando esté a punto, sella el frasco y mételo al refrigerador. Dura hasta 6 meses siempre y cuando lo sirvas con un utensilio limpio.

Agua de jengibre

Ingredientes

2-3 cm de jengibre fresco (no hace falta pelarlo si es orgánico)
El jugo de ½ limón (opcional)

Instrucciones

1. Enjuaga el jengibre bajo la llave para retirar la tierra.
2. Pícalo en pedacitos y ponlo en la licuadora. Agrega 250-500 ml de agua, de acuerdo con la potencia deseada.
3. Licúa el jengibre y el agua a la máxima velocidad durante 30 segundos.
4. Coloca un colador delgado o un paño para queso sobre un contenedor limpio. Vierte el agua para colar la pulpa. Apachurra la pulpa con una cuchara para sacar todo el líquido posible.
5. Vierte el agua en una botella de agua para guardarla.
6. Puedes tomarla de inmediato o refrigerarla hasta 2 o 3 días. Si así lo deseas, puedes exprimir el jugo de ½ limón antes de servir.

¿QUÉ SIGUE? LA VIDA DESPUÉS DEL PLAN

Nos acercamos al final de este libro, por lo cual te invito a ver el panorama completo: cómo hacer que el "Plan para equilibrar el cortisol" perdure en tu vida.

Hemos trabajado en un plan eficaz que nutre el cuerpo y la mente y se enfoca en equilibrar los niveles de cortisol. El cortisol es un indicador importantísimo de qué tan bien se adapta nuestro cuerpo al estrés; influye en todo, desde la energía hasta la función inmune, el metabolismo y el sueño. Cuando los niveles de cortisol se encuentran equilibrados —ni muy altos ni muy bajos— el cuerpo está mejor equipado para lograr el objetivo global que nos planteamos al principio de este plan: tener un cuerpo fuerte y una mente tranquila.

Este es un resumen de lo que cubrimos:

- *Paso 1. Consume alimentos nutritivos.* Empezamos centrándonos en nutrir el cuerpo con alimentos no procesados, integrales y ricos en nutrientes que aportan el combustible necesario para producir energía, mejorar la resiliencia y aumentar la capacidad para gestionar el estrés.
- *Paso 2. Equilibra la glucosa.* A continuación llegamos a la conclusión de que estabilizar la glucosa contribuye a mantener niveles invariables de energía, favorece el equilibrio hormonal y reduce el estrés.
- *Paso 3. Regula el ciclo circadiano.* Después compaginamos tus actividades diarias con el ritmo natural circadiano del cuerpo, con especial atención en el dominio de la exposición a la luz natural, así como de los horarios de las comidas y el ejercicio para mejorar la energía, el estado de ánimo y la calidad del sueño.

- *Paso 4. Haz ejercicio para tener salud mental y física.* Incorporamos el ejercicio, diseñado para desafiar al cuerpo, reducir el estrés y estimular su resiliencia en general.
- *Paso 5. Desarrolla resiliencia y bienestar psicológicos.* Por último, trabajamos para cultivar resiliencia psicológica, recurriendo a herramientas y prácticas que mejoran la regulación emocional y la gestión del estrés mientras te empoderan para hacerle frente a los retos de la vida con más tranquilidad y mayor seguridad. Solo cuando el cuerpo se siente seguro y sereno podemos empezar a realizar este trabajo mental y espiritual profundo que, en última instancia, nos va a sanar.

La verdadera transformación se suscita cuando empiezas a integrar estas prácticas en tu rutina cotidiana: despacio, poco a poco y con compasión, siempre con miras al largo plazo. La clave para que los cambios perduren radica en incorporar por lo menos un hábito de cada uno de los pasos todos los días. Algunos días será fácil y podrás hacer un par de ellos. Otros días será más desafiante, pero son estos días durante los cuales será fundamental que te comprometas por lo menos con una acción de cada paso.

Te quiero dar un ejemplo acerca de cómo lograr una cosa de cada paso durante un día difícil cuando tienes poco tiempo: comienza el día con alguno de los desayunos de la tercera parte (páginas 233-237, pasos 1 y 2, listos). Luego, sal a caminar 15 minutos después de desayunar (pasos 3 y 4, listos). Por último, dedica unos minutos a mitad de tu rutina a observar las sensaciones corporales y respira profundamente varias veces para reiniciar (paso 5, listo). Al final del día evalúa cómo te fue. ¿Lograste una cosa de cada paso? Si es así, genial, celebra tus esfuerzos. De lo contrario, siente compasión por ti y vuélvelo a intentar al día siguiente. Recuerda: con el tiempo se acumulan las acciones pequeñas pero consistentes. Poco a poco, te sorprenderá tu progreso si te concentras en un paso cada día.

Que este libro sea tu mapa de ruta al que puedas regresar siempre que sea necesario. Disfruta el viaje, aprende de estos pasos y confía en tu potencial sin límites.

Algunos recordatorios para cerrar

El viaje de sanación nunca es lineal, y está bien. Habrá días y semanas de progreso, estancamiento y retroceso. Con el tiempo, lo importante es el patrón general. A veces necesitarás retroceder antes de avanzar. No te desanimes; ese es un aspecto normal del proceso.

Ya eres suficiente. Si bien tienes el potencial de aprender y crecer, recuerda que no necesitas ser nadie más para ser merecedor de amor. La compasión y la bondad para contigo siempre deben ser tu brújula en este viaje.

Todo lo que necesitas para empezar es un hábito pequeño, seguido de otro y después de otro más. No es una carrera de velocidad; tienes toda la vida para afinar tus habilidades y alcanzar tu máximo potencial.

No estás solo. Incluso cuando te sientas aislado, afrontando tus dificultades, recuerda que los desafíos son una parte inherente de la experiencia humana. Así crecemos y lo podemos hacer juntos.

Siempre desafía tus ideas. No eres tus pensamientos, eres el yo observador, el que los escucha. Sé curioso, cuestiona su veracidad y aprende a observarlos sin identificarte con ellos.

APÉNDICE A
Pruebas de cortisol caseras

El cortisol se puede medir en la sangre, en la orina, en la saliva o en una combinación de los tres elementos. Prefiero el método de la orina o de la saliva y recomiendo realizar una prueba diurna de cuatro puntos.

Los niveles de cortisol fluctúan en el curso del día, de acuerdo con un patrón conocido como "ritmo diurno". Una prueba de cuatro puntos identifica estas fluctuaciones, lo que permite comprender mejor cómo cambian los niveles de cortisol en el curso de 24 horas. Por el contrario, una prueba de un punto solo proporciona una instantánea de los niveles de cortisol en un momento determinado del día, es decir, no es una representación precisa del ritmo del cortisol de todo el día.

Suelo recomendar las siguientes pruebas y laboratorios a mis clientes, y no se necesita orden médica para solicitarlos:

1. Prueba de orina deshidratada para evaluación completa de hormonas (DUTCH, por sus siglas en inglés). Existen tres opciones de acuerdo con tus necesidades o tu presupuesto:
   - DUTCH suprarrenal
     - Se enfoca en el cortisol, la cortisona, sus metabolitos y el DHEA-S.
     - Ideal para quienes desean evaluar la función suprarrenal y la respuesta al estrés.
   - DUTCH integral
     - Es más completa que la DUTCH suprarrenal.

    - Incluye un perfil integral de hormonas sexuales (estrógeno, progesterona, testosterona) y de hormonas suprarrenales (cortisol, DHEA-S y sus metabolitos), así como melatonina y marcadores de estrés oxidativo.
    - Proporciona un panorama completo de la salud hormonal para identificar desequilibrios hormonales.
- DUTCH H Plus
    - Es la más costosa y detallada.
    - Incluye todo de la DUTCH integral, más la respuesta del cortisol al despertar para tener información más precisa sobre la función del eje HHS.
    - Es ideal para una evaluación avanzada del cortisol y de los patrones hormonales, pero no es necesaria, a menos que se busque algo específico.

2. Perfil de estrés suprarrenal, ZRT Laboratory.

APÉNDICE B
Estrategias para reducir la exposición a las toxinas

Las toxinas ambientales contribuyen al desgaste del organismo, reducen la resiliencia al estrés y a las enfermedades mediante distintos mecanismos, como incrementar la inflamación, alterar la función de las mitocondrias —que perturba la capacidad del cuerpo para producir energía con eficiencia—, interferir con las señales hormonales, trastornar los mecanismos de retroalimentación que dificultan la homeostasis y elevar el estrés oxidativo, entre otros.

Se trata de estragos invisibles, "imperceptibles", pero son estresores crónicos que se van sumando a la "cubeta del estrés". La buena noticia es que con algunos cambios sencillos se puede limitar su exposición significativamente.

El primer paso es crear conciencia, pues es imprescindible saber de dónde provienen estas toxinas.

- *Pesticidas.* Muchos pesticidas, como la atrazina y los compuestos organofosforados, alteran el sistema endócrino. Se emplean en la agricultura para controlar la hierba mala y las plagas en los cultivos. Implican riesgos para la salud de los seres humanos debido a su exposición en los alimentos y a la contaminación ambiental.[1] Se encuentran en frutas, verduras y granos de agricultura convencional, así como en fuentes de agua contaminada cercanas a zonas agrícolas.
- *Ftalatos.* Se emplean para hacer los plásticos más flexibles y también se utilizan como estabilizadores de las fragancias. Estos químicos pueden interferir con la función hormonal y se les ha vinculado con problemas reproductivos y respiratorios, así como con anomalías del desarrollo.[2] Los ftalatos se encuentran en plásticos (contenedores para alimentos, cortinas para la regadera y

pisos de vinil) y en productos de higiene personal (cosméticos, fragancias y esmaltes para uñas).

- *Parabenos.* Se utilizan como conservadores de alimentos y en productos de cuidado personal. Se ha demostrado que alteran la actividad hormonal del organismo.[3] Los parabenos se encuentran en una gran variedad de productos, como cosméticos, cremas para el cuerpo, shampoos y alimentos procesados.
- *Perclorato.* Se usa en propulsores de cohetes, municiones, pirotecnia y otros productos que contaminan los alimentos y las fuentes de agua. La exposición al perclorato puede alterar la función tiroidea, el metabolismo y la salud en general.[4] La contaminación por perclorato se encuentra en fuentes de agua potable cercanas a bases militares, complejos industriales y zonas en las que se elabora pirotecnia de forma constante.
- *Metales pesados.* Cuando se acumulan en el organismo, algunos metales pesados, como el plomo, el mercurio y el cadmio, pueden ser disruptores endócrinos.[5] Se encuentran en distintos productos de consumo, en algunos procesos industriales y en alimentos y fuentes contaminadas de agua.
- *Sustancias perfluoroalquiladas y polifluoroalquiladas (PFAS).* También conocidos como "químicos eternos", se emplean en los productos para hacerlos resistentes al calor, al aceite, a las manchas y al agua. Estos químicos son responsables de alteraciones hormonales y problemas reproductivos y constituyen un gran riesgo porque pueden desarrollar cáncer.[6] Los PFAS se encuentran en baterías antiadherentes, en prendas repelentes al agua, en empaques de alimentos y en la espuma contra incendios empleada en aeropuertos y bases militares.
- *Bisfenol A (BPA) y alternativas al BPA.* El BPA se encuentra en alimentos enlatados, en papel término (recibos) y en productos plásticos. La exposición al BPA y sus alternativas puede tener efectos dañinos en la salud, como desequilibrios hormonales, problemas reproductivos y cáncer.[7]
- *Oxibenzona.* Filtro UV que se encuentra en protectores solares. Algunas investigaciones sugieren que la oxibenzona interfiere con el sistema endócrino y puede incrementar el riesgo de algunas malformaciones de nacimiento, así como de algunos tipos de cáncer.[8] Está presente en muchos protectores solares, bálsamos labiales y cremas humectantes.

A continuación ofrezco algunas opciones para reducir la exposición a estas toxinas. Las agrupé en tres categorías para facilitar las cosas: alimentos y agua, cocina, y cuidado personal y hogar.

No hace falta implementar todos los cambios al mismo tiempo. Así que, por favor, no te agobies. A diferencia de los hábitos que adoptaste en los cinco pasos del "Plan para equilibrar el cortisol", la mayoría de los cambios de esta sección no son hábitos cotidianos que debes mantener, sino acciones únicas con beneficios a largo plazo. Por ejemplo, reemplazar los recipientes de plástico para guardar alimentos por unos de vidrio es un cambio único que puede reducir significativamente su exposición a sustancias químicas que con el tiempo alteran las hormonas.

Empieza con los alimentos y el agua

Buena parte de las toxinas ambientales cotidianas provienen de los alimentos y el agua que ingerimos. Pero no te preocupes, se requieren pocas etapas manejables para limitar su exposición.

Alimentos empacados

No es realista pensar en evitar por completo los alimentos empacados, pero mi regla básica es elegir productos con una lista de ingredientes mínima y comprensible. Hay que tener cuidado con las extensas listas de ingredientes incomprensibles.

Por ejemplo, si compras yogurt, busca productos con ingredientes sencillos como leche y cultivos vivos. Si, en cambio, la lista es extensa e incluye "agua, azúcar, fructosa, maicena modificada, goma de algarrobo, ácido láctico y citrato de sodio", mejor no lo elijas.

Frutas y verduras frescas

Cuando se trata de frutas y verduras lo mejor es consumirlas orgánicas o biodinámicas, es decir, sin organismos modificados genéticamente (OMG) y cultivados sin pesticidas ni fertilizantes sintéticos. Estos se cultivan con métodos tradicionales, sin modificaciones genéticas que pueden tener efectos aún desconocidos a largo plazo en la salud de los seres humanos y en el medio ambiente.

Sé que las variedades orgánicas son mucho más caras, pero por fortuna no es necesario comprar todo orgánico. Algunas frutas y verduras contienen cantidades preocupantes de pesticidas, como las fresas. Sin embargo, hay una variedad de productos convencionales que son muy seguros. Así que puedes ser más selectivo y gastar en lo más importante. Todos los años el Environmental Working Group (EWG) publica las listas "La docena sucia" y "Los quince limpios" para que los consumidores tomen decisiones informadas a la hora de comprar frutas y verduras que han estado expuestas a pesticidas.[9]

Lavar bien los alimentos reduce significativamente los residuos de pesticidas. Incluso es importante enjuagar los productos orgánicos y las ensaladas empaquetadas y prelavadas para retirar cualquier residuo del proceso de manipulación. En el caso de los productos no orgánicos, retirar sus capas exteriores (cuando sea posible) reduce nuestra exposición a los pesticidas.

Productos de origen animal

Procura priorizar la mejor calidad a tu alcance en el caso de carne, lácteos, pescado y mariscos:

- Para carne y lácteos, opta por productos de animales alimentados con pasto. La segunda mejor opción son los productos orgánicos.
- Para aves y huevos, opta por productos de granjas que alimentan sus aves con pastura. La segunda mejor opción son los productos orgánicos que provienen de animales criados con alimentos sin antibióticos ni hormonas y sin pesticidas sintéticos ni OMG. La tercera mejor opción son los productos provenientes de la crianza en granjas.
- En el caso del pescado, elige las variedades salvajes por sobre las de granja, así como por las de bajo contenido de mercurio, un metal pesado y tóxico que se acumula en los peces más grandes, como el atún (el atún en lata, en particular el barrilete, tiene menos), el pez espada, la caballa real, el tiburón y el barramundi.

Los peces con bajas concentraciones de mercurio son más saludables: salmón, sardina, trucha y caballa.

Agua

Una de las mejores maneras de reducir la exposición a toxinas es mediante la utilización de un buen filtro de agua. El agua puede contener metales pesados, pesticidas, químicos industriales y patógenos microbianos. Un estudio global reciente demostró que los subproductos de la desinfección presentes en el agua de la llave tienen consecuencias adversas en la fertilidad y en la salud reproductiva.[10] En vista de que tomamos agua constantemente, invertir en un filtro de agua es una de las mejores decisiones que puedes tomar para garantizar la salud a largo plazo.

Ya que hemos abordado el tema de los alimentos y el agua que ingerimos, ahora nos referiremos a las toxinas ambientales que se encuentran en la cocina.

Crea un entorno libre de toxinas en la cocina

Estas opciones son muy sencillas y reducirán significativamente el riesgo de exposición de las baterías de cocina, los contenedores de alimentos, las tablas de picar, los utensilios de cocina y los productos de limpieza.

Baterías de cocina

En años recientes ha habido cada vez más conciencia sobre los eventuales riesgos a la salud que podrían causar los revestimientos antiadherentes. Estos revestimientos contienen compuestos perfluorados (PFC), como el ácido perfluorooctanoico y otros PFAS. Se ha detectado que los PFC se pueden filtrar a los alimentos, en particular a altas temperaturas, durante el proceso de cocción. Por eso recomiendo sustituir las baterías antiadherentes por alguna fabricada con los siguientes materiales:

- Acero inoxidable
- Hierro fundido
- Hierro fundido esmaltado
- Acero al carbono
- Vidrio
- Cerámica pura

Contenedores de alimentos

Los plásticos contienen bisfenoles A, S y F, así como policlorobifenilos (PCB). Por eso hay que procurar reducir la exposición a estos plásticos con las siguientes opciones:

- Sustituye las botellas de plástico desechables con acero inoxidable.
- Sustituye el plástico adherente con envolturas ecológicas de cera de abeja.
- Elige contenedores de vidrio en vez de los de plástico para guardar sobras de comida y para organizar tus alimentos. También puedes utilizar frascos de vidrio para guardar despensa, líquidos o comidas preparadas.
- Reduce tu dependencia respecto de los alimentos enlatados, incluso de los que no tienen BPA. Opta por alimentos congelados, Tetra Pak o envasados en vidrio.
- Sustituye las bolsas de plástico de un solo uso por bolsas de silicón para guardar tus alimentos.
- En lugar de recipientes de plástico, utiliza loncheras de acero inoxidable.

Tablas para picar

De acuerdo con un estudio que se publicó en la revista académica *Environmental Science & Technology*, las tablas de plástico para picar dejan microplásticos en los alimentos.[11] Para reducir la exposición a ese material, toma en cuenta alguna de las siguientes opciones más seguras:

- Tablas para picar de madera natural, en particular de maderas nobles, como maple, nogal y cerezo.
- Tablas para picar marca Epicurean. No son tóxicas, pero asegúrate de que tengan la certificación Greenguard.
- Tablas para picar hechas de caucho 100 % natural de alta densidad.

Utensilios de cocina

El siguiente paso es evaluar la calidad de los utensilios de cocina más rústicos que utilizamos diariamente y que entran en contacto directo con los alimentos. Estas son las mejores opciones:

- Utensilios de madera, como haya, teca o bambú.
- Utensilios de acero inoxidable.
- Utensilios de silicón.

Productos de limpieza

Utiliza marcas que se especialicen en limpiadores ecológicos, pero pon atención en los trucos de mercadotecnia que publicitan productos "verdes" o "no tóxicos". Busca certificaciones como Safer Choice, de la Agencia de Protección Ambiental, Green Seal o ECOLOGO. Evita los productos que contengan ftalatos, sulfatos como laurilsulfato sódico y lauril éter sulfato de sodio, triclosán, compuestos de catión de amonio cuaternario, 2-butoxietanol o éter monobutílico de etilenglicol, amoniaco, cloro e hidróxido de sodio.

Si te gusta la idea de elaborar tus propios productos de limpieza, estas recetas son 100 % seguras y asequibles. Es probable que ya tengas todos los ingredientes en casa:

- Vinagre
- Bicarbonato de sodio

- Bórax
- Jabón de Castilla líquido
- Aceite de coco (fraccionado)
- Aceites esenciales: árbol de té, limón o lavanda
- Limón
- Aceite de oliva
- Alcohol antiséptico
- Sal de grano
- Glicerina vegetal

Limpiador multiusos. Mezcla 250 ml de vinagre blanco con 250 ml de agua en un atomizador de 500 ml. Opcional: agrega entre 10 y 15 gotas de aceite esencial. Agita bien.

Limpiador de vidrios. Mezcla 100 ml de vinagre blanco con 100 ml de alcohol antiséptico en un atomizador de 500 ml; rellena el resto con agua.

Limpiador de pisos multiusos. Mezcla 250 ml de vinagre blanco con 4 litros de agua tibia en una cubeta. Opcional: agrega unas gotas de aceite esencial.

Abrillantador de madera. Combina 100 ml de aceite de oliva, 100 ml de vinagre blanco, 1 cucharada de glicerina vegetal y 1 cucharadita de aceite de coco en un tazón. Opcional: agrega unas gotas de aceite esencial.

Limpiador para tablas de picar de madera. Corta un limón a la mitad y espolvorea sal de grano a la tabla. Tállala con las mitades del limón; presiónalo para sacarle jugo. Deja que la mezcla repose y enjuaga la tabla con agua.

Detergente líquido para ropa. Disuelve 240 g de bicarbonato de sodio y 240 g de bórax en 1 litro de agua hirviendo; revuelve hasta disolver. Retira de la lumbre y agrega 240 ml de jabón líquido de Castilla; revuelve para integrar. Agrega 2 litros de agua y revuelve. Deja que la solución se enfríe y transfiérela a un contenedor hermético. Para cada carga de ropa usa 80 ml de detergente.

Prioriza productos de cuidado personal seguros

Ahora vamos a concentrarnos en el baño porque, por desgracia, muchos ingredientes de los productos de belleza no son lo mejor. Estas son algunas recomendaciones sencillas:

1. Elimina las fragancias

Si solo implementas un cambio, que sea eliminar las fragancias, pues esto representa la mejor relación costo-eficacia. No hace falta que tires todos tus productos con fragancias. Simplemente adopta el hábito de revisar las etiquetas cuando compres uno nuevo. Si tiene las palabras "fragancia", "perfume" o "parfum", devuélvelo y busca una alternativa sin fragancia.

2. Simplifica tu rutina

Una encuesta que realizó el EWG a los consumidores reveló que, en promedio, las mujeres utilizan 12 productos de cuidado personal diariamente, lo que implica 168 químicos,[12] y en el caso de las adolescentes, estas utilizan 17. Mi sugerencia es que revises todos los productos que usas. ¿En serio necesitas todos? Tómate el tiempo para identificar los que no necesitas *y no los uses.* En cuanto a los productos que sí necesitas, considera sustituirlos por mejores opciones cuando aquellos se acaben.

3. Encuentra productos no tóxicos

Adopta el hábito de revisar las etiquetas. La siguiente lista incluye los químicos más comunes que desaconsejan los investigadores y los grupos de defensa del consumidor:

- *Parabenos.* Se encuentran en shampoos, acondicionadores, cremas humectantes, limpiadores faciales, desodorantes, pastas dentales y maquillaje.

- *Ftalatos.* Se encuentran en fragancias sintéticas, esprays para el pelo, esmaltes de uñas, maquillajes, shampoos, acondicionadores, cremas faciales y cremas humectantes.
- *Hidroxibutilanisol.* Se encuentra en lápices labiales, delineadores de ojos, cremas humectantes y otros productos que contienen aceites o grasas.
- *Tintes de alquitrán de hulla (por ejemplo, m-, o- y p-parafenilendiamina).* Se encuentran en tintes para el pelo.
- *Dietanolamina.* Se encuentra en shampoos, cremas para rasurar y otros productos cremosos o espumosos.
- *Formaldehído y liberadores de formaldehído.* Se encuentran en jabones, jabones líquidos corporales, shampoos, jabones líquidos para bebés y esmaltes de uñas.
- *Isobutano, propano y otros propelentes.* Se encuentran en esprays de aerosol, como shampoos secos, protectores solares y desodorantes.
- *Polietilenglicoles.* Se encuentran en jabones líquidos para manos, maquillajes y cremas.
- *Talco.* Se encuentra en cosméticos y en talco para bebé.
- *Tolueno.* Se encuentra en productos para uñas y en tintes para el pelo.
- *Triclosán y triclocarbán.* Se utilizaban en la producción de jabones y aún es posible encontrarlos en la pasta dental.
- *1,4-dioxano.* Se encuentra en shampoos, jabones y otros productos. Se usa para producir espuma.
- *Metales pesados (por ejemplo, aluminio, plomo, cadmio, níquel y mercurio).* Se encuentran en cremas aclaradoras, cosméticos con minerales y tintes naturales y desodorantes.
- *Químicos perfluorados.* Se encuentran en productos antiedad.
- *Hidroquinona.* Se encuentra en productos para aclarar o iluminar la piel.
- *Óxido de titanio (nanopartícula).* Se encuentra en el protector solar y en los cosméticos con protección solar.
- *Amoniaco.* Se encuentra en el tinte para el pelo.
- *Petróleo y petrolato.* Se encuentra en lociones y cosméticos.

Una fuente confiable sobre este tema es la base de datos de EWG, Skin Deep®, pues ofrece información muy completa de los ingredientes utilizados en distintos productos de cuidado para la piel, cosméticos y de limpieza personal, así como de los eventuales efectos para la salud. Busca productos o ingredientes específicos para evaluar su calificación de seguridad. También califican de acuerdo con la cantidad de riesgos de los químicos empleados. El buscador de Clearya y la base de datos Non-Toxic Black Beauty, de Campaign for Safe Cosmetics, son servicios similares.

La página MADE SAFE te permite buscar productos certificados. Los que cumplen con sus criterios reciben su sello MADE SAFE, que garantiza que no contienen ingredientes nocivos para la salud.

Otra fuente confiable es safecosmetics.org, que opera Campaign for Safe Cosmetics, un proyecto de Breast Cancer Prevention Partners. La página ofrece mucha información sobre los químicos que hay que eludir en los productos de cuidado personal. Es una guía para tomar decisiones informadas.

Cultiva una vivienda verde

De acuerdo con la Agencia de Protección del Medio Ambiente, el aire del interior de las viviendas puede estar mucho más contaminado que el aire del exterior, incluso en las ciudades más grandes e industrializadas.[13] Esa contaminación proviene de aromatizadores, velas, productos de limpieza, pinturas, barnices, muebles, pesticidas, materiales de construcción, chimeneas y estufas de gas. Factores como una ventilación inadecuada, el polvo y el moho contribuyen a la contaminación del aire de interiores.

Estos cuatro pasos mejorarán mucho la calidad del aire del interior de tu vivienda.

Abre las ventanas

El método más sencillo y efectivo para mejorar el aire en casa es abrir las puertas y las ventanas con frecuencia. Esto permite que entre el aire fresco y que se elimine el aire rancio y ayuda a disminuir los contaminantes del interior, como los compuestos orgánicos volátiles, las esporas de moho y otros contaminantes nocivos. Si lo permite el clima, procura tener abiertas las ventanas de tu casa todo el día.

Si no puedes abrir las ventanas con regularidad, recurre a los filtros de aire. En especial, los filtros de aire de alta eficiencia (HEPA, por sus siglas en inglés) eliminan una amplia variedad de partículas que se transportan en el aire, como polvo, polen, caspa de mascotas, esporas, bacterias y virus.

Plantas de interior

Algunas plantas, como las siguientes, pueden filtrar los químicos tóxicos del aire:*

- Araña (*Chlorophytum comosum*)
- Lengua de suegra (*Sansevieria trifasciata*)
- Cuna de Moisés (*Spathiphyllum* spp.)
- Palma bambú (*Chamaedorea seifrizii*)
- Hiedra inglesa (*Hedera helix*)
- Aloe vera (*Aloe barbadensis*)
- Helecho de Boston (*Nephrolepis exaltata*)
- Árbol del caucho (*Ficus elastica*)
- Palma areca (*Dypsis lutescens*)
- Drácena (*Dracaena* spp.)

Ataca el polvo

Es imposible eliminar todo el polvo de tu casa, pero con estos tres pasos puedes reducirlo.

1. *Deja los zapatos en la puerta.* No metas contaminantes del exterior al interior y adopta este hábito.
2. *Aspira con frecuencia.* Utiliza la aspiradora para capturar partículas de polvo y otros contaminantes. La mejor opción para esta tarea es una aspiradora con filtro HEPA.

---

* Si tienes mascotas, asegúrate de revisar qué plantas son seguras, pues algunas son tóxicas para los animales.

3. *Trapea tu casa.* En lugar de usar una escoba tradicional, trapea el piso para retirar más partículas de polvo.

Deshazte de las velas aromáticas y los aromatizadores

Es muy probable que los productos que liberan esencias artificiales en el ambiente tengan químicos como ftalatos, que dispersan compuestos orgánicos volátiles. Las velas contienen cera de parafina, una sustancia derivada del petróleo que libera químicos nocivos cuando se quema. La manera más segura de que tu casa huela fresca es abrir las ventanas para ventilarla.

Ya tienes las herramientas necesarias para disminuir la carga del estrés reduciendo la exposición a toxinas ambientales. Como dije al principio, no tienes que poner en práctica demasiados cambios a la vez. Esta sección aborda un proceso para ir limitando poco a poco la exposición a las toxinas durante las próximas semanas y meses.

APÉNDICE C
Adaptógenos y otros suplementos alimenticios

Ahora vamos a adentrarnos en el mundo de las hierbas adaptógenas, mejor conocidas como "adaptógenos", así como de otros compuestos nutritivos que tienen la capacidad de mejorar la resiliencia al estrés.

Adaptógenos

Los adaptógenos son sustancias botánicas derivadas de las plantas que pueden ayudar al organismo a adaptarse a los estresores físicos o emocionales. El científico ruso Nikolai Lazarev acuñó ese nombre en la década de 1950. Se dice que estas sustancias pueden incrementar "el estado de resistencia no específica" en el estrés; es decir, se sugiere que podrían mejorar la resiliencia del cuerpo ante diversos estresores.[1]

De acuerdo con algunas investigaciones, los adaptógenos tienen múltiples beneficios, como reducir la fatiga y los síntomas de depresión y ansiedad, y mejorar la función cognitiva ("efectos nootrópicos"). Si bien no se entienden del todo los mecanismos exactos, los estudios sugieren que, a nivel molecular, los adaptógenos podrían contribuir a regular la homeostasis, interactuar con el eje HHS e influir en la respuesta al estrés mediante mediadores como el cortisol.[2]

En la obra *Adaptogens: Herbs for Strength, Stamina, and Stress Relief*, el herbolario David Winston y el investigador Steven Maimes ofrecen una exploración extensa de los adaptógenos y una gran cantidad de conocimiento que engloba varias hierbas adaptógenas y sus beneficios, además de dosis y precauciones.[3] A partir de esa investigación, elegí cinco adaptógenos de seguridad comprobada.

Si quieres probar un adaptógeno, recomiendo que confirmes con tu médico de cabecera si es adecuado para ti. Antes de elegir un adaptógeno, revisa los resultados de los cuestionarios del capítulo 3 (página 47) y elige el que corresponda a tus síntomas y necesidades.

Ashwagandha (Withania somnifera)

El origen de la *ashwagandha* se halla en la medicina ayurvédica. Es uno de los adaptógenos más estudiados y se le conoce por su capacidad de reducir el estrés y la ansiedad.

Un ensayo controlado aleatorizado (ECA) descubrió que "mejora la resistencia al estrés, de forma segura y efectiva, y por lo tanto optimiza la percepción de la calidad de vida".[4] Un análisis de cinco ensayos clínicos mostró una mejoría estadística en las medidas de ansiedad o estrés con este adaptógeno.[5] Otro ECA llegó a la conclusión de que la raíz de *ashwagandha* estimula la tiroides, por lo que es útil en casos leves de hipotiroidismo.[6]

Es efectiva para combatir la ansiedad, el nerviosismo, la fatiga, la confusión mental y el insomnio.

Dosis: una cápsula de 300-500 mg dos veces al día.

Precauciones: no la consumas si eres sensible a plantas solanáceas (página 97) o tienes hipertiroidismo. No existen estudios que garanticen que su consumo es seguro durante el embarazo o la lactancia.

Rhodiola (Rhodiola rosea)

La *rhodiola* proviene de las regiones montañosas de Europa y Asia, y se le conoce por sus propiedades para incrementar la energía, así como por su capacidad para mejorar el rendimiento y la resiliencia de cara al estrés.

Se trata de un adaptógeno estimulante que agudiza el estado de alerta, reduce la fatiga, mejora la memoria y alivia la depresión. Un análisis de 11 ECA identificó efectos benéficos en el desempeño físico, para contrarrestar la depresión y la ansiedad leve, y en el estado de ánimo general.[7]

Es efectiva para prevenir la niebla mental, la ansiedad y la depresión, así como la inadecuada tolerancia al ejercicio y al agotamiento físico.

Dosis: 200-600 mg al día en dosis divididas.

Precauciones: evita consumirla antes de dormir, pues tiene un ligero efecto estimulante. No existen estudios que garanticen que su consumo es seguro durante el embarazo o la lactancia.

Ginseng asiático (*Panax ginseng*)

Conocido como "el rey de las hiberbas" en la medicina tradicional china, el *Panax ginseng* es el más estimulante de los adaptógenos y se le conoce por su capacidad de mejorar los niveles de energía y fomentar la función cognitiva.

Un análisis de 10 estudios concluyó que el *Panax ginseng* podía incrementar significativamente la fatiga.[8] Otros estudios demuestran que es capaz de mejorar el estado de ánimo y la memoria,[9] incluso la depresión y la ansiedad.[10]

Es efectivo para contrarrestar la fatiga y la mala memoria.

Dosis: 200-400 mg diarios.

Precauciones: no existen estudios que garanticen que su consumo es seguro durante el embarazo o la lactancia.

Albahaca morada (*Ocimum sanctum*)

También conocida como tulsí, la albahaca morada es un adaptógeno nutritivo con propiedades antioxidantes. Un análisis de 24 estudios mostró que el tulsí es efectivo para mejorar el estado de ánimo y la función cognitiva y para aliviar la ansiedad y reducir los niveles de estrés percibido.[11]

Es efectiva para atacar la ansiedad, el insomnio, la inflamación y la glucosa elevada.

Dosis: 300-2 000 mg diarios.

Precauciones: evita su consumo durante el embarazo o cuando se tienen planes para concebir.

Otros extractos botánicos y compuestos nutritivos

Por último, las siguientes dos hierbas no se clasifican como adaptógenos, pero pueden ayudar a equilibrar los niveles de cortisol cuando están muy altos o muy bajos.

Fosfatidilserina (para cortisol elevado)

La fosfatidilserina (PS) es un fosfolípido que se encuentra en el cerebro y es esencial para mantener la estructura y la función cerebrales, como la memoria. Se halla en las vísceras, en el pescado o en las yemas de huevo, o bien en suplementos alimenticios.

Lo interesante es que se ha estudiado la PS por su capacidad para reducir los niveles de cortisol y mitigar la respuesta al estrés del organismo, por lo que es beneficioso para quienes obtuvieron un puntaje elevado en el cuestionario del cortisol elevado de la página 50.[12]

Dosis: 200-300 mg al día (en dosis divididas) han demostrado efectos positivos.[13]

Raíz de regaliz (para cortisol bajo)

Se ha demostrado que el componente clave de la raíz de regaliz, la glicirricina, inhibe la enzima responsable de convertir el cortisol en su forma inactiva: cortisona. Esto quiere decir que extiende la vida del cortisol, lo que aumenta los niveles de esa hormona.[14] Es útil para quienes obtuvieron puntajes altos en el cuestionario de cortisol bajo de la página 52.

No obstante, la raíz de regaliz tiene ciertos riesgos, en especial la posibilidad de aumentar la presión arterial; de manera que hay que consumirla con precaución y solo a corto plazo. Si padeces presión arterial elevada, no la consumas. Además, el consumo excesivo o prolongado de la raíz de regaliz puede causar otros efectos secundarios, como desequilibrios de los electrolitos y disminución del potasio. Antes de tomar suplementos de raíz de regaliz, consulta a tu médico, pues es muy importante que ingieras la dosis adecuada y recibir monitoreo.

NOTAS

1. Para entender el sistema nervioso

1 Ogden, J. (2004). *Health Psychology: A Textbook* (3a ed.). Open University Press-McGraw-Hill Education, pp. 259.

2 McEwen, B. S. y Gianaros, P. J. (2011). "Stress- and allostasis-induced brain plasticity". *Annu. Rev. Med.*, 62, pp. 431-445.

3 Cannon, W. B. (1932). *The Wisdom of the Body*. W. W. Norton, pp. 177-201.

4 McEwen, B. S. y Stellar, E. (1993). "Stress and the individual. Mechanisms leading to disease". *Arch. Intern. Med.*, 153 (18), pp. 2093-2101.

5 McEwen, B. S. (2000). "Allostasis, allostatic load, and the aging nervous system: Role of excitatory amino acids and excitotoxicity". *Neurochem. Res.*, 25, pp. 1219-1231.

6 Bobba-Alves, N., Juster, R. P. y Picard, M. (2022). "The energetic cost of allostasis and allostatic load". *Psychoneuroendocrinology*, 146 (105951).

7 McEwen, B. S. y Gianaros, P. J. (2011). "Stress- and allostasis-induced brain plasticity". *Annu. Rev. Med.*, 62, pp. 431-445.

8 Bobba-Alves, N., Juster, R. P. y Picard, M. (2022). "The energetic cost of allostasis and allostatic load". *Psychoneuroendocrinology*, 146 (105951).

9 Guidi, J., Lucente, M., Sonino, N. y Fava, G. A. (2020). "Allostatic load and its impact on health: A systematic review". *Psychother Psychosom*, 90 (1), pp. 11-27.

10 Konturek, P. C., Brzozowski, T. y Konturek, S. J. (2011). "Stress and the gut: Pathophysiology, clinical consequences, diagnostic approach and treatment options". *J Physiol Pharmacol*, 62 (6), pp. 591-599.

11 Fries, E., Hesse, J., Hellhammer. J. y Hellhammer, D. H. (2005). "A new view on hypocortisolism". *Psychoneuroendocrinology*, 30 (10), pp. 1010-1006.

12 Fogelman, N. y Canli, T. (2018). "Early life stress and cortisol: A meta-analysis". *Horm. Behav.*, 98, pp. 63-76.

13 Schoorlemmer, R. M., Peeters, G. M., Schoor, N. M. von y Lips, P. (2009). "Relationships between cortisol level, mortality and chronic diseases in older persons". *Clin. Endocrinol. (Oxf.)*, 71 (6), pp. 779-786.

14 Fries, E., Hesse, J., Hellhammer, J. y Hellhammer, D. H. (2005). "A new view on hypocortisolism". *Psychoneuroendocrinology*, 30 (10), pp. 1010-1016.

2. Los cuatro tipos de estresores

1 Guilliams, T. (2020). *The Role of Stress and the HPA Axis in Chronic Disease Management* (2a ed.). Point Institute.

2 Maier, S. F. y Watkins, L. R. (2005). "Stressor controllability and learned helplessness: the roles of the dorsal raphe nucleus, serotonin, and corticotropin-releasing factor". *Neurosci. Biobehav. Rev.*, 29 (4-5), pp. 829-841.

3 McEwen, B. S. y Gianaros, P. J. (2011). "Stress- and allostasis-induced brain plasticity". *Annu. Rev. Med.*, 62, pp. 431-445.

4 Thurston, R. C. (2020). "The relationship of trauma exposure to heart rate variability during wake and sleep in midlife women". *Psychophysiology*, 57 (4), p. e13514.

5 Kim, H. G., Cheon, E. J., Bai, D. S., Lee, Y. H. y Koo, B. H. (2018). "Stress and Heart Rate Variability: A meta-analysis and review of the literature". *Psychiatry. Investig.*, 15 (3), pp. 235-245.

6 Belancio, V. P., Blask, D. E., Deininger, P., Hill, S. M. y Jazwinski, S. M. (2015). "The aging clock and circadian control of metabolism and genome stability". *Front. Genet.*, 5, p. 455.

7 Liu, Y. Z., Wang, Y.X. y Jiang, C. L. (2017). "Inflammation: The

common pathway of stress-related diseases". *Front. Hum. Neurosci.*, 11, p. 316.

8 Tristan Asensi, M., Napoletano, A., Sofi, F. y Dinu, M. (2923), "Low-grade inflammation and ultra-processed foods consumption: A review". *Nutrients*, 15 (6), p. 1546.

9 González, P., Lozano, P., Ros, G. y Solano, F. (2023). "Hyperglycemia and oxidative stress: An integral, updated and critical overview of their metabolic interconnections". *Int. J. Mol. Sci.*, 24 (11), p. 9352.

10 Al Bander, Z., Nitert, M. D., Mousa, A. y Naderpoor, N. (2020). "The gut microbiota and inflammation: An overview". *Int. J. Environ. Res. Public Health.*, 17 (20), p. 7618.

11 Khanna, D., Khanna, S., Khanna, P., Kahar, P. y Patel, B. M. (2022). "Obesity: A chronic low-grade inflammation and its markers". *Cureus.* 14 (2), p. e22711.

12 Mullington, J. M., Simpson, N. S., Meier-Ewert, H. K. y Haack, M. (2019). "Sleep loss and inflammation". *Best Pract. Res. Clin. Endocrinol. Metab.*, 24 (5), pp. 775-784.

13 Thompson, P. A. *et al.* (2015). "Environmental immune disruptors, inflammation and cancer risk". *Carcinogenesis*, 36 (Supl. 1), pp. S232-S253.

14 Mukamal, K. J. (2006). "The effects of smoking and drinking on cardiovascular disease and risk factors" *Alcohol. Res. Health*, 29 (3), pp. 199-202.

3. Los beneficios del "Plan para equilibrar el cortisol"

1 Gottfried, S. (2013). *The Hormone Cure: Reclaim balance, sleep, sex drive, and vitality naturally with the Gottfried Protocol.* Scribner, pp. 24-26.

2 Duhigg, C. (2012). *The Power of Habit: Why we do what we do in life and business.* Penguin Random House, pp. 4-30.

3 Rosenthal, N. (2011). "Habit Formation". *Psychology Today.*

4 https://jamesclear.com/habit-stacking.

5 https://tinyhabits.com/.

4. Paso 1. Consume alimentos nutritivos

1 Schuman-Olivier, Z. *et al.* (2020). "Mindfulness and behavior change". *Harv. Rev. Psychiatry.*, 28 (6), pp. 371-394.

2 Tobias, A. y Sadiq, N. M. (2022). "Physiology, Gastrointestinal Nervous Control". *StatPearls.*

3 Finicelli, M., Di Salle, A., Galderisi, U. y Peluso G. (2022). "The Mediterranean Diet: An update of the clinical trials". *Nutrients,* 14 (14), p. 2956.

4 Carbone, J. W. y Pasiakos, S. M. (2019). "Dietary protein and muscle mass: Translating science to application and health benefit". *Nutrients,* 11 (5), p. 1136; Phillips, S. M., Chevalier, S. y Leidy, H. J. (2016). "Protein 'requirements' beyond the RDA: Implications for optimizing health". *Appl. Physiol. Nutr. Metab.*, 41 (5), pp. 565-572. Erratas en: *Appl. Physiol. Nutr. Metab.*, 47 (5), p. 615; Nunes, E. A. *et al.* (2022). "Systematic review and meta-analysis of protein intake to support muscle mass and function in healthy adults". *J. Cachexia Sarcopenia Muscle,* 13 (2), pp. 795-810.

5 Yasuda, J., Tomita, T., Arimitsu, T. y Fujita, S. (2020)."Evenly distributed protein intake over 3 meals augments resistance exercise-induced muscle hypertrophy in healthy young men". *J. Nutr.*, 150 (7), pp. 1845-1851.

6 https://fdc.nal.usda.gov/.

7 https://www.healthdirect.gov.au/carbohydrates.

8 https://nutritionsource.hsph.harvard.edu/what-should-you-eat/fats-and-cholesterol/.

9 Santa-María, C. *et al.* (2023). "Update on anti-inflammatory molecular mechanisms induced by oleic acid". *Nutrients,* 15 (1), p. 224.

10 Hooper, L. *et al.* (2020). "Reduction in saturated fat intake for cardiovascular disease". *Cochrane Database Syst Rev.* 5 (5), p. CD011737. Actualización en *Cochrane Database Syst. Rev.*, 8.

11 Ganguly, R. y Pierce, G. N. (2012). "Trans fat involvement in cardiovascular disease". *Mol. Nutr. Food Res.*, 56 (7), pp. 1090-1096.

12 Swanson, D., Block, R. y Mousa, S. A. (2012). "Omega-3 fatty acids EPA and DHA: Health benefits throughout life". *Adv. Nutr.*, 3 (1), pp. 1-7.

13 Dreher, M. L., Cheng, F. W. y Ford, N. A. (2021). "A comprehensive review of hass avocado clinical trials, observational studies, and biological mechanisms". *Nutrients,* 13 (12), p. 4376.

14 DiNicolantonio, J. J. y O'Keefe, J. H. (2018). "Importance of maintaining a low omega-6/omega-3 ratio for reducing inflammation". *Open Heart*, 5 (2).

15 Farvid, M. S. *et al.* (2021), "Consumption of red meat and processed meat and cancer incidence: A systematic review and meta-analysis of prospective studies". *Eur. J. Epidemiol.*, 36 (9), pp. 937-951.

16 https://www.emro.who.int/noncommunicable-diseases/highlights/red-and-processed-meats-cause-cancer.html.

17 Tristan Asensi, M., Napoletano, A., Sofi, F. y Dinu, M. (2023). "Low-grade inflammation and ultra-processed foods consumption: A review". *Nutrients*, 15 (6), p. 1546.

18 https://food.ec.europa.eu/safety/labelling-and-nutrition/trans-fat-food_en.

19 Suez, J., Korem, T., Zilberman-Schapira, G., Segal, E. y Elinav, E. (2015). "Non-caloric artificial sweeteners and the microbiome: Findings and challenges". *Gut. Microbes.*, 6 (2), pp. 149-155.

20 Conz, A., Salmona, M. y Diomede, L. (2023). "Effect of non-nutritive sweeteners on the gut microbiota". *Nutrients*, 15 (8), p. 1869.

21 Oliveira, A., Rodríguez-Artalejo, F. y Lopes, C. (2010). "Alcohol intake and systemic markers of inflammation—shape of the association according to sex and body mass index". *Alcohol*, 45 (2), pp. 119-125.

22 Lauret, E. y Rodrigo, L. (2012). "Celiac disease and autoimmune-associated conditions". *Biomed. Res. Int.*, 127589.

23 Krajmalnik-Brown, R., Ilhan, Z. E., Kang, D. W. y DiBaise, J. K. (2012). "Effects of gut microbes on nutrient absorption and energy regulation". *Nutr. Clin. Pract.* 27 (2), pp. 201-214.

24 Rooks, M. G. y Garrett, W. S. (2016). "Gut microbiota, metabolites and host immunity". *Nat. Rev. Immunol.*, 16 (6), pp. 341-352.

25 Patterson, E. (2016). "Gut microbiota, obesity and diabetes". *Postgrad. Med. J.*, mayo, 92 (1087), pp. 286-300.

26 Chong, H. X. *et al.* (2019). "Lactobacillus plantarum DR7 alleviates stress and anxiety in adults: A randomised, double-blind, placebo-controlled study". *Benef. Microbes*, 10 (4), pp. 355-373.

27 Ji, J., Jin, W., Liu, S. J., Jiao, Z. y Li, X. (2023). "Probiotics, prebiotics, and postbiotics in health and disease". *MedComm.*, 4 (6), p. e420.

28 Higgins, J. A. (2004). "Resistant starch: metabolic effects and potential health benefits". *J. AOAC Int.*, 87 (3), pp. 761-768.

29 Wang, X., Qi, Y. y Zheng, H. (2022). "Dietary polyphenol, gut microbiota, and health benefits". *Antioxidants (Basel)*, 11 (6), p. 1212.

30 Allen, A. P. *et al.* (2016). "Bifidobacterium longum 1714 as a translational psychobiotic: modulation of stress, electrophysiology and neurocognition in healthy volunteers". *Transl. Psychiatry*, 6 (11), p. e93; Wang, H., Braun, C., Murphy, E. F. y Enck, P. (2019). "Bifidobacterium longum 1714™ strain modulates brain activity of healthy volunteers during social stress". *Am. J. Gastroenterol.*, 114 (7), pp. 1152-1162.

31 Chong, H. X. *et al.* (2019). "*Lactobacillus plantarum* DR7 alleviates stress and anxiety in adults: A randomised, double-blind, placebo-controlled study". *Benef. Microbes*, 10 (4), pp. 355-373.

32 Rodrigues, A. C. *et al.* (2000). "*Saccharomyces boulardii* stimulates sIgA production and the phagocytic system of gnotobiotic mice". *J. Appl. Microbiol.*, 89 (3), pp. 404-414.

33 De Oliveira, I. J., De Souza, V. V., Motta, V. y Da Silva, S. L. (2015). "Effects of oral vitamin C supplementation on anxiety in students: A double-blind, randomized, placebo-controlled trial". *Pak. J. Biol. Sci.*, 18 (1), pp. 11-18.

34 Boyle, N. B., Lawton, C. y Dye, L. (2017). "The effects of magnesium supplementation on subjective anxiety and stress: A systematic review". *Nutrients*, 9 (5), p. 429.

35 Pickering, G. *et al.* (2020). "Magnesium status and stress: The vicious circle concept revisited". *Nutrients*, 12 (12), p. 3672.

36 Kostov, K. (2019). "Effects of magnesium deficiency on mechanisms of insulin resistance in type 2 diabetes: focusing on the processes of insulin secretion and signaling". *Int. J. Mol. Sci.*, 20 (6), p. 1351.

37 Osher, Y. y Belmaker, R. H. (2009). "Omega-3 fatty acids in depression: A review of three studies". *CNS Neurosci. Ther.*, 15 (2), pp. 128-133.

38 https://www.efsa.europa.eu/en/press/news/nda100326.

39 Kennedy, D. O. (2016). "B vitamins and the brain: Mechanisms, dose and efficacy: A review". *Nutrients*, 8 (2), p. 68.

40 Tarasov Iu, A., Sheibak, V. M. y Moiseenok, A. G. (1985). "Adrenal cortex functional activity in pantothenate deficiency and the administration of the vitamin or its derivatives". *Vopr. Pitan.*, (4), pp. 51-54.

5. Paso 2. Equilibra la glucosa

1 Araújo, J., Cai, J. y Stevens, J. (2019). "Prevalence of optimal metabolic health in American adults: National Health and Nutrition Examination Survey 2009-2016". *Metab. Syndr. Relat. Disord.*, 17 (1), pp. 46-52.

2 Chew, N. W. S. *et al.* "The global burden of metabolic disease: Data from 2000 to 2019". *Cell. Metab.*, 35 (3), pp. 414-428.

3 https://diabetes.org/about-diabetes/diagnosis.

4 Ceriello, A. y Colagiuri, S. (2008). "International Diabetes Federation guideline for management of postmeal glucose: a review of recommendations". *Diabet. Med.*, 25 (10), pp. 1151-1156.

5 Penckofer, S. *et al.* (2012). "Does glycemic variability impact mood and quality of life?", *Diabetes Technol Ther*, 14 (4), pp. 303-310; Watson, K. T. *et al.* (2021). "Incident Major depressive disorder predicted by three measures of insulin resistance: a dutch Cohort study". *Am. J. Psychiatry*, 178 (10), pp. 914-920; Del Moro, L., Rota, E., Pirovano, E. y Rainero, I. (2022). "Migraine, brain glucose metabolism and the 'neuroenergetic' hypothesis: A scoping review". *The Journal of Pain*, 23 (8), pp. 1294-1317; Iyegha, I. D., Chieh, A. Y., Bryant, B. M. y Li, L. (2019). "Associations between poor sleep and glucose intolerance in prediabetes." *Psychoneuroendocrinology*, 110, p. 104444; De Rekeneire, N. *et al.* (2006). "Diabetes, hyperglycemia, and inflammation in older individuals: The health, aging and body composition study". *Diabetes Care*, 29 (8), pp. 1902-1908; https://www.ncbi.nlm.nih.gov/books/NBK507839/; Dove, A. *et al.* (2024). "Diabetes, prediabetes, and brain aging: The role of healthy lifestyle". *Diabetes Care*, 47 (10), pp. 1794-1802.

6 Gentilcore, D. *et al.* (2006). "Effects of fat on gastric emptying of and the glycemic, insulin, and incretin responses to a carbohydrate meal in Type 2 diabetes". *The Journal of Clinical Endocrinology & Metabolism*, 91 (6), pp. 2062-2067.

7 Ma, J. *et al.* (2009). "Effects of a protein preload on gastric emptying, glycemia, and gut hormones after a carbohydrate meal in diet-controlled Type 2 diabetes". *Diabetes Care*, 32 (9), pp. 1600-1602.

8 Reynolds, A. *et al.* (2019). "Carbohydrate quality and human health: a series of systematic reviews and meta-analyses". *Lancet*, 393

(10170), pp. 434-445. Erratas en: *Lancet*, 2019; 393 (10170), p. 406.

9 Reynolds, A. N., Akerman, A. P. y Mann, J. (2020). "Dietary fibre and whole grains in diabetes management: systematic review and meta-analyses". *PLoS Med.*, 17 (3), p. e1003053.

10 Weickert, M. O. y Pfeiffer, A. F. H. (2018). "Impact of dietary fiber consumption on insulin resistance and the prevention of type 2 diabetes". *J. Nutr.*, 148 (1), pp. 7-12.

11 Myhrstad, M. C. W., Tunsjø, H., Charnock, C. y Telle-Hansen, V. H. (2020). "Dietary fiber, gut microbiota, and metabolic regulation-current status in human randomized trials". *Nutrients*, 12 (3), p. 859.

12 Ji, J., Jin, W., Liu, S. J., Jiao, Z. y Li, X. (2023). "Probiotics, prebiotics, and postbiotics in health and disease". *MedComm*, 4 (6), p. e420.

13 Gwin, J. A. y Leidy, H. J. (2018). "A review of the evidence surrounding the effects of breakfast consumption on mechanisms of weight management". *Adv. Nutr.*, 9 (6), pp. 717-725.

14 Jakubowicz, D. *et al.* (2017). "Influences of breakfast on clock gene expression and postprandial glycemia in healthy individuals and individuals with diabetes: A randomized clinical trial". *Diabetes Care*, 40 (11), pp. 1573-1579.

15 Reddy, B. L., Reddy, V. S. y Saier, M. H., Jr. (2024). "Health benefits of intermittent fasting". *Microb. Physiol.*, 34 (1), pp. 142-152.

16 Jakubowicz, D., Barnea, M., Wainstein, J. y Froy, O. "High caloric intake at breakfast vs. dinner differentially influences weight loss of overweight and obese women". *Obesity (Silver Spring)*, 21 (12), pp. 2504-2512.

17 Pereira, L. O. y Lancha, A. H., Jr. (2004). "Effect of insulin and contraction up on glucose transport in skeletal muscle". *Prog. Biophys. Mol. Biol.*, 84 (1), pp. 1-27.

18 Buffey, A. J., Herring, M. P., Langley, C. K., Donnelly, A. E. y Carson, B. P. ("022). "The acute effects of interrupting prolonged sitting time in adults with standing and light-intensity walking on biomarkers of cardiometabolic health in adults: A systematic review and meta-analysis". *Sports Med.*, 52 (8), pp. 1765-1787.

19 Reynolds, A. N., Mann, J. I., Williams, S. y Venn, B. J. (2016). "Advice to walk after meals is more effective for lowering postprandial glycaemia in type 2 diabetes mellitus than advice that does not

specify timing: A randomised crossover study". *Diabetologia*, 59 (12), pp. 2572-2578.

20 Caplin, A., Chen, F. S., Beauchamp, M. R. y Puterman, E. (2021). "The effects of exercise intensity on the cortisol response to a subsequent acute psychosocial stressor". *Psychoneuroendocrinology*, 131.

21 Veronese, N. *et al.* (2021). "Oral magnesium supplementation for treating glucose metabolism parameters in people with or at risk of diabetes: A systematic review and meta-analysis of double-blind randomized controlled trials". *Nutrients*, 13 (11), p. 4074.

22 Havel, P. J. (2004). "A scientific review: The role of chromium in insulin resistance". *Diabetes Educ.*, Supl., pp. 2-14.

23 Mohd Ghozali, N. Giribabu, N., y Salleh N. (2022). "Mechanisms linking vitamin D deficiency to impaired metabolism: An overview". *Int. J. Endocrinol*, 2022 (6453882).

24 Akbari, M. *et al.* (2018). "The effects of alpha-lipoic acid supplementation on glucose control and lipid profiles among patients with metabolic diseases: A systematic review and meta-analysis of randomized controlled trials". *Metabolism*, 87, pp. 56-69.

25 Kalra, B., Kalra, S. y Sharma, J. B. (2016). "The inositols and polycystic ovary syndrome". *Indian J. Endocrinol. Metab.*, 20 (5), pp. 720-724.

26 Hajimonfarednejad, M. *et al.* (2018). "Insulin resistance improvement by cinnamon powder in polycystic ovary syndrome: A randomized double-blind placebo controlled clinical trial". *Phytother. Res.*, 32 (2), pp. 276-283.

27 Anderson, R. A. *et al.* (2016). "Cinnamon extract lowers glucose, insulin and cholesterol in people with elevated serum glucose". *Journal of Traditional and Complementary Medicine*, 6 (4).

28 Hanhineva, K. *et al.* (2010). "Impact of dietary polyphenols on carbohydrate metabolism". *Int. J. Mol. Sci.*, 11 (4), pp. 1365-1402.

29 Kim, Y., Keogh, J. B. y Clifton, P. M. (2016). "Polyphenols and glycemic control". *Nutrients*, 8 (1), p. 17.

6. Paso 3. Regula el ritmo circadiano

1 Lopez-Santamarina, A. *et al.* (2023). "Effects of unconventional work and shift work on the human gut microbiota and the potential

of probiotics to restore dysbiosis". *Nutrients,* 15 (13), p. 3070; Mortaş, H., Bilici, S. y Karakan, T. (2020). "The circadian disruption of night work alters gut microbiota consistent with elevated risk for future metabolic and gastrointestinal pathology". *Chronobiol. Int.*, 37 (7), pp. 1067-1081.

2 Liu, Q. *et al.* (2018). "Is shift work associated with a higher risk of overweight or obesity? A systematic review of observational studies with meta-analysis". *Int. J. Epidemiol.*, 47 (6), pp. 1956-1971.

3 Vetter, C. *et al.* (2018). "Night shift work, genetic risk, and Type 2 diabetes in the UK Biobank". *Diabetes Care,* 41 (4), pp. 762-769.

4 Brown, D. L. *et al.* (2009). "Rotating night shift work and the risk of ischemic stroke". *Am. J. Epidemiol.*, 169 (11), pp. 1370-1377.

5 Mohawk, J. A., Green, C. B. y Takahashi, J. S. (2012). "Central and peripheral circadian clocks in mammals". *Annu. Rev. Neurosci.*, 35, pp. 445-462.

6 McEwen, B. S. y Karatsoreos, I. N. (2015). "Sleep deprivation and circadian disruption: Stress, allostasis, and allostatic load". *Sleep Med. Clin.*, 10 (1), pp. 1-10.

7 Silvani, M. I., Werder, R. y Perret, C. (2022). "The influence of blue light on sleep, performance and wellbeing in young adults: A systematic review". *Front. Physiol.*, 13 (943108).

8 Leproult, R., Colecchia. E. F., L'Hermite-Balériaux, M. y Cauter, E. van (2001). "Transition from dim to bright light in the morning induces an immediate elevation of cortisol levels". *J. Clin. Endocrinol. Metab.*, 86 (1), pp. 151-157.

9 Maanen, A. van, Meijer, A. M., Heijden, K. B. van der y Oort, F. J. (2016). "The effects of light therapy on sleep problems: A systematic review and meta-analysis". *Sleep Med. Rev.*, 29, pp. 52-62.

10 Damiola, F. *et al.* (2000). "Restricted feeding uncouples circadian oscillators in peripheral tissues from the central pacemaker in the suprachiasmatic nucleus". *Genes Dev.*, 14 (23), pp. 2950-2961.

11 Srivastava, J. K., Shankar, E. y Gupta, S. (2010). "Chamomile: A herbal medicine of the past with bright future". *Mol. Med. Rep.*, 3 (6), pp. 895-901; Chang, S. M. y Chen, C. H. (2016). "Effects of an intervention with drinking chamomile tea on sleep quality and depression in sleep disturbed postnatal women: A randomized controlled trial". *J. Adv. Nurs.*, 72 (2), pp. 306-315.

12 Ghazizadeh J. *et al.* (2021). "The effects of lemon balm (*Melissa*

officinalis L.) on depression and anxiety in clinical trials: A systematic review and meta-analysis". *Phytother. Res.*, (12), pp. 6690-6705.

13 Elsas, S. M. *et al.* (2010). "*Passiflora incarnata L.* (passionflower) extracts elicit GABA currents in hippocampal neurons in vitro, and show anxiogenic and anticonvulsant effects in vivo, varying with extraction method". *Phytomedicine*, 17 (12), pp. 940-949.

14 Gabriel, B. M. y Zierath, J. R. (2019). "Circadian rhythms and exercise – re-setting the clock in metabolic disease". *Nat. Rev. Endocrinol.*, 15 (4), pp. 197-206.

15 Chtourou, H. y Souissi, N. (2012). "The effect of training at a specific time of day: a review". *J. Strength Cond. Res.*, 26 (7), pp. 1984-2005.

16 Stutz, J., Eiholzer, R. y Spengler, C. M. (2019). "Effects of evening exercise on sleep in healthy participants: A systematic review and meta-analysis". *Sports Med.*, 49 (2), pp. 269-287.

17 McEwen, B. S. y Karatsoreos, I. N. (2015). "Sleep deprivation and circadian disruption: Stress, allostasis, and allostatic load". *Sleep Med. Clin.*, 10 (1), pp. 1-10.

18 Kräuchi, K., Cajochen, C., Werth, E. y Wirz-Justice, A. (2000). "Functional link between distal vasodilation and sleep-onset latency?" *Am. J. Physiol. Regul. Integr. Comp. Physiol.*, 278 (3), R741-R748.

7. Paso 4. Haz ejercicio para tener salud mental y física

1 https://www.cdc.gov/physical-activity-basics/benefits/index.html.

2 Silverman, M. N. y Deuster, P. A. (2014). "Biological mechanisms underlying the role of physical fitness in health and resilience". *Interface Focus*, 4 (5).

3 Nowacka-Chmielewska M. *et al.* (2022). "Running from stress: Neurobiological mechanisms of exercise-induced stress resilience". *Int. J. Mol. Sci.*, 23 (21).

4 Skoluda, N., Dettenborn, L., Stalder, T. y Kirschbaum, C. (2012). "Elevated hair cortisol concentrations in endurance athletes". *Psychoneuroendocrinology*, 37 (5), pp. 611-617.

5 https://www.nhs.uk/live-well/exercise/physical-activity-guidelines-for-adults-aged-19-to-64/.

6 Kokkinos, P. *et al.* (2022). "Cardiorespiratory fitness and mortality risk across the spectra of age, race, and sex". *J. Am. Coll. Cardiol.*, 80 (6), pp. 598-609.

7 Sleiman, S. F. *et al.* (2016). "Exercise promotes the expression of brain derived neurotrophic factor (BDNF) through the action of the ketone body β-hydroxybutyrate". *Elife*, 2, 5.

8 Morres, I. D. *et al.* (2009). "Aerobic exercise for adult patients with major depressive disorder in mental health services: A systematic review and meta-analysis". *Depress Anxiety*, 36 (1), pp. 39-53.

9 Warburton, D. E., Nicol, C. W. y Bredin, S. S. (2066). "Health benefits of physical activity: The evidence". *CMAJ*, 174 (6), pp. 801-809.

10 Niemann, M. J., Tucker, L. A., Bailey, B. W. y Davidson, L. E. (2020). "Strength training and insulin resistance: The mediating role of body composition". *J. Diabetes Res*, 2020 (7694825).

11 Srikanthan, P. y Karlamangla, A. S. (2014). "Muscle mass index as a predictor of longevity in older adults". *Am. J. Med.*, 127 (6), pp. 547-553.

12 Kim, T. W., Lee, S. H., Choi, K. H., Kim, D. H. y Han, T. K. (2015). "Comparison of the effects of acute exercise after overnight fasting and breakfast on energy substrate and hormone levels in obese men". *J. Phys. Ther. Sci.*, 27 (6), pp. 1929-1932.

13 Romero-Parra, N. *et al.* (2021), "IronFEMME Study Group. Exercise-induced muscle damage during the menstrual cycle: A systematic review and meta-analysis". *J. Strength Cond. Res.*, 35 (2), pp. 549-561.

14 Costello, J. T., Bieuzen, F. y Bleakley, C. M. (2014). "Where are all the female participants in Sports and Exercise Medicine research?" *Eur. J. Sport Sci.*, 14 (8), pp. 847-851.

15 Sims, S. T. y Heather, A. K. (2018). "Myths and methodologies: Reducing scientific design ambiguity in studies comparing sexes and/or menstrual cycle phases". *Exp. Physiol.*, 103 (10), pp. 1309-1317.

16 Rocha-Rodrigues, S. *et al.* (2021). "Bidirectional interactions between the menstrual cycle, exercise training, and macronutrient intake in women: A review". *Nutrients*, 13 (2), p. 438.

17 https://www.healthdirect.gov.au/perimenopause.

18 Simpson, S. J., Raubenheimer, D., Black, K. I. y Conigrave, A. D. (2023). "Weight gain during the menopause transition: Evidence for a mechanism dependent on protein leverage". *BJOG*, 130 (1), pp. 4-10.
19 Chidi-Ogbolu, N. y Baar, K. (2019). "Effect of estrogen on musculoskeletal performance and injury risk". *Front. Physiol.*, 9, p. 1834.

8. Paso 5. Desarrolla resiliencia y bienestar psicológicos

1 Lange, A. M. C., Visser, M. M., Scholte, R. H. J. y Finkenauer, C. (2021). "Parental conflicts and posttraumatic stress of children in high-conflict divorce families". *J. Child. Adolesc. Trauma*, 15 (3), pp. 615-625.
2 Sherin, J. E. y Nemeroff, C. B. (2011). "Post-traumatic stress disorder: The neurobiological impact of psychological trauma". *Dialogues Clin. Neurosci.*, 13 (3), pp. 263-278.
3 https://www.polyvagalinstitute.org/whatispolyvagaltheory.
4 Siegel, D. J. (2020). *The Developing Mind: How relationships and the brain interact to shape who we are* (3a ed.). Guilford Press.
5 https://www.rhythmofregulation.com/glimmers.
6 Fincham, G. W., Strauss, C., Montero-Marin, J. y Cavanagh, K. (2023). "Effect of breathwork on stress and mental health: A meta-analysis of randomised-controlled trials". *Sci. Rep.*, 13 (1), p. 432.
7 Balban, M. Y. *et al.* (2023). "Brief structured respiration practices enhance mood and reduce physiological arousal". *Cell. Rep. Med.*, 4 (1).
8 Chaitanya, S., Datta, A., Bhandari, B. y Sharma, V. K. (2022). "Effect of resonance breathing on heart rate variability and cognitive functions in young adults: A randomised controlled study". *Cureus*, 14 (2).
9 Trivedi, G. *et al.* (2023). "Humming (simple Bhramari Pranayama) as a stress buster: A Holter-based study to analyze Heart Rate Variability (HRV) parameters during Bhramari, physical activity, emotional stress, and sleep". *Cureus*, 15 (4).
10 Rosenberg, S. (2017). *Accesing the Healing Power of the Vagus Nerve: Self-help exercises for anxiety, depression, trauma, and autism.* North Atlantic Books.

11 Zou, L. *et al.* (2018). "Effects of mind-body exercises (Tai Chi/ Yoga) on Heart Rate Variability parameters and perceived stress: A systematic review with meta-analysis of randomized controlled trials". *J. Clin. Med.*, 7 (11), p. 404.

12 Singer, M. (2007). *The Untethered Soul: The journey beyond yourself.* New Harbinger Publications.

13 Schwartz, R. C. (2021). *No Bad Parts: Healing trauma and restoring wholeness with the Internal Family Systems Model.* Sounds True.

14 Pietromonaco, P. R. y Barrett, L. F. (2000). "The internal working models concept: What do we really know about the self in relation to others?" *Review of General Psychology*, 4 (2), pp. 155-175.

15 Dahl, C. J., Wilson-Mendenhall, C. D. y Davidson, R. J. "The plasticity of well-being: A training-based framework for the cultivation of human flourishing", *Proc. Natl. Acad. Sci. U.S.A.*, 117 (51), pp. 32197-32206.

16 Holt-Lunstad, J. (2017). "The potential public health relevance of social isolation and loneliness: Prevalence, epidemiology, and risk factors". *Public Policy & Aging Report*, 27 (4), pp. 127-130.

17 Harvard Medical School. (2015). Welcome to the Harvard Study of Adult Development. http://www.adultdevelopmentstudy.org/.

18 Wood, A. M., Maltby, J., Gillett, R., Linley, P. A. y Joseph, S. (2008). "The role of gratitude in the development of social support, stress, and depression: Two longitudinal studies". *Journal of Research in Personality*, 42 (4), pp. 854-871.

19 Singer, T. y Klimecki, O. M. (2004). "Empathy and compassion". *Curr. Biol.*, 24 (18), p. R875.

20 Fryburg, D. A. (2021). "Kindness as a stress reduction-health promotion intervention: A review of the psychobiology of caring". *Am. J. Lifestyle Med.*, 16 (1), pp. 89-100.

21 Le Nguyen, K. D. *et al.* (2019). "Loving-kindness meditation slows biological aging in novices: Evidence from a 12-week randomized controlled trial". *Psychoneuroendocrinology*, 108, pp. 20-27.

22 Fowler, J. H. y Christakis, N. A. (2010). "Cooperative behavior cascades in human social networks". *Proc. Natl. Acad. Sci. U.S.A.*, 107 (12), pp. 5334-5338.

23 Salzberg, S. (1995). *Loving-Kindness: The Revolutionary Art of happiness.* Shambala Publications.

24 Barragan-Jason, G., Loreau, M., Mazancourt, C. de, Singer, M. C.

y Parmesan, C. (2023). "Psychological and physical connections with nature improve both human well-being and nature conservation: A systematic review of meta-analyses". *Biological Conservation*, 277 (109842), p. 277.

25 Hill, P. L. y Turiano, N. A. (2014). "Purpose in life as a predictor of mortality across adulthood". *Psychol. Sci.*, 25 (7), pp. 1482-1486.

26 Sutin, A. R., Luchetti, M., Stephan, Y., Sesker, A. A. y Terracciano, A. (2024). "Purpose in life and stress: An individual-participant meta-analysis of 16 samples". *Journal of Affective Disorders*, 345, pp. 378-385.

Apéndice B. Estrategias para reducir la exposición a las toxinas

1 https://www.niehs.nih.gov/health/topics/agents/pesticides.

2 Wang, Y. y Qian, H. (2021). "Phthalates and their impacts on human health". *Healthcare (Basel)*, 9 (5), p. 603.

3 Lincho, J., Martins, R. C. y Gomes, J. (2021). "Paraben compounds – Part I: An overview of their characteristics, detection, and impacts". *Appl. Sci.*, 11, pp. 1-37.

4 https://www.fda.gov/food/environmental-contaminants-food/perchlorate-questions-and-answers.

5 Jaishankar, M., Tseten, T., Anbalagan, N., Mathew, B. B. y Beeregowda, K. N. (2014). "Toxicity, mechanism and health effects of some heavy metals". *Interdiscip. Toxicol.*, 7 (2), pp. 60-72.

6 https://www.eea.europa.eu/publications/emerging-chemical-risks-in-europe/emerging-chemical-risks-in-europe.

7 Fenichel, P., Chevalier, N. y Brucker-Davis, F. (2013). "Bisphenol A: an endocrine and metabolic disruptor". *Ann. Endocrinol. (Paris)*, 74 (3), pp. 211-220.

8 https://www.ewg.org/sunscreen/report/the-trouble-with-sunscreen-chemicals/.

9 https://www.ewg.org/foodnews/full-list.php.

10 Gonsioroski, A., Mourikes, V. E. y Flaws, J. A. (2020). "Endocrine disruptors in water and their effects on the reproductive system". *Int. J. Mol. Sci.*, 21 (6), p. 1929.

11 Yadav, H. *et al.* (2023). "Cutting boards: An overlooked source of

microplastics in human food?". *Environ. Sci. Technol.*, 57 (22), pp. 8225-8235.

12 Environmental Working Group (2004). "Exposures add up – Survey results". http://www.ewg.org/skindeep/2004/06/15/exposures-add-up-survey-results/.

13 https://www.epa.gov/indoor-air-quality-iaq.

Apéndice C. Adaptógenos y otros suplementos alimenticios

1 Panossian, A. y Wikman, G. (2010). "Effects of adaptogens on the central nervous system and the molecular mechanisms associated with their stress-protective activity". *Pharmaceuticals (Basel)*, 19, 3(1), pp. 188-224.

2 Panossian, A. y Wikman, G. (2010). "Effects of adaptogens on the central nervous system and the molecular mechanisms associated with their stress-protective activity". *Pharmaceuticals (Basel)*, 19, 3 (1), pp.188-224.

3 Winston, D. y Maimes, S. (2019). *Adaptogens: Herbs for strength, stamina, and stress relief –Updated and expanded* (2a ed.). Healing Arts Press.

4 Chandrasekhar, K., Kapoor, J. y Anishetty, S. (2012). "A prospective, randomized double-blind, placebo-controlled study of safety and efficacy of a high-concentration full-spectrum extract of *ashwagandha* root in reducing stress and anxiety in adults". *Indian J. Psychol. Med.*, 34 (3), pp. 255-262.

5 Pratte, M. A., Nanavati, K. B., Young, V. y Morley, C. P. (2014). "An alternative treatment for anxiety: A systematic review of human trial results reported for the Ayurvedic herb *ashwagandha* (*Withania somnifera*)". *J. Altern. Complement. Med.*, 20 (12), pp. 901-908.

6 Sharma, A. K., Basu, I. y Singh, S. (2018). "Efficacy and safety of *ashwagandha* root extract in subclinical hypothyroid patients: A double-blind, randomized placebo-controlled trial". *J. Altern. Complement Med.*, 24 (3), pp. 243-248.

7 Hung, S. K., Perry, R. y Ernst, E. (2011). "The effectiveness and efficacy of *Rhodiola rosea L.*: A systematic review of randomized clinical trials". *Phytomedicine,* 18 (4), pp. 235-244.

8 Arring, N. M., Millstine, D., Marks, L. A. y Nail, L. M. (2018). "Ginseng as a treatment for fatigue: A systematic review". *J. Altern. Complement Med.*, 24 (7), pp. 624-633.

9 Jakaria, M. *et al.* (2018). "Active ginseng components in cognitive impairment: Therapeutic potential and prospects for delivery and clinical study". *Oncotarget*, 9 (71), pp. 33601-33620.

10 Lee, S. y Rhee, D. K. (2017). "Effects of ginseng on stress-related depression, anxiety, and the hypothalamic-pituitary-adrenal axis". *J. Ginseng Res.*, 41 (4), pp. 589-594.

11 Jamshidi, N. y Cohen, M. M. (2017). "The clinical efficacy and safety of tulsi in humans: A systematic review of the literature". *Evid. Based Complement Alternat. Med.*, 9217567.

12 Monteleone, P., Beinat, L., Tanzillo, C., Maj, M. y Kemali, D. (1990). "Effects of phosphatidylserine on the neuroendocrine response to physical stress in humans". *Neuroendocrinology*, 52 (3), pp. 243-248; Monteleone, P., Maj, M., Beinat, L., Natale, M. y Kemali, D. (1992). "Blunting by chronic phosphatidylserine administration of the stress-induced activation of the hypothalamo-pituitary-adrenal axis in healthy men". *Eur. J. Clin. Pharmacol.*, 42 (4), pp. 385-388.

13 Monteleone, P., Beinat, L., Tanzillo, C., Maj, M. y Kemali, D. (1990). "Effects of phosphatidylserine on the neuroendocrine response to physical stress in humans". *Neuroendocrinology*, 52 (3), pp. 243-248; Monteleone, P., Maj, M., Beinat, L., Natale, M. y Kemali, D. (1992). "Blunting by chronic phosphatidylserine administration of the stress-induced activation of the hypothalamo-pituitary-adrenal axis in healthy men". *Eur. J. Clin. Pharmacol.*, 42 (4), pp. 385-388.

14 Heilmann, P., Heide, J., Hundertmark, S. y Schoneshofer, M. (1999). "Administration of glycyrrhetinic acid: Significant correlation between serum levels and the cortisol/cortisone-ratio in serum and urine". *Exp. Clin. Endocrinol. Diabetes*, 107 (6), pp. 370-378.

AGRADECIMIENTOS

Cuando dejé mi carrera corporativa —que implicaba mucha presión— para dedicarme a la salud holística, tuve un cambio profesional, pero también una inmensa transformación personal. Jamás, ni en un millón de años, hubiera imaginado que este viaje me llevaría a escribir un libro.

Agradezco absolutamente a todos los que han contribuido a materializar este proyecto, de forma directa e indirecta. Como dice el dicho: un libro no se limita a la persona en su portada, sino que se requiere un increíble equipo dedicado a convertir una idea en realidad.

Antes que nada, mi más sincero agradecimiento para mis editoras en el Reino Unido, Anya Hayes y Julia Kellaway. Su confianza en mí y en este proyecto plantó una semilla que floreció y se hizo realidad. Gracias infinitas. No estaría aquí sin su apoyo ni su guía.

Muchos saludos a todo el equipo de Ebury y Penguin Random House: Marta Catalano y Kate Latham; gracias por su increíble trabajo a la hora de pulir el manuscrito y asegurarse de que todo fuera claro; gracias también a Sarah Scarlett, Ann-Katrin Ziser, Penelope Liechti, Monique Corless y Elizabeth Brandon por su increíble trabajo al hacer que este libro sea accesible para los lectores de distintos países. Sé que muchas más personas están trabajando tras bambalinas y agradezco sinceramente la participación de todas y cada una de ellas.

Asimismo, quiero agradecer a mi editora en Estados Unidos, Nina Shield, así como a su equipo en HarperOne, incluidos Daphney Guillaume, Crissie Molina y Hope Clarke. Su conocimiento y atención al detalle han sido invaluables para darle forma a este libro y obtener su máximo potencial.

Mis clientes y mis alumnos constituyen los cimientos del "Plan para equilibrar el cortisol". Sus experiencias siguen contribuyendo a mi conocimiento y a mi crecimiento personal. Agradezco infinitamente que hayan confiado en mí para compartir sus viajes hacia la salud.

A mis mentores y colegas, que han compartido su conocimiento y su experiencia con generosidad, así como a los científicos e investigadores brillantes cuya obra ha inspirado mi pasión por la ciencia y ha contribuido a refinar mis ideas, agradezco su dedicación y su trabajo arduo. Me he esforzado por hacerle justicia a sus contribuciones a lo largo de este libro.

Un sincero agradecimiento a mis queridas amigas Ana María García, Sarah Sutherland y Emma Steven por nuestras llamadas telefónicas eternas, nuestras caminatas, nuestros cafés y los infinitos momentos compartidos.

Mi familia sigue siendo mi columna vertebral. Gracias a mi padre y a mis hermanos por su amor y su apoyo, y a la familia de mi esposo por acogerme como parte de su clan.

A mis hijos, Oscar y Bas, que son mis mejores maestros. Ser mamá me ha cambiado de formas inesperadas. Ellos me han enseñado el verdadero significado del amor incondicional y todos los días con ustedes me recuerdan lo profundo de ese amor.

Por último, a la persona más importante, mi esposo Max. ¡Tu sola presencia regula mi sistema nervioso! Gracias por tu paciencia durante las largas horas que le dediqué a este proyecto y por crear el espacio necesario y animarme a cultivar mi crecimiento personal y profesional.

ACERCA DE LA AUTORA

Marina es especialista en nutrición funcional y *coach* de salud con un enfoque en el bienestar mente-cuerpo.

Con una formación en derecho y economía, trabajó varios años en banca de inversión antes de dar un giro a su carrera. Su pasión por la salud holística nació al observar cómo la combinación de hábitos fundamentales —como alimentación equilibrada, sueño reparador y ejercicio regular— junto con prácticas mente-cuerpo como *mindfulness*, meditación, respiración consciente y yoga, pueden transformar la salud física y el bienestar emocional.

Es licenciada por la Universidad de Navarra, en Pamplona, España, y cuenta con certificaciones del Institute for Integrative Nutrition y Functional Diagnostic Nutrition. Además, se ha especializado en Psiquiatría Nutricional en la Food and Mood Academy de la Universidad Deakin y en Liberación Somática del Estrés a través de The Embody Lab.

A través de sus plataformas en línea, Marina inspira a cientos de miles de personas en todo el mundo a transformar su salud y bienestar mediante hábitos sencillos de aplicación diaria. Nacida y criada en España, también ha vivido en Reino Unido y Estados Unidos. Actualmente reside en Australia con su esposo y sus dos hijos, donde disfruta de un estilo de vida activo y equilibrado. Le apasiona la cocina saludable y dedica todo el tiempo posible a estar en contacto con la naturaleza.

Conecta con ella y forma parte de su comunidad en Instagram, donde comparte inspiración diaria para vivir con más energía, equilibrio y bienestar. Para explorar sus programas, visita www.marinawright.com.

Esta obra se terminó de imprimir
en el mes de enero de 2026,
en los talleres de Impresora Tauro, S.A. de C.V.
Ciudad de México.